JN297839

新看護観察のキーポイントシリーズ 編集▼水戸美津子

在宅看護

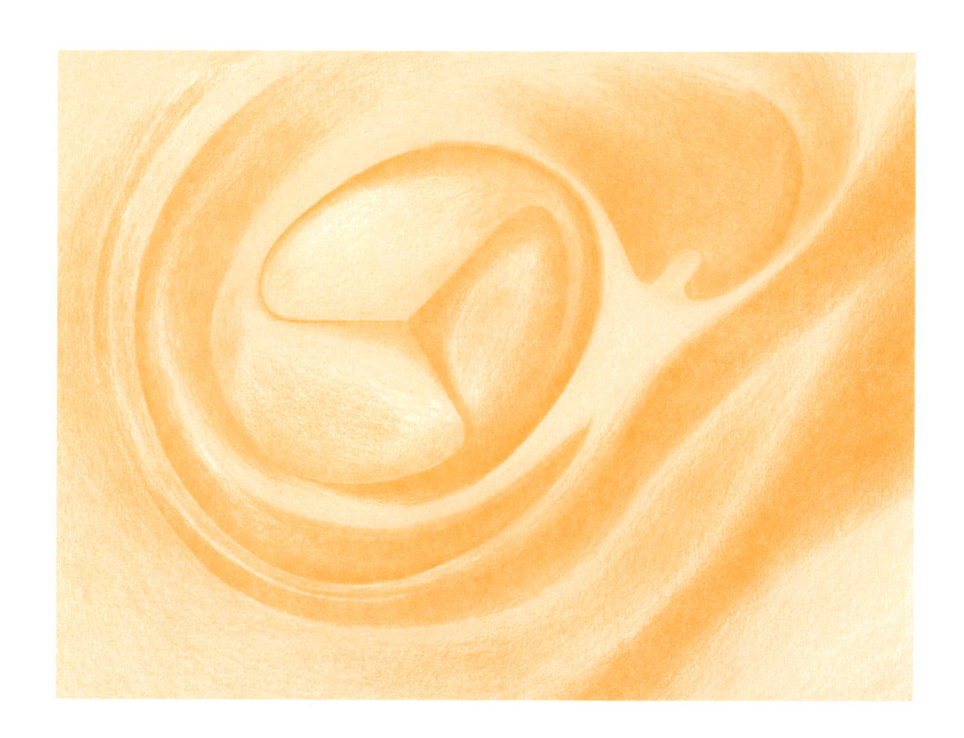

中央法規

訪問看護ステーション内の様子と訪問時の風景

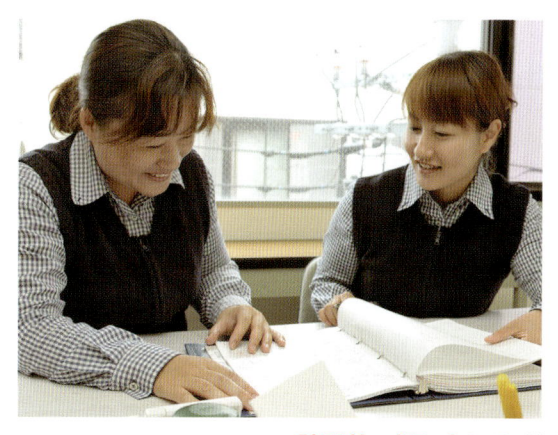

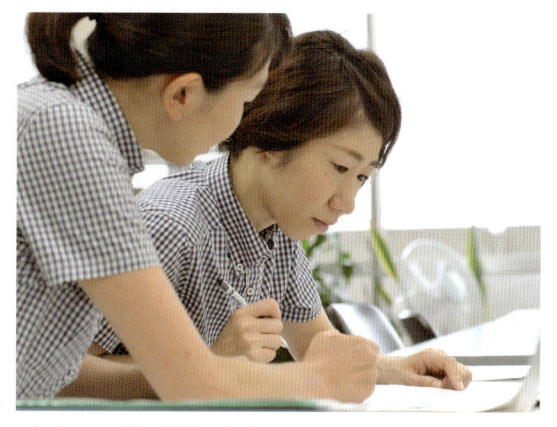

訪問前の打ち合わせ：訪問に出かける前の情報交換

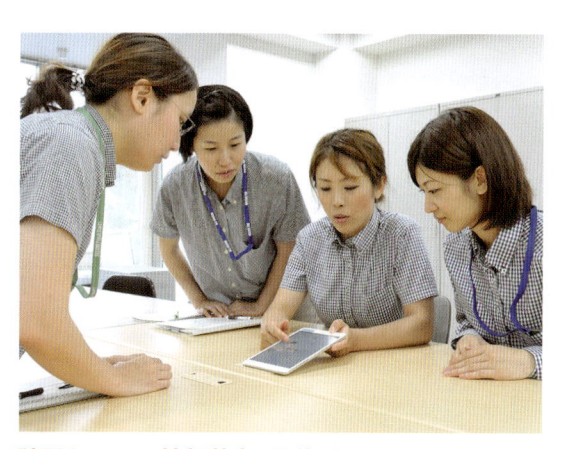

訪問ケースの情報共有：言葉だけの伝達ではなく，画像を用いた情報共有は有効

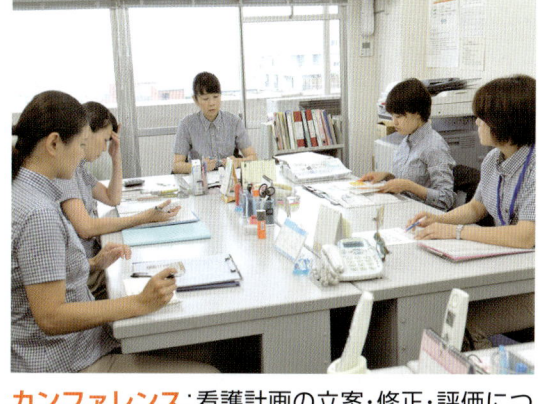

カンファレンス：看護計画の立案・修正・評価について，スタッフ全員で意見交換

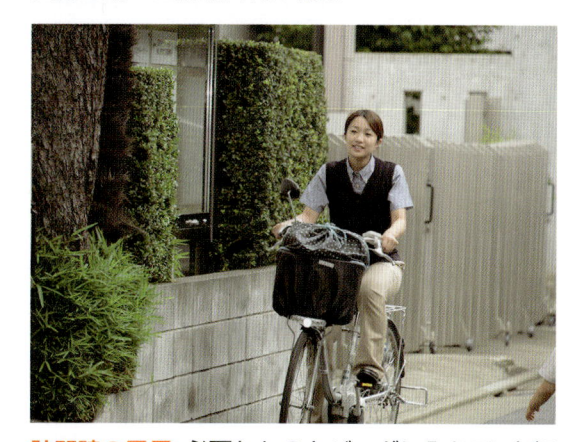

訪問時の風景：必要なものをバッグに入れて，自転車や自動車で訪問

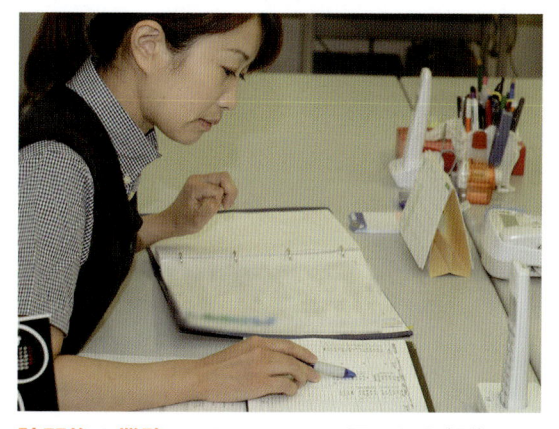

訪問後の業務：ステーションに戻ったら報告と記録を行い，次回訪問の確認や調整

在宅における訪問看護および家族による介護の様子

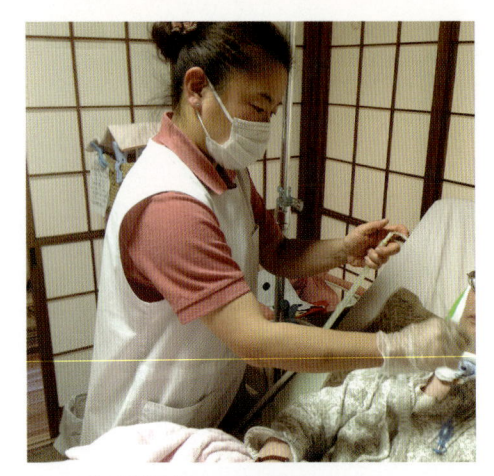

人工呼吸器装着中の気管内吸引

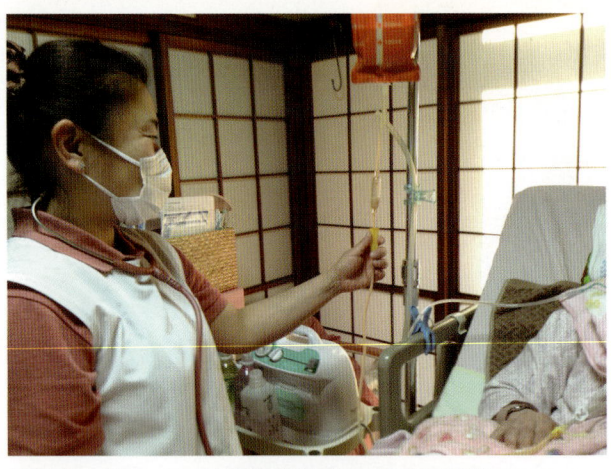

胃ろうに注入される経管栄養剤の滴下を調整

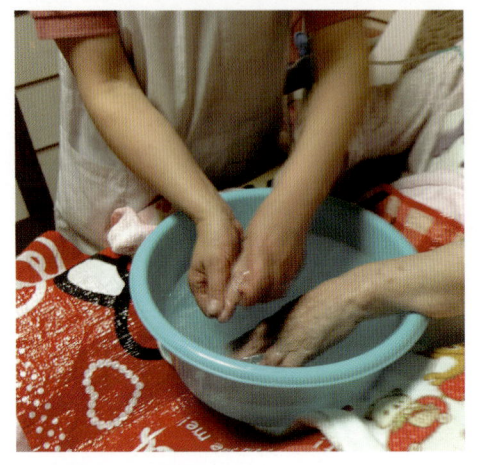

気分転換と清潔保持のための手浴

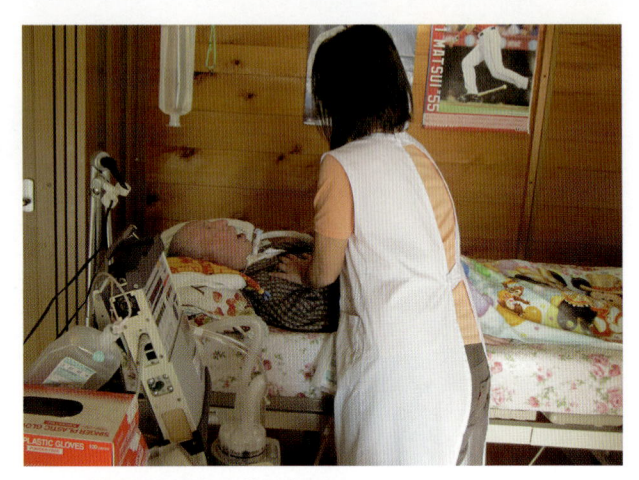

人工呼吸器装着中の排痰促進のケア

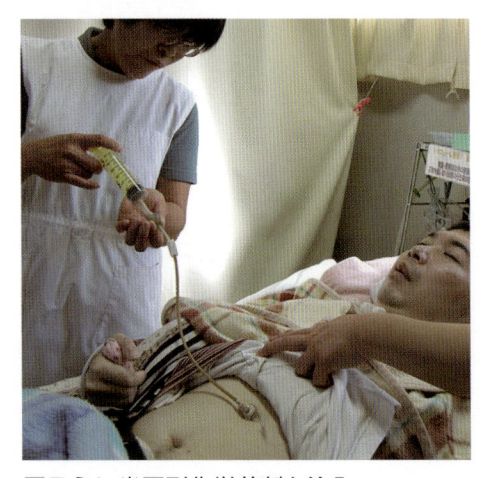

胃ろうに半固形化栄養剤を注入

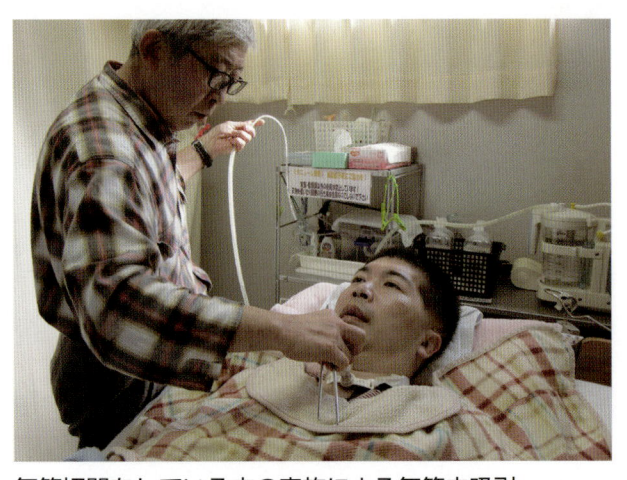

気管切開をしている方の家族による気管内吸引

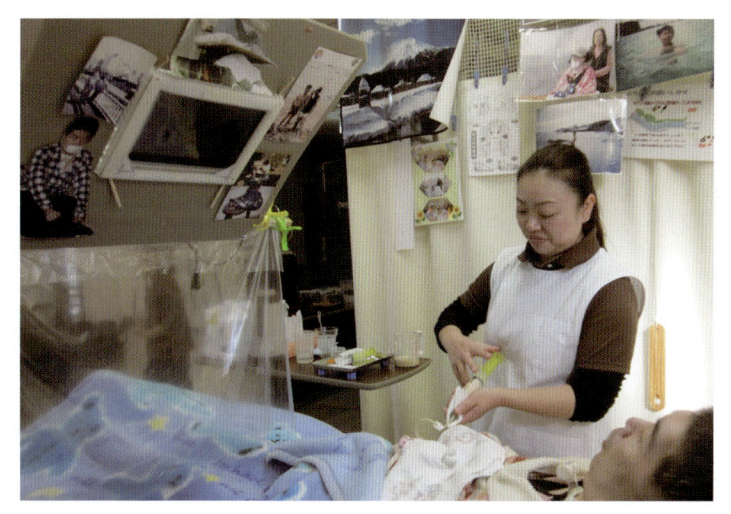

テレビが観られるように工夫したベッド環境

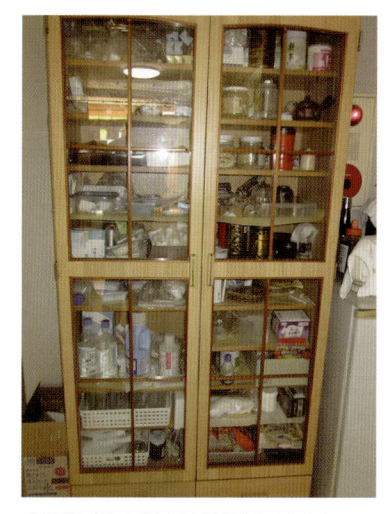

食器戸棚を薬品保管庫に転用

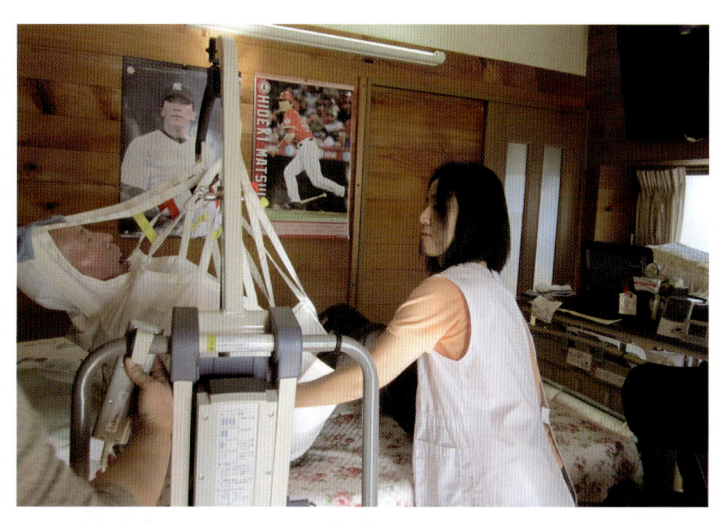

ベッドから車いすへリフトで移動

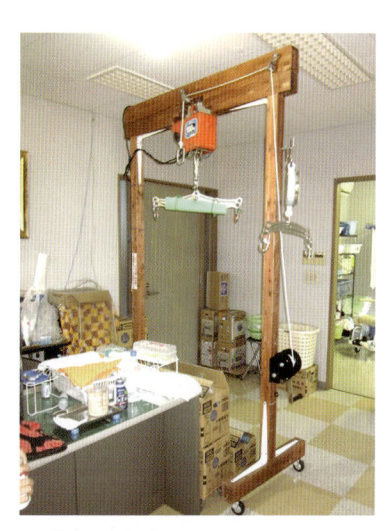

介護者が作成した手作りの移動用リフト

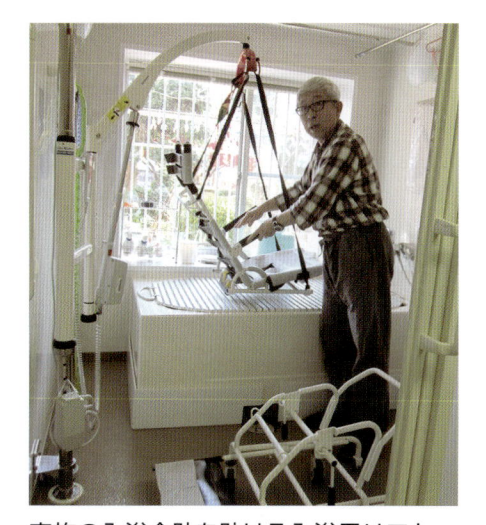

家族の入浴介助を助ける入浴用リフト

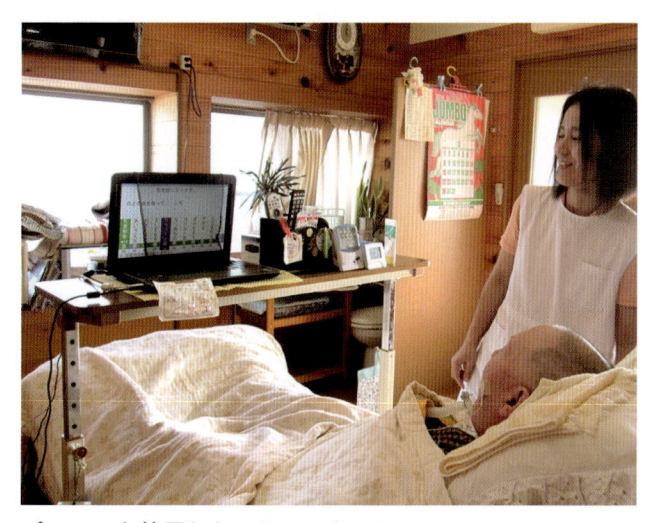

パソコンを使用したコミュニケーション

データでみる訪問看護

① 訪問看護事業所数と訪問看護利用者数の年次推移

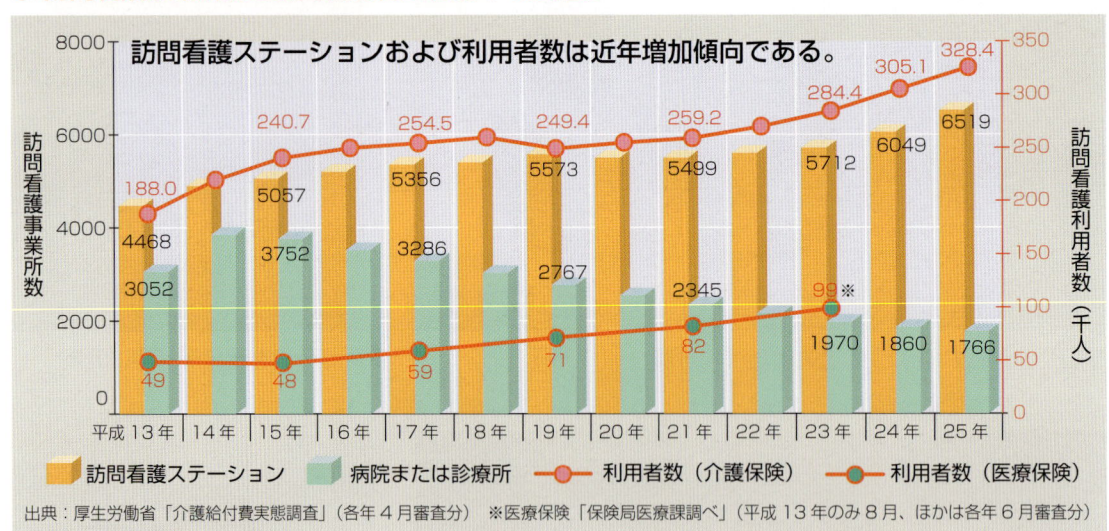

訪問看護ステーションおよび利用者数は近年増加傾向である。

年	訪問看護ステーション	病院または診療所	利用者数（介護保険）千人	利用者数（医療保険）千人
平成13年	4468	3052	188.0	49
14年	5057	3752	240.7	48
15年	5356	3286	254.5	59
16年	5573	2767		
17年			249.4	71
18年	5499	2345	259.2	82
19年				
20年				
21年				
22年	5712	1970	284.4	99
23年	6049	1860	305.1	
24年	6519	1766	328.4	

出典：厚生労働省「介護給付費実態調査」（各年4月審査分）　※医療保険「保険局医療課調べ」（平成13年のみ8月、ほかは各年6月審査分）

② 平均的な訪問看護ステーションの訪問看護

- 介護予防訪問看護利用者数：5.6人（4.0回／月）
- 訪問看護利用者数：61.4人（6.0回／月）
  （訪問看護には医療保険の訪問看護を含む）

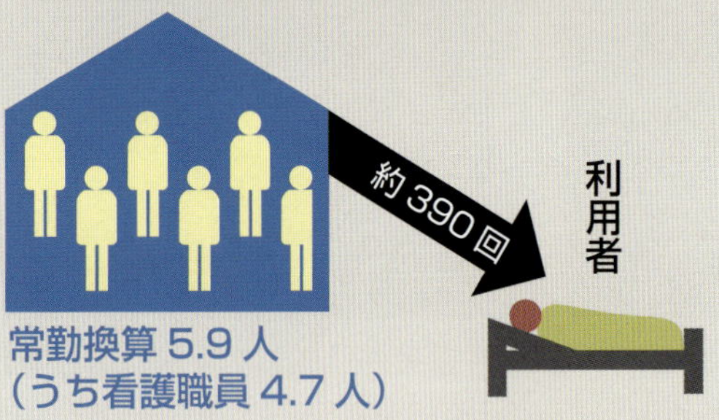

常勤換算 5.9人（うち看護職員 4.7人） → 約390回 → 利用者

資料：厚生労働省「平成23年介護サービス施設・事業所調査結果の概況（2011年9月）」より作成

③ 介護保険・医療保険種別利用者の状況

※がんや精神科の利用者が多い訪問看護ステーションは医療保険の割合が高くなる

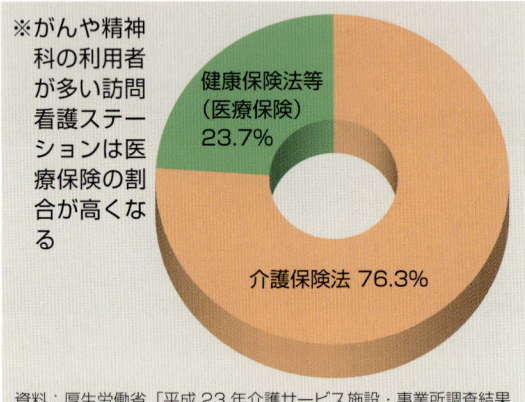

- 健康保険法等（医療保険）23.7%
- 介護保険法 76.3%

資料：厚生労働省「平成23年介護サービス施設・事業所調査結果の概況（2011年9月）」より作成

④ 訪問看護ステーション利用者の傷病別内訳

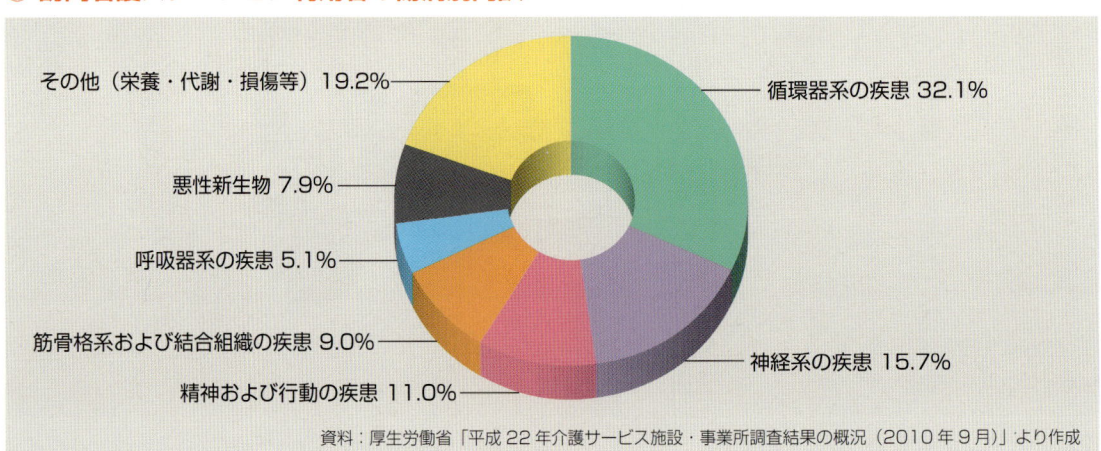

- 循環器系の疾患 32.1%
- 神経系の疾患 15.7%
- 精神および行動の疾患 11.0%
- 筋骨格系および結合組織の疾患 9.0%
- 呼吸器系の疾患 5.1%
- 悪性新生物 7.9%
- その他（栄養・代謝・損傷等）19.2%

資料：厚生労働省「平成22年介護サービス施設・事業所調査結果の概況（2010年9月）」より作成

②～④は日本訪問看護財団編：THE HOME CARE 2013 より

新看護観察のキーポイントシリーズ

在宅看護

編集者序文 新看護観察のキーポイントシリーズ

生命力の消耗を最小にするようにすべてを整えるための在宅看護の観察視点

編集者 **水戸美津子**

　本シリーズは1990年の出版当初から，教育・研究に携わる者と臨床看護師との共同執筆により，臨床で必要とされる具体的な観察方法やコツを記述し，観察した事柄が何を意味するのか，どの程度の危険を予測できるのか，それにどう対応すべきなのかといった実践上の課題に応え得る書籍にしたいというコンセプトで引き継がれてきています。

　本書は，在宅看護を実践しようと考えている人や，病院で臨床看護の経験を積んだのちに在宅看護の場に移ったものの，どうもうまく進められないと感じている人，看護基礎教育の場で在宅看護実習に臨む学生，そして在宅看護に関心のあるすべての方に読んでいただくことを想定しています。

　本書は，①あるべき論から在宅看護における観察や看護を記述するのではなく，②実践されている在宅看護の場での観察と技術そして知恵を，可能な限り言語化していくこと，③「暮らし」を見て・判断して・看護につなげるように記述すること，④現場で学習できる読みやすいものであること，⑤在宅看護に主体的に取り組むことの難しさと楽しさが伝わるような内容とすることを基本に編集しました。

　また，本書の各章の冒頭にあるIntroductionには『看護覚え書』（湯槇ます他訳，現代社，1981.）に書かれた一文を挿入しています。看護職なら一度は『看護覚え書』をお読みになっているでしょう。フローレンス・ナイチンゲールは，この書のはじめに「これは他人の健康について直接責任を負っている女性たちに，**考え方のヒントを与えたい**という，ただそれだけの目的で書かれたものである」と記しています。「**看護とは，新鮮な空気，陽光，暖かさ，清潔さ，静けさを適切に保ち，食事を適切に選択し管理すること──すなわち，患者の生命力の消耗を最小にするようにすべてを整えることを意味すべきである**」という言葉は，あまりにも有名ですが，現代においては在宅看護の実践そのものだともいえます。

　また，「よい看護がもたらすどの結果も，ひとつのこと，つまり小管理が欠けていたら，換言すれば，あなたがそこにいるときあなたがすることを，あなたがそこにいないときにも行われるように管理する方法を知らないならば，すべては台なしになったり，すっかり逆になったりしてしまうのである」「『**責任をもっている**』ということは，たんにあなた自身が適切な処置を行うだけでなく，ほかの誰もがそうするように手はずを整えるという意味で

ある。すなわち，誰かが故意にしろ知らないでするにしろ，いずれにせよその処置を妨害したりしないように手はずを整えるということである」といった言葉には，訪問看護師が不在でもケアが継続されるようにさまざまなことを予測して手はずを整え，責任をもって主体的に創造的に看護することのヒントが記されています。このように各章のIntroductionのなかに引用された『看護覚え書』の一文は，在宅看護実践のヒントとしてお読みいただければ幸いです。

　本書は全6章で構成されています。「①在宅療養者の看護観察をはじめるために」「②在宅療養者の暮らしの観察」の2章は，在宅看護実践の基盤となる考え方・視点について書いています。

　「③日常生活活動を支える観察と看護」は，食事をする，排泄をする，清潔を保つ，移動する，コミュニケーションをとるという，基本的な日常生活活動を行ううえで生活の具体的な場面を想起させながら在宅看護技術の基本について論じています。

　「④医療処置管理を支える観察と看護」は，身体に医療機器やチューブ類が装着された在宅療養者への具体的な場面を想定し，医療依存度の高い人への観察と看護について書かれています。訪問する前に準備すること，訪問中に観察すること，訪問後の記録や連携の実際について，プロセスを追って実践上のコツが随所に散りばめられています。

　「⑤ライフステージ別の在宅療養者（児）の観察と看護」では，高齢期，成人期，小児期の三つのライフステージを切り口に，比較的多く遭遇する7事例を取り上げて，具体的な観察と支援方法について解説しています。

　「⑥認知症高齢者への観察と看護」では，在宅看護の対象としては最も多い高齢者のなかで，対応に苦慮する認知症高齢者への観察と看護の基本について解説しています。

　在宅看護には看護の原点があり，看護師一人ひとりの主体性と自立・自律性，協調性そして創造性が強く求められていると考えています。この書を編集しながら，在宅で出会った患者と家族のために真摯に往診している医師，訪問看護師，地区保健師，ボランティアなど，現場で黙々と自分の使命として仕事をしている数多くの人たちの顔が浮かびました。特に，私が心から尊敬してやまない訪問看護師であった故・紅林みつ子さんとの同行訪問の場面を何度も思い起こしました。本書が，在宅看護の実践上の課題に少しでも応えることができれば，望外の喜びです。

　最後に，本書の編集にあたりご協力いただきました関係者の皆様に感謝申し上げます。また，本書の企画の段階でお世話になった中央法規出版・坂弘康氏，完成までの長期間根気強くおつきあいいただきました中央法規出版・中村強氏に，心から感謝申し上げます。

2014年1月

もくじ

1 在宅療養者の看護観察をはじめるために ... 1

Introduction ... 2

在宅ケアと在宅医療の理解 ... 3

- 在宅ケアの理解と観察 ... 3
  在宅ケアの理念を理解する／在宅療養生活の全体をアセスメントする／多職種と協働しながらケアを組み立てる

- 在宅医療の理解と観察 ... 7
  在宅医療の理念を理解する／治療の継続と維持のために生活全体を支援する／多職種連携と協働を軸とした「医療システム」として提供する

ケアマネジメントの理解 ... 11

- ケアマネジメントの理解と観察 ... 11
  ケアマネジメントの概念／ケアマネジメントのプロセス

- ケアマネジメントと介護保険制度 ... 15
  介護保険制度の仕組み／介護支援専門員（ケアマネジャー）によるケアマネジメント

在宅の「場」と「関係性」の理解 ... 22

- 在宅療養者と家族の「生活」の理解 ... 22
  「生活」と「生活者」の理解／ライフステージ別の発達課題の理解

- 在宅療養者と家族の「関係性」の理解と調整 ... 26
  家族とは／家庭内での役割の変化の観察と調整

- リハビリテーションの理解 ... 30
  リハビリテーションの考え方／生活評価の必要性

在宅における看護活動としての訪問看護 ... 33

- 訪問看護の特性 ... 33
  訪問看護とは／初回訪問と訪問看護契約／訪問看護師の責務

- 訪問看護活動の視点 ... 39
  健康状態の観察／治療・処置に伴う観察／事故防止と感染予防に伴う観察／家族の介護力の観察

終末期における観察と看護 ... 42

- 終末期に多い症状・障害と観察 ... 42
  がんの終末期／高齢者（がん疾患以外）の終末期／終末期に起こりやすい合併症と二次障害

- 症状のコントロールと緩和ケア ... 47
  身体的な症状の緩和／精神的な症状の緩和

- ●在宅療養生活の調整……………………………53
  家族の受け入れ体制づくり／住環境を整える／友人や地域との交流／制度の活用
- ●その人らしい最期への支援……………………56
  生ききることができるように／エンゼルケア

② 在宅療養者の暮らしの観察
59

Introduction…………………………………………60

住まい環境の観察
- ●玄関先から観察がはじまる……………………61
- ●日常生活で多用しているものや大事にしているものを観察する………………………………63

介護状況の観察
- ●在宅療養者と家族の生活リズムと生活習慣を観察する……………………………………………65
- ●介護状況を把握する……………………………67
- ●高齢者虐待を防ぐための観察…………………70

感染予防のための観察
- ●感染のリスク評価………………………………73
  在宅療養者と家族／在宅ケア活動
- ●感染予防のための調整…………………………76
  感染予防策の立案／感染予防策の実施
- ●感染症発生時の対応……………………………80
  影響の把握と緊急処置／関係機関への連絡／再発防止のための支援

事故防止のための観察
- ●事故防止のためのリスク評価
  —在宅における危険—………………………82
  在宅療養者と家族／在宅ケア活動
- ●事故防止のための調整…………………………86
  事故防止策の立案／事故防止策の実施
- ●事故発生時の対応………………………………89
  影響の把握と緊急処置／関係機関への連絡／事故要因の分析／再発防止のための支援

③ 日常生活活動を支える観察と看護
93

Introduction…………………………………………94

食事をする
- ●食生活の観察……………………………………95
  食べることの意味が満たされているか／食生活・食習慣の観察／加齢による全身への影響の観察
- ●摂食・嚥下障害の観察…………………………98
  全身状態の観察／食物形態の観察／自助具の必要性と選択

排泄をする
- ●排泄状況の観察…………………………………104
  排泄に伴う環境の整備／排泄に伴う介護の状況／加齢による影響
- ●排泄障害の観察と看護…………………………108
  排泄方法のアセスメント／便秘と尿失禁の観察／排泄用具の管理と選択

清潔を保つ
- ●全身および口腔の清潔状況の観察……………114
  清潔にすることと楽しみ／清潔習慣の観察／皮膚・粘膜の観察
- ●清潔保持の困難に伴う観察……………………119
  全身状態の観察と看護／清潔環境の観察／家族の介護負担の把握

移動する
- ●運動器官および精神・心理的状況の観察……124
  運動器官の観察／在宅療養生活への意欲の観察
- ●安全な環境の確保と社会的・情緒的支援……127
  生活環境の観察／できる活動への支援／社会復帰への支援

コミュニケーションをとる
- ●コミュニケーション能力の観察………………132
  身体的側面／心理・社会的側面
- ●コミュニケーション能力保持のための支援…136
  聴覚障害レベルに合わせた支援／言語障害レベルに合わせた支援／精神障害レベルに合わせた支援

④ 医療処置管理を支える観察と看護 …141

Introduction ………………………………………… 142

機械や器具を必要とする在宅療養者の看護 …143

- ●人工呼吸器を装着している在宅療養者 ……… 143
  訪問前の観察／訪問中の観察／訪問後の観察
- ●吸引器を使用している在宅療養者 …………… 150
  訪問前の観察／訪問中の観察／訪問後の観察
- ●在宅酸素機器を使用している在宅療養者 …… 155
  訪問前の観察／訪問中の観察／訪問後の観察

ルートやカテーテルを必要とする在宅療養者の看護 …161

- ●中心静脈栄養法中の在宅療養者 ……………… 161
  訪問前の観察／訪問中の観察／訪問後の観察
- ●経管栄養法中の在宅療養者 …………………… 170
  訪問前の観察／訪問中の観察／訪問後の観察
- ●尿道留置カテーテルを装着している在宅療養者 …………………………………………………… 177
  訪問前の観察／訪問中の観察／訪問後の観察

褥瘡ケアを必要とする在宅療養者の看護 …182

- ●褥瘡の観察 ……………………………………… 182
  褥瘡の原因／症状出現時の観察／訪問前の観察／訪問中の観察／訪問後の観察

スキントラブルへのケアを必要とする在宅療養者の看護 …191

- ●痒みを伴うスキントラブルの観察 …………… 191
  痒みのメカニズム／痒みの促進因子／痒みの原因／訪問前の観察／訪問中の観察／訪問後の観察

⑤ ライフステージ別の在宅療養者（児）の観察と看護 …199

Introduction ………………………………………… 200

高齢期にある在宅療養者の観察と看護 …201

- ●高齢者の在宅療養生活の全体をアセスメントする …………………………………………………… 201
  療養者本人の観察／介護者・家族の観察／環境の観察
- ●医療・保健・福祉制度を利用して在宅療養を組み立てる ………………………………………… 204
  医療・保健・福祉制度の理解とニーズの把握／全般的な課題

◆脳梗塞を有する事例 ……………………………… 205

- ●疾患と障害の出現と観察 ……………………… 205
  脳梗塞の理解／治療
- ●主な後遺症と障害の観察と援助 ……………… 207
- ●そのほかの具体的な観察と援助 ……………… 211

◆大腸がん手術後の事例 ………………………… 213

- ●疾患の理解と症状の観察 ……………………… 213
  大腸がんの理解／大腸がんの検査や治療／消化管ストーマについて
- ●ストーマの手術後の晩期合併症と観察 ……… 216
  ストーマの形状の変化／ストーマ周囲の皮膚炎／装具交換の手技の観察
- ●そのほかの具体的な観察と援助 ……………… 220

成人期にある在宅療養者の観察と看護 …222

- ●成人の在宅療養生活の全体をアセスメントする …………………………………………………… 222
  療養者本人の観察／介護者・家族の観察／環境の観察
- ●医療・保健・福祉制度を利用して在宅療養を組み立てる ………………………………………… 225
  医療・保健・福祉制度の理解とニーズの把握／全般的な課題

◆統合失調症を有する事例 ……………………… 227

- ●疾患と障害の出現と観察（急性期） ………… 227
  統合失調症の理解／症状と障害

- ●症状と障害の進行と観察
  （回復期・慢性期） ………………… 229
  病期と治療の継続支援／家族の観察とその支援
- ●そのほかの具体的な観察と援助 ………… 232

◆うつ病を有する事例 ………………… 236
- ●疾患と障害の出現と観察（初期・増悪期） 236
  うつ病の理解／うつ病の典型症状
- ●症状と障害の進行と観察（回復期） ………… 238
  うつ病の治療時の観察／再適応に向けた療養者と支援／家族の観察とその支援
- ●そのほかの具体的な観察と援助 ………… 240

◆肺がんを有する事例 ………………… 242
- ●疾患の出現と観察（急性期・慢性期） ……… 242
  肺がんの在宅療養者の理解／症状の観察
- ●症状の進行と観察（慢性期・終末期） ……… 244
  病期と治療の継続支援／がん患者へのリハビリテーション／家族の観察とその支援
- ●そのほかの具体的な観察と援助 ………… 247
  症状の進行に伴う全身状態観察と在宅ケアチーム／社会資源の利用と多職種連携

在宅療養児の観察と看護 ……………… 250
- ●小児の在宅療養生活の全体をアセスメントする …………………………………… 250
  小児本人の観察／親・家族の観察／環境の観察
- ●医療・保健・福祉制度を利用して在宅療養を組み立てる ………………………… 252
  医療・保健・福祉制度の理解とニーズの把握／全般的な課題

◆筋ジストロフィーを有する事例 ……… 254
- ●疾患と障害の出現と観察 ………………… 254
  筋ジストロフィーの理解／症状と障害
- ●症状と障害の進行と観察 ………………… 256
  筋ジストロフィーの障害度（病期）と変形拘縮および症状／機能訓練の内容／病期に応じた支援／対人交流促進の支援
- ●そのほかの具体的な観察と援助 ………… 258

◆脳性麻痺を有する事例 ………………… 260
- ●疾患と障害の出現と観察 ………………… 260
  脳性麻痺の理解／治療
- ●具体的な観察と援助 ……………………… 262
- ●二次的障害を予防し成長・発達を促す支援と観察 ……………………………… 262

6 認知症高齢者の観察と看護
267

Introduction ……………………………… 268

認知症高齢者の観察と看護 …………… 269
- ●認知症の理解 …………………………… 269
  認知症とは／検査／中核症状／行動心理症状（BPSD）／認知症ケアの基本
- ●治療の継続 ……………………………… 283
  認知症状に対する薬物療法／そのほかの治療
- ●環境整備 ………………………………… 284
- ●生活上の困難への対応 ………………… 285
  食事／排泄／入浴／更衣・身支度
- ●予後への対応 …………………………… 287
- ●家族介護力の保持 ……………………… 288
- ●社会との交流 …………………………… 289

さくいん ………………………………… 291

1 在宅療養者の看護観察を はじめるために

Introduction

　本章では，在宅療養者の看護観察を行う際に第一に理解してほしい基本的知識を解説する。在宅とは，その人が生活をする場所であり，生きるうえでの基盤である。そのため，在宅でケアを提供する際には，福祉職，行政職，医療職，民間業者，ボランティアなどの一般市民等との連携が不可欠である。連携の際のリーダーシップをどの職種がとるのかは，在宅療養者の年齢や性別，疾患や障害の状況，家族の状況等によって異なってくる。医療的処置が多く病状が不安定であれば医療依存度が高くなり医療の占める割合が大きくなるため，在宅療養生活全体のコーディネートは医療職がとることが多く，経済的問題や家族間の連絡調整が主であれば福祉職か行政職がコーディネートすることになる。個々の在宅療養者の状況に適した職種がリーダーシップをとりながら多職種で協働して在宅療養者の生活の場でケアを組み立てていくのが在宅におけるケアである。

　本章では，「在宅ケアと在宅医療の理解」で，在宅ケアと在宅医療の理念と，個々の在宅療養者とその家族が安全に安心して療養生活を続けられるケアをどう組み立てるのかについて解説している。

　「ケアマネジメントの理解」では，ケアマネジメントを「在宅ケアを利用する人のニーズに応じて，それぞれに適した資源を調達し，必要とされる多職種・多機関とサービスの連携を図り，全体を統合させ，本人とその周囲の人々のセルフケア能力を向上させることができるように支援すること」ととらえ，そのうえで介護保険制度下における介護支援専門員によるケアマネジメントについて論じている。

　「在宅の『場』と『関係性』の理解」では，在宅療養の基盤である生活と家族の理解について説明している。在宅療養者の生活感覚を大切にして医療の側面から全人的に支援することで，その人のもつ自己治癒力を最大限に活かすこととリハビリテーションや生活評価の視点について書いている。

　「在宅における看護活動としての訪問看護」では，病院や施設で実践される看護との違いを明確にしたうえで，訪問看護活動である健康状態の観察，治療と処置に伴う観察，事故防止と感染予防に伴う観察，家族の介護力の観察の四つの側面から説明している。

　「終末期における観察と看護」では，症状コントロールと緩和ケアの観察と支援方法，終末期の生活の調整，そして，その人らしい最期への支援について書いている。

　フローレンス・ナイチンゲールは，「『責任をもっている』ということは，たんにあなた自身が適切な処置を行うだけでなく，ほかの誰もがそうするように手はずを整えるという意味である。すなわち，誰かが故意にしろ知らないでするにしろ，いずれにせよその処置を妨害したりしないように手はずを整えるということである」（『看護覚え書』p.68）と述べている。在宅ケアや在宅医療は，そこにかかわる職種のすべての人が，責任をもって仕事をしなければ成り立たないものである。一人ひとりが責任をもって仕事を遂行すれば，連携は自然とできるものである。

在宅ケアと在宅医療の理解

View Point　在宅ケアは，病気や障害のある人々を主たる対象に，生活を営む場所で展開される種々のケアの総称である。在宅ケアは，個々の異なる在宅の場で提供されるため，標準化しにくい。そのため，在宅ケアにかかわるさまざまな人々が異なった視点から観察し，連携を図り，その人に合ったケアを一つひとつ組み立てていくことになる。また，在宅医療は在宅ケアの一部であり，医療的管理が必要な人のために，医師，看護師，薬剤師，理学療法士等が連携・協力して，在宅での療養を支援するものである。

在宅ケアの理解と観察

観察視点①　◀◀◀

在宅ケア
在宅ケアは多分野多職種の人々が，病気や障害のある人々を主たる対象に，その人たちが生活を営む場所で，連携を図りながら個々の人に合った有効なケアを組み立て提供するものである。

在宅ケアの理念を理解する

　在宅ケアは，病気や障害のある人々を主たる対象に，その人たちが生活を営む場所で展開される種々のケアの総称である。ここでいう「在宅」には，自宅だけでなくその人の生活の場所であるグループホームやケアハウス，サービス付き高齢者住宅のような居住系サービス施設なども含んでいる。在宅ケアの場には，医療職（医師，看護師，薬剤師，理学療法士，作業療法士，言語聴覚士等）や福祉職（社会福祉士，介護福祉士等）のほかに，行政職や福祉機器事業者等の多分野多職種の人々がいる。在宅ケアの場では，在宅療養者とその家族にとっては病気や障害によって引き起こされる症状の改善や治療も行われるが，それ以上に**「生活障害」の改善が中心**となる。そのため，効果的な在宅ケアにするために，病気や障害の治療管理を中心とした医療職のほかに，福祉や行政等の関連職種や家族，ボランティアなどと協働することが必要になる。

　在宅ケアでめざす方向は，年齢・性別や病気・障害の程度などにかかわらず**「自分の生活の場で暮らし続けたい」と希望する人たちの意思を尊重し，できうる限り支援すること**である。そのためには，在宅ケアにかかわる人々が「在宅ケアの主役であるその人本人の意思を尊重する」ことの意味を理解し，ケア行動に反映させることが必要である。しかし，医療者の多くは病院や施設などの医療者側が管理する場でケアを提供してきた経験を有している

在宅ケアと在宅医療の理解のためのフローチャート

在宅ケアの理解と観察

↓

在宅ケアの理念を理解する

> 🔍 **観察視点**
> 在宅ケアは多分野多職種の人々が病気や障害のある人々を主たる対象に，その人たちが生活を営む場所で連携を図りながら，個々の人々に合った有効なケアを提供するためにケアを組み立て提供するものである。

在宅医療の理解と観察

> 🔍 **観察視点**
> 在宅医療は在宅ケアの一部である。その人の暮らしのなかで，医療がどうかかわれるのか，どうサポートできるのか観察する。

↓

在宅療養生活の全体をアセスメントする

> 🔍 **観察視点**
> 病気や障害に伴う生活上の困難と，治療に伴う事柄を総合的に把握し，家族内だけの調整でいいのか，種々の外部資源を導入することが必要かなどをアセスメントする。

生活全体の支援

> 🔍 **観察視点**
> 医療の視点から，ADLや精神状態などの現状を維持し悪化させないよう，在宅療養者・家族が生活を調整できるように支援する。

↓

多職種との協働と分業を理解する

> 🔍 **観察視点**
> それぞれの在宅で活用可能な多職種を把握し，その力量を確認する。

多職種連携を軸とした「医療システム」として提供

> 🔍 **観察視点**
> 医療的管理が必要な在宅療養者のために，医師・看護師・薬剤師・理学療法士などの医療職が中心になり連携して，在宅療養生活を支援する。

↓

提供できるケアを組み立てる

> 🔍 **観察視点**
> ケアを展開する場所で活用可能な資源（人的・物的）を見極め，多職種と協働しながら個々にあったケアを組み立てる。

ため、ケアの対象である在宅療養者が主導権をもつ場（生活する場）でケアを提供するということの本質的な意味を理解できないことも多く、在宅療養者とその家族のニーズを十分に満たすことが困難な場面もしばしば存在する。病院など、医療職が主導権をもつ場では、患者や家族は今までの生活リズムや価値観が異なっても、限定された入院期間中という制限があることを理解しており、病院職員に遠慮して我慢することが多いが、在宅ケアの場所では、その立場が逆転している。それゆえ、**在宅療養者の意向や価値観を尊重したうえで進めないとうまくいかない**ことが多い。この在宅療養者の意向や価値観は、ある一定の時間に聴き取りをして把握できるといったものではなく、事前に得られる情報のほかに、訪問するたびにコミュニケーションをとり、行動や在宅生活を詳細に観察することで理解を深めることができる。

そのため、在宅ケアにおいては、そこに関与するさまざまな職種・立場の人々が、人は自らの意思で他者や場所との関係性のなかで判断し行動するという、**生きることの本質的な意味について常に思いを巡らすことが必要**である。在宅療養者にとって、自分の思いや行為が他人に受け入れられないことや身の回りの環境が変わることは、不安や葛藤の感情を増幅するため、在宅ケアに従事する者は相手の生活の場でケアを組み立てていくための観察力が必要となる。

観察視点②
アセスメント
病気や障害に伴う生活上の困難と治療に伴う困難を総合的に把握し、家族内だけの調整でよいのか、種々の外部資源を導入することが必要ではないのかなどをアセスメントする。

在宅療養生活の全体をアセスメントする

在宅でケアを受けている人は小児から高齢者までのあらゆる年齢層の人々であり、その家族形態や病気・障害の種類や程度もさまざまである。国の医療福祉政策があらゆる年齢層について施設中心から在宅に移行し、かつ高齢者人口の増大に伴い、従来は病院に入院していたであろう医療依存度の高い人たちも在宅で療養生活をしている。**在宅でケアを受ける人は、原則的には、その人自らかまたはその家族が在宅ケアを希望**しており、寝たきりであったり、寝たきりではないが一人では外出や通院が困難な人である。在宅での療養生活で在宅療養者本人や家族にとって一番問題となるのは「自分らしい生活が成り立たない」「生活がしづらい」という生活障害や生活困難と、急に病状等が変化したときに診てもらえる医師や看護師の存在があるか否かである。生活障害としては、食事がうまく作れない（摂れない）、買い物に行けない、外来通院時の送迎が困難である、入浴が一人でできない、失禁を繰り返すことで皮膚がただれる、慢性閉塞性肺疾患などにより息が苦しくて喋りにくいといったことがある。生活していくうえでは、これらの障害をどのように解決したらよいのかが第一に問題となり、病院に入院しているときのように検査や治療への不安などは二義的なものとなることが多い。

そのため、訪問看護師は**「その人の生活のしやすさ」全体に焦点を当てながら病気や障害に伴う治療の管理を的確に維持・継続させるような働きかけを行わなければならない**。特に、二次的な障害（転倒転落の事故や褥瘡、感染

症等）や合併症（病気自体から予想されるもの）を防止するために，在宅療養者とその家族の生活の仕方を観察する。特に，食事，排泄，清潔がどのように維持されているか，移動に伴う安全性は確保できているか，感染の危険はないかなどの，生活をしにくくさせている事柄全般に焦点を定めて観察をする。そのうえで，薬物治療等が適切に継続されているかどうかを確認し，予測される合併症の有無についても観察を行う。それら観察したことを総合したうえで，家族によるケアという内部資源の調整だけでよいのか，種々の外部資源を導入することが必要かなどをアセスメントする。

▶▶▶ **観察視点③**

ケアを組み立てる
在宅で行われるケアは，ケアを展開する場所で活用可能な資源（人的・物的）を見極め，多職種と協働しながら個々に合ったケアを組み立てることが必要である。

多職種と協働しながらケアを組み立てる

在宅ケアは，病気や障害の治療管理だけではなく，そこから引き起こされた生活障害とその影響によって，在宅療養者本人と家族が生活に困難を来さないようにサポートすることであるから，さまざまな分野の職種との連携が必要になる。在宅ケアは医療職や福祉職のほかに多種多様な人々との協働により展開されている。[図表1-1]に在宅ケアを支える主な職種と活動拠点について整理した。訪問看護師は，その地域で協働可能な職種とその役割を把握したうえで，在宅療養者に適した在宅ケアを組み立てることが必要である。介護保険制度下では，在宅におけるケアプランを立てるのは介護支援専門員であるが，その教育背景はさまざまであり，医療的な視点を必ずしも十分に備えているとはいえない介護支援専門員もいるため，これらの職種の力量を十分に理解していないと協働と分業は成立しない。

一方で，必要であるにもかかわらず，その地域に活用できる資源がない場合には，行政等に働きかけながら資源を増やしていくことも専門職としての重要な役割である。

在宅ではさまざまな心身状態にある人々が多種多様な居住形態や住宅環境で，しかも広いエリアに点在している。病院等の入所施設は多種多様な機能が集約的・有機的に統合されているが，在宅ケアの場は人材もハードウェアも集約されていない。さらには，同じ人であってもサービスのニーズは変動しやすく，生活自体も常に安定しているとはかぎらない。こうしたなかで，必要なサービスを必要なときに提供していくことは至難の技であり，病院や施設と同じ程度のケアを提供する

[図表1-1] 在宅ケアを支える主な職種と活動拠点

職　種	主な拠点
医師	診療所，病院
看護師，保健師	診療所，病院，訪問看護ステーション，地域包括支援センター
薬剤師	病院，開業薬局
理学療法士	病院，介護老人保健施設，訪問リハビリ事業所
作業療法士	病院，介護老人保健施設，訪問リハビリ事業所
管理栄養士・栄養士	食事宅配事業者
歯科医師	歯科医院
歯科衛生士	歯科医院
鍼灸師	鍼灸院
整体師	接骨院
介護支援専門員	居宅支援事業所，地域包括支援センター
社会福祉士	居宅支援事業所，地域包括支援センター
介護福祉士	訪問介護事業所
救急救命士	消防署
市町村職員（保健師を含む）	行政機関
民生委員	地域（自宅）
地域住民（ボランティア）	地域（自宅）
福祉機器等民間業者	地域（会社）

（できる）というとらえ方は現実的ではない。**在宅ケアの内容は複雑多岐にわたるため，病院や施設以上に高度なシステム的発想と同時に在宅療養者とその家族をケアシステムのなかに組み込むという考え方がないと成り立たない。**

　例えば，在宅療養者の食事摂取量や食事動作をアセスメントしたうえで，食事の形態を変更しようとしても，在宅では困難なことが多い。誰が刻み食やとろみ食に作り変えるのか，食材の調達は誰が，いつするのか，使用する食器や調理器具はあるか（使用可能か）などの段取りができることを一つひとつ具体的に家族とともに組み立てないと，食事の形態の変更すらできない。病院等であれば，食事の形態の変更は栄養課等に変更伝票を提出すれば特別な配慮をしなくても変えられるが，在宅では食事を作る家族の状況や，場合によっては経済状況も加味してアセスメントしなければならないことが多々あるため，訪問時に確認することが必要である。

在宅医療の理解と観察

在宅医療の理念を理解する

観察視点④

在宅医療の役割
在宅医療は，病気や障害を抱えながら自宅で暮らす人々にとっては命の継続と安心感を得るために必要である。その人の暮らしのなかで，医療がどうかかわれるのか，どうサポートできるのかを観察する。

　在宅医療は在宅ケアの一部であり，医学的管理，医療的処置が必要な在宅療養者のために，医師，訪問看護師，薬剤師，理学療法士，歯科医師などの医療職が連携・協力して，在宅での療養を支援するものである。退院支援から在宅での看取りまでの在宅医療体制を［図表1-2］に示した。同じ施設に所属する医師，訪問看護師，薬剤師等が訪問することもあるが，多くは他施設に所属する者がチームを組んで在宅医療を担っている。在宅医療は在宅ケアに包含されているが，在宅療養者とその家族の状況により，在宅ケアに占める在宅医療の割合は異なり，変動する。また，在宅看護は在宅医療と在宅ケアの双方にわたることになる。在宅で療養する人とその家族が，不安なく毎日をすごすためには，医療機関等による切れ目のない細やかな支援体制が必要不可欠である。急性期を過ぎた後にも病気や障害と付き合い，再発や転移，症状悪化の可能性と向き合いながら生活を送らなければならない在宅療養者には，退院してからも医療の継続は必要である。

　在宅医療は家庭（暮らし）や地域のなかで個人の生活を医療の側面から支援するものであり，基本的には施設や病院でできることのうち，全身麻酔などの集中管理が必要な手術や特殊な装置を必要とする検査（CT検査・MRI検査）を除き，ほとんどが在宅で可能である。局所麻酔で済む切開や縫合などの簡単な処置は在宅でも可能である。超音波検査や一般のX線検査や心電図検査，血液検査，尿検査なども在宅で可能である。しかし，このことは在宅医療が病院医療の延長線上にあるということではない。在宅医療は，あくまでもその人の暮らしのなかで，その人の暮らしを尊重しながら，在宅での暮

[図表1-2] 在宅医療の体制

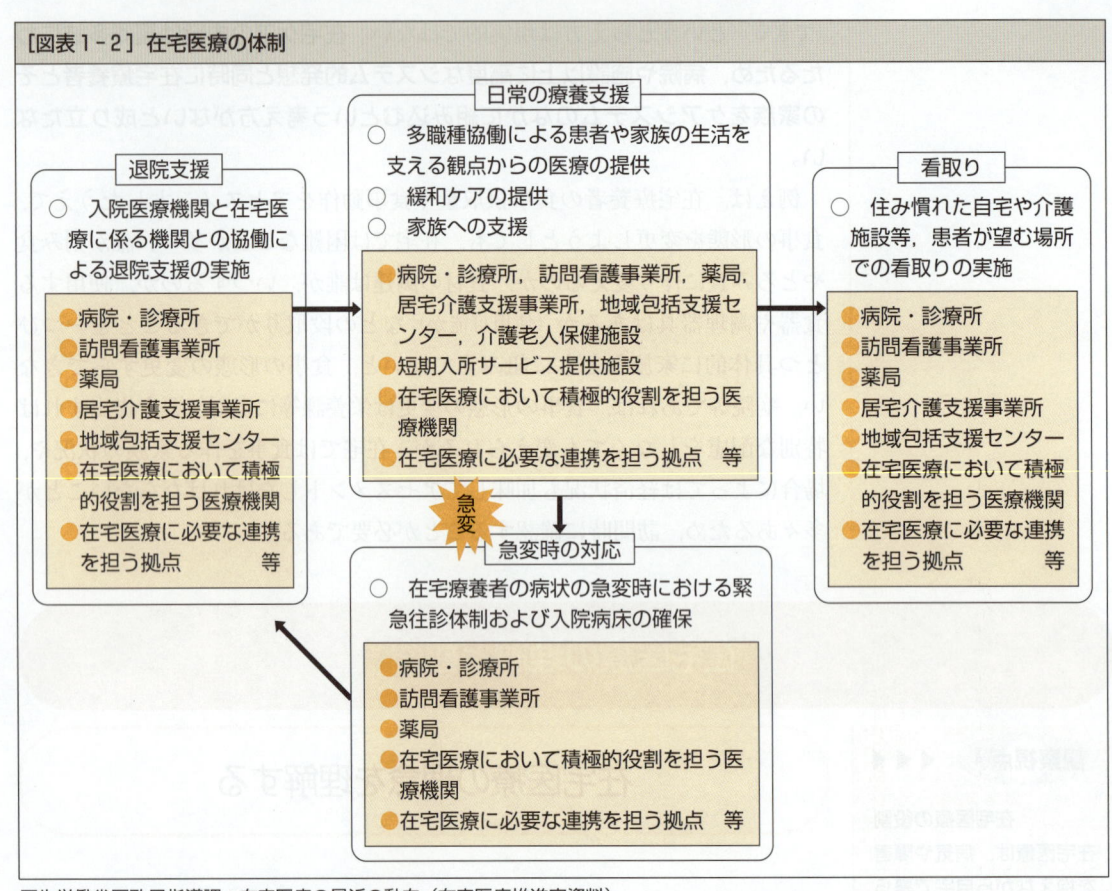

退院支援
○ 入院医療機関と在宅医療に係る機関との協働による退院支援の実施
- 病院・診療所
- 訪問看護事業所
- 薬局
- 居宅介護支援事業所
- 地域包括支援センター
- 在宅医療において積極的役割を担う医療機関
- 在宅医療に必要な連携を担う拠点　等

日常の療養支援
○ 多職種協働による患者や家族の生活を支える観点からの医療の提供
○ 緩和ケアの提供
○ 家族への支援
- 病院・診療所，訪問看護事業所，薬局，居宅介護支援事業所，地域包括支援センター，介護老人保健施設
- 短期入所サービス提供施設
- 在宅医療において積極的役割を担う医療機関
- 在宅医療に必要な連携を担う拠点　等

看取り
○ 住み慣れた自宅や介護施設等，患者が望む場所での看取りの実施
- 病院・診療所
- 訪問看護事業所
- 薬局
- 居宅介護支援事業所
- 地域包括支援センター
- 在宅医療において積極的役割を担う医療機関
- 在宅医療に必要な連携を担う拠点　等

急変時の対応（急変）
○ 在宅療養者の病状の急変時における緊急往診体制および入院病床の確保
- 病院・診療所
- 訪問看護事業所
- 薬局
- 在宅医療において積極的役割を担う医療機関
- 在宅医療に必要な連携を担う拠点　等

厚生労働省医政局指導課：在宅医療の最近の動向（在宅医療推進室資料）

らしを継続できるように，医療的に支援するものである。つまり，その人とその家族の暮らしを医療の側面から支援していくのであり，病院等のように治療が中心にあるのではない。

　在宅医療は2006（平成18）年度の医療制度改革により，病院に退院調整部門を設置する努力義務の明記がされ，診療報酬改定では，24時間365日診療する在宅療養支援診療所が設けられた。さらに，2008（平成20）年度から在宅療養支援病院が創設されている。

治療の継続と維持のために生活全体を支援する

　在宅医療の要は，訪問看護ステーションと在宅療養支援診療所（または在宅療養支援病院）である。在宅医療の対象となる原因疾患としては，脳血管系疾患，神経系疾患（神経難病を含む），心疾患，呼吸器系疾患，消化器系疾患，運動器系疾患，精神疾患，小児系疾患などがある。65歳以上の訪問看護は，原則介護保険の対象となり，それ以外は医療保険の対象となる。
　人はそれぞれ個別の家庭で育ち，病気になったときには，一時的には入院

▶▶▶ **観察視点⑤**

治療の継続と維持
医療の視点から，ADLや精神状態などの現状を維持し悪化させないよう，在宅療養者・家族が生活を調整できるように支援する。

しても退院後は外来通院などをしながら家庭で病気を治し，多くの人はできれば家庭で家族に囲まれて死を迎えたいと思っている。現実的には，それを実現することが困難なことも多いが，在宅医療はそのための手助けをするものである。在宅においては医師や看護師の訪問は限られた時間であるため，治療を維持し継続させるための重要な役割は在宅療養者本人とその家族が担うことになる。そのため，**たとえわずかなことでも，療養生活を成り立たせるために必要な部分を本人や家族との話し合いを通して明確化し，在宅療養者とその家族が決めていくという方法を身につける必要がある**。お仕着せでなく本人が決めることが，生活への意欲，責任意識をもつことにつながる。

　さらに，できるだけ長期間にわたり在宅で療養生活をつづけることができるように，悪化リスクを防止するための生活調整を行う。医療的な面からは，感染防止と事故防止のための観察と助言は特に重要である。具体的には，手指やチューブ類の挿入口を中心とした清潔の保持，誤嚥防止のための食事の姿勢，転倒防止のための部屋のなかの整理整頓，在宅療養者と家族のリスク回避のために必要な知識や認識等を訪問の際に観察する。

> **観察視点⑥** ◀◀◀
>
> **個別の医療システム**
> 医療的な管理が必要な在宅療養者に対しては，その人に適した医療を提供するために訪問看護師が率先してさまざまな職種と協働で医療を組み立てていく必要がある。

多職種連携と協働を軸とした「医療システム」として提供する

　在宅医療は，一人ひとりの生の多様性と自由を尊重し，病気や障害を抱えて家庭や地域で生活する個人を支える医療である。在宅医療は，医師と訪問看護師が中心となることが多いが，リハビリ関連職種や薬剤師等の他の職種との連携や協働に基づく「医療システム」として提供されなければならない。

　在宅医療においては，病気や障害が重度な在宅療養者であってもその人のもつセルフケア能力を高めることを重視し，さらには，在宅療養者と家族をエンパワーメントするような支援を行うことが課題である。在宅医療においては，ADLの向上よりはQOLの向上を目標とすることが多く，どのようなケアがよいのかという意思決定は，原則的には在宅療養者本人に依存することになる。自己決定はエンパワーメントの重要な要素であるが，病気や障害等により自己決定する能力が乏しくなっている人が多い在宅では，多くの職種による創意工夫や協働によって医療を組み立てていく必要がある。

　例えば，肺がんの末期でありながら独居で療養生活を送る人の場合には，最低限の生活を維持できるように市町村の福祉課職員への協力依頼，日常の身の回りの世話をするヘルパーの依頼，傾聴ボランティアや民生委員にかかわってもらうための段取り，在宅酸素機器納入業者への連絡調整，医師の往診依頼と連絡調整などについて，その人の個別の状態に応じて臨機応変にシステムをつくりあげることが必要である。そのため，**定期的な連絡調整会議の開催や情報共有の方法をつくりあげる必要がある**。さらには，つくりあげたシステムは状況の変化に応じて改変していくという柔軟性が，訪問看護師には求められる。

2006（平成18）年および2008（平成20）年の医療保険制度改正により，在宅医療の中心的役割を担うことを期待されて，在宅療養支援診療所，在宅療養支援病院が相次いで創設された。在宅において医療依存度の高い人や，がん末期の人々の在宅医療の充実に大いに期待されるところである。**訪問看護師は，このような医師たちと協働しながら，他の医療職とともに一人ひとりに合った個別の医療システムをつくりあげていくことが必要である。**

在宅療養支援診療所

下記の要件を満たす診療所が在宅療養支援診療所として，2006（平成18）年度に創設された。

❶ 保険医療機関たる診療所であること
❷ 当該診療所において，24時間連絡を受ける医師または看護職員を配置し，その連絡先を文書で患家に提供していること
❸ 当該診療所において，または他の保険医療機関の保険医との連携により，当該診療所を中心として，患家の求めに応じて，24時間往診が可能な体制を確保し，往診担当医の氏名，担当日等を文書で患家に提供していること
❹ 当該診療所において，または他の保険医療機関，訪問看護ステーション等の看護職員との連携により，患家の求めに応じて，当該診療所の医師の指示に基づき，24時間訪問看護の提供が可能な体制を確保し，訪問看護の担当看護職員の氏名，担当日等を文書で患家に提供していること
❺ 当該診療所において，または他の保険医療機関との連携により他の保険医療機関内において，在宅療養患者の緊急入院を受け入れる体制を確保していること
❻ 医療サービスと介護サービスとの連携を担当する介護支援専門員（ケアマネジャー）等と連携していること
❼ 当該診療所における在宅看取り数を報告すること

在宅療養支援病院

下記の要件を満たす病院が在宅療養支援病院として，2008（平成20）年度に創設された。

❶ 保険医療機関たる病院であること
❷ 許可病床数が200床未満の病院であることまたは当該病院を中心とした半径4Km以内に診療所が存在しないこと
❸ 24時間連絡を受ける担当者をあらかじめ指定し，その連絡先を文書で患家に提供していること
❹ 患家の求めに応じて，24時間往診が可能な体制を確保し，往診担当医の氏名，担当日時等を文書で患家に提供していること
❺ 往診を担当する医師は当該保険医療機関の当直体制を担う医師とは別の者であること
❻ 当該病院において，または訪問看護ステーションとの連携により，24時間訪問看護の提供が可能な体制を確保し，訪問看護の担当者の氏名，担当日等を文書により患家に提供していること
❼ 当該病院において，緊急時に居宅において療養を行っている患者が入院できる病床を常に確保していること
❽ 当該地域において，他の保健医療サービスおよび福祉サービスとの連携調整を担当する者と連携していること
❾ 在宅看取り数等を報告していること

　　　　　　　　　　　　　　　　　　　　　　　　　　　　　　　　　　　など

（水戸美津子）

ケアマネジメントの理解

View Point

ケアマネジメントとは，多職種チームが在宅において療養生活を送る人とその家族の必要としているニーズを見極め，計画し，実施し，さらに評価を行い調整することを繰り返す活動である。対象とするのは健康の側面だけでなく生活の側面をも含める。多職種が協働するためにケアカンファレンスを実施し，在宅療養者とその家族のニーズを十分に反映させる。ケアマネジメントは介護支援専門員（ケアマネジャー）のみが行うものではなく，在宅ケアに関与するすべての者に求められる能力である。

ケアマネジメントの理解と観察

観察視点①

ケアマネジメント
ケアマネジメントは介護支援専門員（ケアマネジャー）のみが行うものではなく，在宅ケアに関与するすべての者に求められる能力である。ケアマネジメントの際には，在宅療養者とその家族のニーズを十分に反映させる。

ケアマネジメントの概念

　ケアマネジメントの手法は在宅ケアにかかわる者のすべてが理解していなければならない。**広義のケアマネジメントは「何らかの理由で自立機能が弱体化した人を対象にその生活の自立機能の回復やQOLの向上を目的として行う支援活動で，必要な諸サービスが当事者のニーズに合うものとなるように，的確に実施されるための総合的調整活動」**[*1]である。つまり，在宅ケアを利用する人のニーズに応じて，それぞれに適した資源を調達し，必要とされる他職種・他機関とサービスの連携を図り，全体を統合させ，本人や周囲の人々が希望をもってセルフケア能力を向上させることができるように支援することである。さらに，個別のニーズに応じて，不足する社会資源をアセスメントし，地域ケアシステムを形成・発展させるように多方面に働きかけることでもある。つまり，ある在宅療養者とその家族を支援することを通して，さまざまな領域のさまざまな職種や近隣住民等と，社会的ネットワークを形成する。社会的ネットワーク形成には，インフォーマルなネットワークを育てることも含まれている。家族，近隣住民，職場仲間などインフォーマルな社会資源に注目し，それらとの関係を再構築することで，専門家よりも質の高いケアが提供され，永続的に支援が得られることがある。具体的には，同じ病気や障害をもつ人々のセルフヘルプグループや家族会，あるいはボランティアグループの育成維持に対する支援がある。これらのインフォー

ケアマネジメントの理解のためのフローチャート

```
ケアマネジメントの理解と観察
        │
ケアマネジメントの概念
```

観察視点
ケアマネジメントは，在宅ケアに関与するすべての者に求められる能力である。ケアマネジメントの際には在宅療養者とその家族のニーズを十分配慮する。

```
ケアマネジメントのプロセス
```

観察視点
在宅におけるケアにおいては人間の関係性を含めての継続性や連続性が重要である。

```
ケアマネジメントと介護保険制度の仕組み
```

観察視点
介護保険制度は，サービスを総合的・一体的・効率的に提供することが制度の基本であることをふまえ，ケアマネジメントを行う。

```
介護支援専門員（ケアマネジャー）によるケアマネジメント
```

観察視点
介護支援専門員は，ケアマネジメントの考え方を基本として，介護サービス計画を立案し，実施できるようにする。

≪インテーク面接（受理）≫

≪アセスメント（査定）≫ ── ＜アセスメント＞

≪支援計画（計画査定）≫ ── ＜プランニング＞

≪介入≫ ── ＜コーディネーション＞

≪モニタリング≫ ── ＜介入＞

≪評価≫ ── ＜モニタリング＞

≪再評価・終了≫ ── ＜評価＞

マルな関係は，専門家の支援では得られない，体験的で情緒的な支えと希望を提供してくれる。そうして生み出されたネットワークは，別の在宅療養者に対応するときに生かされるとともに，質量ともにバージョンアップし，結果として地域のコミュニティづくりにもつながる。言い換えれば，在宅療養者への支援を通した地域ケアシステムのそれぞれに対するエンパワーメント活動ともいえる。

　つまり，ケアマネジメントとは，多職種チームが在宅において療養生活を送る人とその家族が必要としているニーズを見極め，計画し，実施しながらさらに評価を行い調整するということを繰り返す活動であり，その人の健康の側面だけでなく生活の側面（住まい，食事，排泄，睡眠，趣味や経済的なこと）を含めて対象とする。このため，多職種が協働するためには実質的なケアカンファレンスを位置づけることが必要となる。

> **観察視点②** ◀◀◀
> 継続性と連続性
> ケアマネジメントにおける一連のプロセスを理解し，人間の関係性を含めての継続性や連続性について理解することが大切である。

ケアマネジメントのプロセス

　ケアマネジメントは，在宅療養者との最初の出会いである**インテーク面接（受理）**に始まる。それは，病院に入院中のことも，退院直後のこともある。入院中と退院直後ではその人のニーズの表出が異なることが多いことを念頭に面接を行う。つまり，医療職者に管理された非日常性の病院という場所とその人自身の居場所（自宅）では，感情の動きも意思の表し方も異なって当然だからである。面接の後に，在宅療養者本人とその家族および取り巻く環境をも勘案して**アセスメント（査定）**を行い，**支援計画（計画査定）**を立案する。その際には，その在宅療養者のケアにかかわる関連職種とも意見交換（ケア会議等）を行い立案することが必要である。支援計画には，フォーマルに活用できる種々のサービスのほかに，在宅療養者の状況に応じて利用できるインフォーマルなサービス（例：外来等への送迎ボランティア）も組み入れるようにする。その後，その支援計画に沿ってそれぞれ担当する専門家等がさらに具体的なプランを立てて**介入**を行う。さらに，経過を追って計画を見直す**モニタリング**を行い，目標設定期間終了間近に**評価**を行い，支援の必要がなくなれば**終了**となり，新たな支援の必要があれば**再アセスメント**する。この一連のプロセスが本来のケアマネジメントである。

　在宅ケアにおいては，人と人との関係性を含めての継続性や連続性が重要である。そのため，ケアの継続性と連続性を担保することができるケアマネジメントの手法は重要である。

【インテーク面接（受理）】 在宅療養に移行する前に病院で面接することがある。できるだけリラックスできる場所や話し方の配慮が必要である。相手は，目の前にいる人がどのようなことをしてくれる専門家なのかを理解していないことが多いため，**最初に面接の目的と，自分がどのようなサポートができる者であるのかを相手に明確に提示すること**が必要である。また，病気や障害によって入院前と異なる生活を送らざるを得ないことが多いが，多く

の人は在宅での自分の暮らしを具体的にイメージしにくい。このため，できるだけ具体的な場面を想定し，身体状況や退院後の不自由さについて聴き取り，全身およびベッド周りの観察を行う（ベッドサイドで面接できた場合に限る）。このとき，ベッド周囲に置かれている物や整理の仕方などから，その人の暮らし方や価値観を判断する一助とする。さらに，家族や医療関係者から話を聴くこともある。

退院後に自宅で面接をする場合には，話しやすい雰囲気づくりとゆっくりした話し方に気をつける。病院等から自宅にもどってきてどのような不自由さを感じているのか，具体的に話を聴いていく。また，家族から話を聴く際には，在宅療養者本人に同席してもらったほうがいい場合と，本人がいない場所で家族から話を聴くほうがいい場合があるため状況を見極めて判断する。

【アセスメント（査定）】 最初に，ニーズアセスメントから行う。在宅療養者本人がどうしたいのかが支援の出発点である。本人の言い分であるデマンド（要求）ではなく，本音のニーズ，または本人も気づいていない暮らしのうえでの不足なものを探る。次に，**在宅療養者本人のセルフケア能力を把握**する。さらに，家族や近隣からのインフォーマルケアを把握する。最後に，その地域における専門機関や専門家の情報を把握する。在宅における自立を支援する計画を立案するためには，特に，セルフケア能力のアセスメントが重要である。**アセスメントはチームで行い，多職種が一堂に会するケア会議で検討することで，多面的なアセスメントが可能になる。**

【支援計画（計画査定）の立案】 自立・自律していた人間にとって援助を受けることは，援助を受けなければならない弱い自分を認めるプロセスでもある。援助を受けることが長期にわたると，そのことによって自尊感情が低下し，本来のセルフケア能力まで失われがちとなる。**本来もっているセルフケア能力を生かしながら，その人をどうエンパワーメントしていくかが重要**である。

エンパワーメントとは，病気や障害そして高齢などによって本来の力を失っている人々に対して，その人に合った方法で，さまざまな障壁をともに解決し，力（パワー）を取り戻していくプロセスである。そのためには，その人本人が，力を失っている自分の状態に気づくこと，利用できる資源に関する知識を得ること，自分と家族（社会）の関係を見直すこと，問題解決の技術を身につけることが必要である。このため，**援助する者は一人ひとりの個別性を尊重し，パートナーとしての関係をつくること，尊厳と価値を尊重しながら，問題解決の学習や自己決定の機会を提供する**ことが必要である。

支援計画は，長期的な目標と短期的な目標について，在宅療養者およびその家族と十分に話し合って実現可能なものとする。

【介入を行う】 在宅ケアにおいては，それぞれの専門家が異なる視点から支援を行うため，**ケース会議を定期的に開催することが必要**である。あるいは，ネット上でのやり取りを活用することが可能な場合もある。そのためには，できるだけ記録様式や情報システムを共有すると効率的である。在宅療養者に関する各職種間のアセスメントを共有し，今後の支援計画を修正し，

協働して実行していく。その際，病院における各職種のチームに比べて，同じ医療や福祉の領域でも機関を越えたチームの運営は，命令や指示ではなく，依頼や協力という手段を用いる。さらに，**専門家同士のネットワークを維持するためには，研修会，親睦活動，第三者の助言体制などの工夫が必要**なこともある。

【モニタリング】モニタリングでは，❶**支援計画が適切に実行されているか否か**，❷**支援計画の小目標が達成されているか否か**，❸**支援の結果は良好なのか**，❹**新たなニーズが生じていないか**を中心に観察する。

【評価と再評価および終了】評価では，ケアマネジメント活動が予定されている期間の終了間際に，支援活動を振りかえって望ましい結果が得られているか否かを判断する。モニタリングとの違いは，あくまでも結果を判断する点である。評価にしたがって新たな支援サイクルに入るか，支援を終結するか決定する。

ケアマネジメントと介護保険制度

介護保険制度の仕組み

> **観察視点③**
> 多職種間の情報共有
> 介護保険制度は多職種チームでのケア提供が基本であるから，お互いの情報共有が必要となる。

介護保険制度は，社会全体で介護を支え合う仕組みとして，それまでの保健・医療・福祉に分かれていた高齢者の介護システムを再編成し，利用者本位の新しい介護システムとして2000（平成12）年にスタートしたものである**[図表1-3]**。サービスを総合的・一体的・効率的に提供することが制度の基本理念に据えられており，そのためのシステムとして居宅介護支援（ケアマネジメント）が法的に位置づけられている。

介護保険制度では，在宅療養者本人を中心としたチームでのケア提供が基本である。ケアを提供する専門職が，それぞれの職能を生かして，どのようなサービスが提供できるかについて，情報を共有し，多職種が協働してかかわることが原則である。また，この制度の開始に伴い，介護支援専門員（ケアマネジャー）が制度化された。**介護支援専門員は，前述したケアマネジメントの考え方を基本として業務を遂行することになっている。**

介護保険サービスの利用にあたっては，在宅療養者本人の意思だけでなく家族の意向も大切である。このため，介護支援専門員は，サービス利用にあたって，療養者本人の意思とともに，家族の意向が大きく影響することを十分認識することが必要である。

訪問看護サービスを受けている在宅療養者の多くは，この介護保険制度によってサービスを利用している人々であり，訪問看護師が介護支援専門員の役割を担っている場合も少なくない。介護保険により訪問看護を提供する場合，利用者から1割の支払いを受け，残りの9割については保険者である市町村から「訪問看護費」の支払いを受ける。訪問看護費は，訪問看護の時間

[図表1-3] 介護保険制度の仕組み

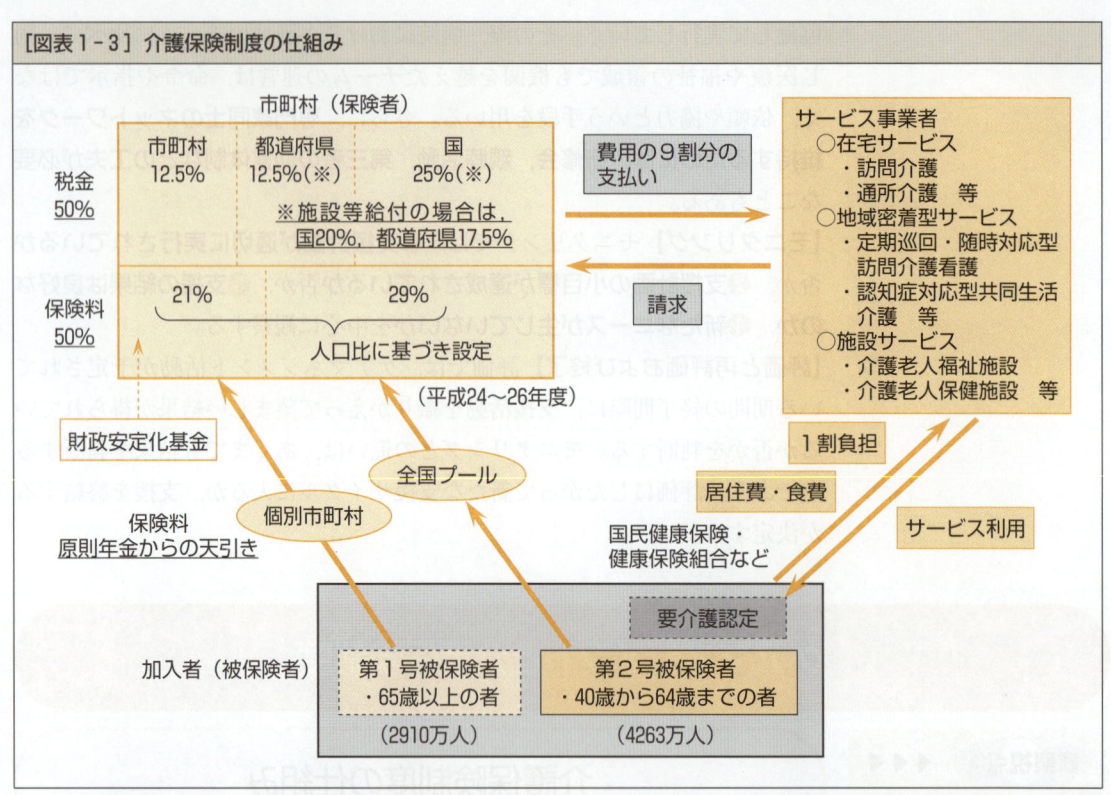

```
市町村（保険者）
税金50%  市町村12.5%  都道府県12.5%(※)  国25%(※)
         ※施設等給付の場合は，国20%，都道府県17.5%
保険料50%  21%  29%
         人口比に基づき設定
         （平成24〜26年度）

財政安定化基金
個別市町村　全国プール

保険料 原則年金からの天引き

加入者（被保険者）
第1号被保険者           第2号被保険者
・65歳以上の者          ・40歳から64歳までの者
（2910万人）           （4263万人）

国民健康保険・健康保険組合など
要介護認定

費用の9割分の支払い →
← 請求

サービス事業者
○在宅サービス
 ・訪問介護
 ・通所介護　等
○地域密着型サービス
 ・定期巡回・随時対応型訪問介護看護
 ・認知症対応型共同生活介護　等
○施設サービス
 ・介護老人福祉施設
 ・介護老人保健施設　等

1割負担
居住費・食費
サービス利用
```

注　第1号被保険者の数は，平成22年度「介護保険事業状況報告」によるものであり，平成22年度末の数（福島県の5町1村を除く）である。
　　第2号被保険者の数は，社会保険診療報酬支払基金が介護給付費納付金額を確定するための医療保険者からの報告によるものであり，平成22年度内の月平均値である。
国民衛生の動向2013/2014年，247，厚生労働統計協会，2013.

によって，20分未満，30分未満，30分以上1時間未満，1時間以上1時間30分未満の場合までに区分され，長時間になるほど単価が高くなるように設定されている。状況に応じて，緊急時訪問看護加算，ターミナルケア加算などがある。

●介護保険制度の対象者●

　介護保険受給者は，介護保険料を納めていた被保険者のうち要支援状態（予防給付）あるいは要介護状態（介護給付）であると認定を受けた者である。
●第1号被保険者：65歳以上の者
●第2号被保険者：40歳以上65歳未満の医療保険加入者

　介護保険制度における要介護者および要支援者の認定者数は，2010（平成22）年度末で，506万2000人となっている。そのうち，65歳以上の認定者数は490万7000人であり，全体の認定者の97％を占めている [図表1-4]。さらに，65歳以上で認定を受けて介護サービスを利用している人は446万1000人であり，認定を受けた者の約91％を占めている。要介護1〜3の人は居宅サービスの利用が多く，要介護5の人は施設サービス利用が半数を超えている [図表1-5]。

[図表1-4] 第1号被保険者（65歳以上）の要介護度別認定者数の推移

年度	平成13 (2001)	14 (2002)	15 (2003)	16 (2004)	17 (2005)	18 (2006)	19 (2007)	20 (2008)	21 (2009)	22 (2010)
合計（千人）	2,877	3,324	3,704	3,943	4,175	4,251	4,378	4,524	4,696	4,907
要介護5	360	390	432	443	445	467	479	494	538	569
要介護4	376	405	457	476	504	526	556	569	607	619
要介護3	373	408	466	501	531	620	679	709	688	675
要介護2	536	605	567	582	616	717	768	787	816	862
要介護1	848	1022	1198	1282	1374	868	748	764	825	882
経過的要介護						45	2			
要支援2						490	606	639	631	647
要支援1						519	541	562	591	652
要支援	385	493	584	659	706					

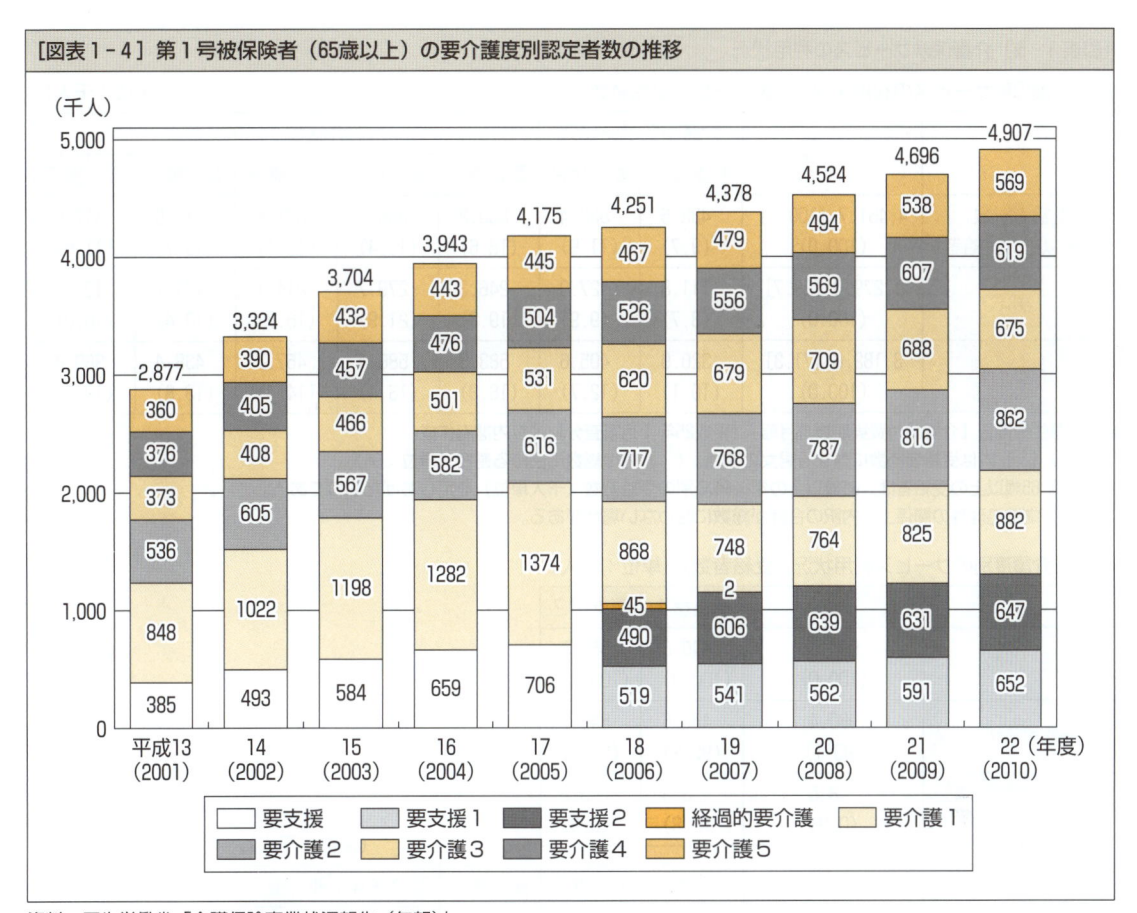

資料：厚生労働省「介護保険事業状況報告（年報）」
（注1）平成18年4月より介護保険法の改正に伴い，要介護度の区分が変更されている。
（注2）東日本大震災の影響により，報告が困難であった福島県の5町1村（広野町，楢葉町，富岡町，川内村，双葉町，新地町）を除いて集計した値
内閣府：平成25年版高齢社会白書，25，2013．

●介護保険サービスの利用の流れ●

【申請】市町村の窓口に被保険者証とともに要介護認定申請書を提出する。申請は，本人や家族による申請以外に，地域包括支援センターや指定居宅介護支援事業者，介護保険施設の者が代行できる［図表1-6］。

【訪問調査】認定調査員などが申請のあった家庭を訪問し，認定調査票（基本調査）に基づき本人や家族への聞き取り調査を行う。調査内容は全国共通の調査票に記入され，コンピュータ処理後，要介護度が判定（一次判定）される。基本調査に盛り込めない内容は，特記事項として記入する。

【審査・判定】一次判定結果（コンピュータ処理）と認定調査票に記入された特記事項，医師の意見書をもとに，介護認定審査会（保健・医療・福祉の専門家で構成される）で二次判定を行う。判定は，要支援（1または2），要介護（1～5）または非該当として表現される。認定結果は，原則として30日以内に通知され，その結果に納得がいかない場合には不服申請を行うことができることになっている。要支援（1または2）の場合には，地域包括支援センターが居宅サービス計画（ケアプラン）を作成し，介護予防事業が実施され

[図表1-5] 介護保険サービスの利用状況

(1) 介護保険サービスの利用状況（介護サービス受給者数） （単位：千人）

	総数	介護予防サービス		介護サービス				
		要支援1	要支援2	要介護1	要介護2	要介護3	要介護4	要介護5
受給者総数 (65歳以上の受給者)	4,461.7 [100.0] (100.0)	432.6 (9.7)	532.4 (11.9)	830.2 (18.6)	866.2 (19.4)	671.8 (15.1)	610.5 (13.7)	517.9 (11.6)
男	1,279.0 [28.7] (100.0)	111.8 (8.7)	127.0 (9.9)	246.3 (19.3)	279.7 (21.9)	214.1 (16.7)	171.7 (13.4)	128.3 (10.0)
女	3,182.6 [71.3] (100.0)	320.9 (10.1)	405.6 (12.7)	583.8 (18.3)	586.4 (18.4)	457.7 (14.4)	438.4 (13.8)	389.4 (12.2)

資料：厚生労働省「介護給付費実態調査月報」（平成25年1月審査分）より内閣府作成
（注1）［ ］内は受給者総数に対する男女の割合。( ) 内は総数に占める割合（単位：％）
（注2）65歳以上の受給者は，65歳以上の年齢階級別の受給者数（千人単位）を足しあげたものである。
（注3）端数処理等の関係上，内訳の合計が総数に合わない場合がある。

(2) 要介護度別のサービス利用状況（受給者数）（単位：千人）

	計	要支援1	要支援2
総数	994.1 (100.0)	440.6 (100.0)	550.2 (100.0)
介護予防居宅サービス	980.4 (99.1)	434.6 (99.2)	542.7 (99.1)
介護予防地域密着型サービス	8.5 (0.9)	3.3 (0.8)	5.2 (0.9)

（単位：千人）

	計	要介護1	要介護2	要介護3	要介護4	要介護5
総数	3,612.9 (100.0)	853.5 (100.0)	901.1 (100.0)	694.2 (100.0)	627.9 (100.0)	536.1 (100.0)
居宅サービス	2,543.1 (67.4)	762.7 (87.4)	750.4 (80.2)	465.9 (63.1)	329.4 (49.7)	234.7 (41.8)
地域密着型サービス	335.9 (8.9)	61.8 (7.1)	81.4 (8.7)	87.0 (11.8)	62.0 (9.4)	43.7 (7.8)
施設サービス	892.3 (23.7)	48.6 (5.6)	104.4 (11.2)	185.0 (25.1)	271.0 (40.9)	283.2 (50.4)

資料：厚生労働省「介護給付費実態調査月報」（平成25年1月審査分）より内閣府作成
（注1）（ ）内は要介護（要支援）状態区分別の受給者総数に占める各サービスの受給者の割合（単位：％）
（注2）総数には，月の途中で要支援から要介護又は要介護から要支援に変更となった者を含む。端数処理等の関係上，内訳の合計が総数に合わない場合がある。
（注3）「介護予防支援」または「居宅介護支援」のみの受給者は，「総数」には含むが「介護予防居宅サービス」または「居宅サービス」には含まない。
内閣府：平成25年版高齢社会白書，26，2013.

る。さらには，申請したが介護保険の該当とならなかった者には，市町村が実施する地域支援事業としての「閉じこもり予防」「虐待予防」「総合相談・支援」「家族介護支援」などの事業により，介護が必要となる状態にならないよう予防的かかわりが行われる。

【居宅サービス計画等の作成】介護保険サービスは，適切な居宅サービス計画等に基づいて提供される。居宅サービス計画は，居宅における要介護者については，居宅介護支援事業所等の介護支援専門員（ケアマネジャー）が作成する。また，要支援者の介護予防支援ないし地域支援事業については，地域

[図表1-6] 要介護認定申請からサービス利用までの流れ

要介護認定申請からサービス利用までの流れ

要介護認定申請
- 申請者
  ①第1号被保険者　65歳以上の者
  ②第2号被保険者　40〜64歳の者（特定16疾病に該当）
  居宅介護支援事業所・指定介護保険施設等
- 申請に必要なもの
  介護保険被保険者証，医療保険被保険者証（第2号被保険者の場合）

↓

要介護認定
認定調査（79項目）…調査員が自宅等を訪問し，心身の状況・介護の状況等を本人・家族等から聴き取りをする。　【一次判定】
医師の意見書　…主治医が現在の心身の状況について意見書を作成する。

↓

介護認定審査会　…認定調査結果と主治医の意見書をもとに，介護を必要とする度合（要介護・要支援状態区分）を判定する。　【二次判定】

↓

認定結果の通知 → 結果に不服なときは不服申請ができる

| 非該当 | 要支援1 | 要支援2 | 要介護1 | 要介護2 | 要介護3 | 要介護4 | 要介護5 |

↓

居宅サービス計画作成

- 地域包括支援センターの保健師等 → 介護予防サービス計画作成
- 居宅介護支援事業所の介護支援専門員 → 居宅サービス計画作成

↓

サービス利用の開始

- 市が行う介護予防事業（地域支援事業）
- 介護保険の介護予防サービス（予防給付）
- 介護保険の介護サービス（介護給付）

ケアマネジメントの理解

在宅看護　19

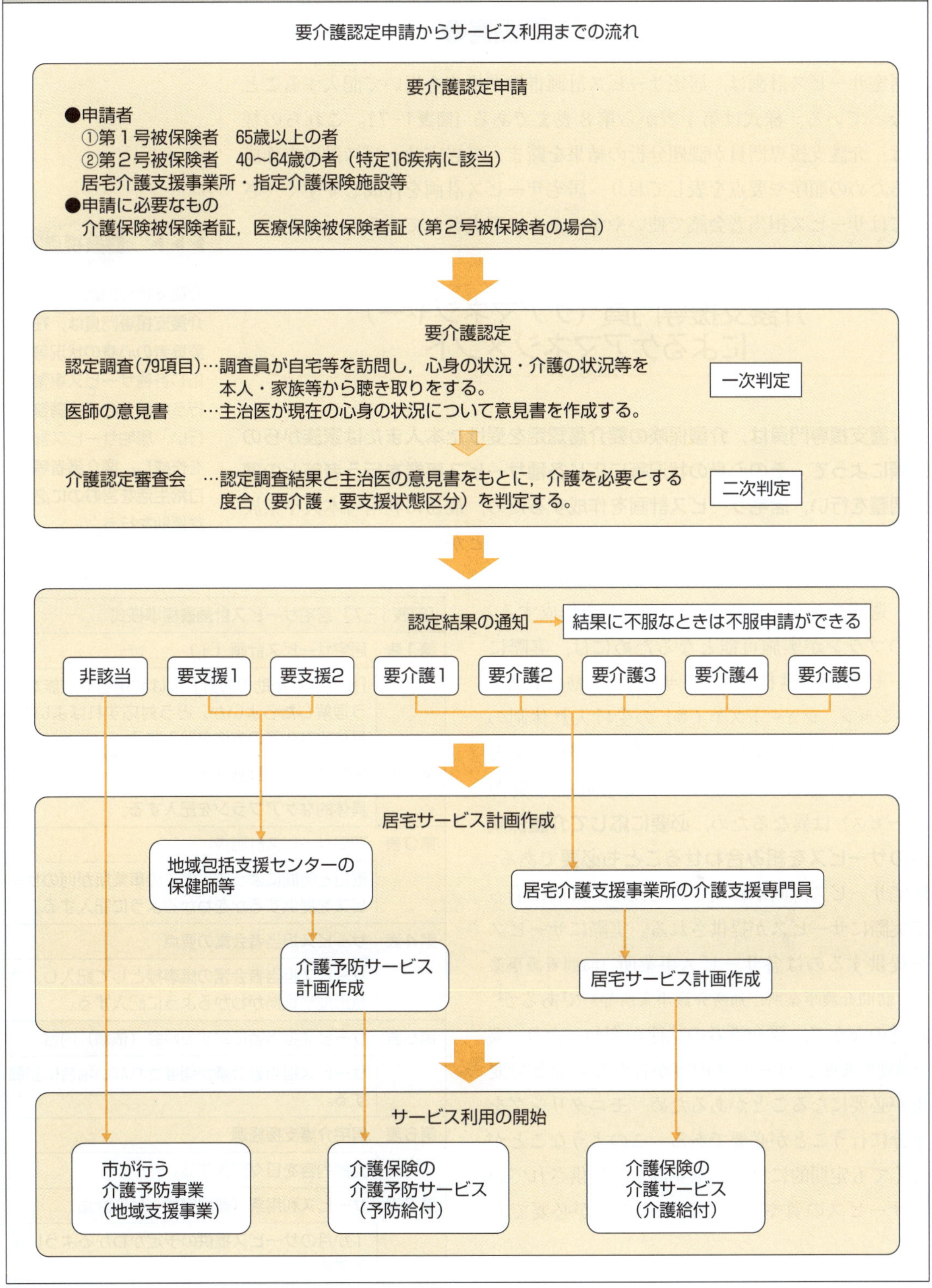

包括支援センターが作成する。

●居宅サービス計画書●

　居宅サービス計画は，居宅サービス計画書標準様式を用いて記入することになっている。様式は第1表から第8表までである［図表1-7］。これらの様式は，介護支援専門員が課題分析の結果を踏まえて居宅サービス計画を作成するための順序や要点を表しており，居宅サービス計画を作成しやすく，さらにはサービス担当者会議で使いやすいように工夫されている。

介護支援専門員（ケアマネジャー）によるケアマネジメント

　介護支援専門員は，**介護保険の要介護認定を受けた本人または家族からの依頼によって，その心身の状況等に応じ各種サービス事業を行う者等との連絡調整を行い，居宅サービス計画を作成する**ため，最初に利用者本人や家族を含めた環境要因の状態，希望などを把握することが必要である。その結果をアセスメントし，必要なサービスを組み合わせ，週間スケジュールの形でプランを作成する。そのプランが実施可能となるためには，実際にサービスの提供機関（デイサービス，訪問看護ステーション，ショートステイ等）の受け入れ体制の確認やそのほかの関係機関との連絡調整が必要となる。要介護度や地域により使用可能な資源（サービス）は異なるため，**必要に応じて介護保険外のサービスを組み合わせることも必要**である。居宅サービス計画が作成された後は，計画に沿って実際にサービスが提供される。実際にサービスを提供するのは各サービス事業所（訪問看護事業所，訪問介護事業所，通所介護事業所等）であるが，経過のなかで，要介護者の状態が変わったり（要介護度の変更），サービス内容が合わないなどで変更が必要になることがあるため，モニタリングを十分に行うことが必要である。このようなことがなくても定期的にプランを見直し，提供されているサービスの質や量を評価することが必要である。

▶▶▶ 観察視点④

介護支援専門員
介護支援専門員は，在宅療養者の心身の状況等に応じ各種サービス事業を行う者等との連絡調整を行い，居宅サービス計画を作成し，要介護者等が日常生活を営むのに必要な援助を行う。

［図表1-7］居宅サービス計画書標準様式

第1表	居宅サービス計画（1）
	「総合的な援助の方針」には利用者や家族をどう理解したらよいか，どう対応すればよいか，具体的なケアの方法を記入する。
第2表	居宅サービス計画（2）
	具体的なケアプランを記入する。
第3表	週間サービス計画表
	曜日と時間によって，どこの事業所が何のサービスを提供するかをわかるように記入する。
第4表	サービス担当者会議の要点
	サービス担当者会議の議事録として記入し，合意形成や根拠がわかるように記入する。
第5表	サービス担当者に対する照会（依頼）内容
	サービス担当者会議が開催されない場合に記載する。
第6表	居宅介護支援経過
	支援内容を日々記入する。
第7表	サービス利用票（兼居宅サービス計画）
	1か月のサービス提供の予定がわかるように記入する。
第8表	サービス利用票別表
	1か月のサービスに対する訪問通所区別支給限度管理と利用者負担計算を記入する。実際の利用者の負担金がわかるよう助成制度を利用する場合には，その内容も記入する。

介護支援専門員

介護支援専門員は，介護保険法第7条第5項に，要介護者または要支援者（以下「要介護者等」）からの相談に応じ，要介護者等がその心身の状況等に応じ適切なサービスを利用できるよう，市町村や各種サービス事業を行う者等との連絡調整等を行う者であって，要介護者等が自立した日常生活を営むのに必要な援助に関する専門的知識および技術を有するものとして介護支援専門員証の交付を受けたものをいうと規定され，主に居宅介護支援事業所や介護保険施設で仕事をしている。一般的に，「ケアマネジャー」または「ケアマネ」と称される。

地域包括支援センター

地域包括支援センターは，介護保険法に，地域住民の心身の健康の保持および生活の安定のために必要な援助を行うことにより，その保健医療の向上および福祉の増進を包括的に支援することを目的とする施設であると明記されている。法律上は市町村事業である地域支援事業を行う機関である。要支援認定を受けた被保険者に対する介護予防ケアマネジメントや虐待防止など総合的に行う。センターには，保健師，主任介護支援専門員，社会福祉士がいる。

（水戸美津子）

在宅の「場」と「関係性」の理解

View Point　看護は，当事者の生活感覚（価値観，信条など）を大切にして医療の側面から全人的に支援することで，当事者の自己治癒力を最大限に引き出すことを目指すものである。在宅で看護する場合にも，健康問題を抱えながらも，その人らしい生活を維持しながら暮らせるように支援することが看護の目標になる。在宅看護は，その人の住み慣れた生活の場で生活を構成している空間と時間的流れのなかで行われるため，より一層専門職としての責任を明確にしてかかわるという視点が必要となる。

在宅療養者と家族の「生活」の理解

「生活」と「生活者」の理解

　病院医療においては，その人の疾病や障害の治療（治癒）を目標とし，在宅医療においては在宅療養者とその家族の生活が継続して営まれ，かつQOLを落とさないように病気や障害の回復や維持を目指すことになる。**在宅療養の基盤は「生活」であるため，在宅療養者とその家族の生活を理解し，尊重することが重要**である。

　生活とは「生存して活動し，暮らしていくこと」を意味している。生存するためには，食事をし，排泄し，清潔を保持し，睡眠をとり，生活リズムを整えることが必要になる。また，暮らしていくために，住居を確保したり，身だしなみを整えたりし，さらにそれらを支えるために仕事に就き報酬を得ることが必要である。多くの人は，その人なりの生活を家庭としてもち，自活している。家庭は，通常の状態では個人の自由やプライバシーが確保されている。

　また，生活する場では，食事を作ったり，買い物をしたり，育児をしたりという「行為」と，父親，母親，子どもという「役割」として，食事を作る役割，庭を掃除する役割，洗濯をする役割など，それぞれが家庭のなかで何らかの機能的役割を担っている。行為や役割があると家庭のなかでお互いの位置を確認することができ，それぞれが安心感や生きている実感をもつことができる。

▶▶▶ **観察視点①**

生活者の理解
在宅療養の基盤は「生活」である。その人の生活が成り立たなければ，在宅ケアは成立しない。在宅療養者とその家族が自宅で生活していくうえで，何が不都合か，何ができて何ができないかを，相手の立場に寄り添って観察する。

在宅の「場」と「関係性」の理解のフローチャート

在宅療養者と家族の「生活」の理解

「生活」と「生活者」の理解

観察視点
在宅療養の基盤は「生活」である。その人の生活が成り立たなければ，在宅ケアは成立しない。在宅療養者とその家族が自宅で生活していくうえで，何が不都合か，何ができて，何ができないかを，相手の立場に寄り添って観察する。

ライフステージ別の発達課題の理解

観察視点
人は，ライフステージごとに異なる発達課題をもっている。各期における発達課題をクリアすることは，健康を維持するうえで重要である。在宅では小児から高齢者までが在宅療養をしており，異なる生活であっても人生のライフステージごとに共通の発達課題をもっている。訪問看護師は，在宅療養者とその家族それぞれのライフステージを理解し，病気や障害によって発達課題をクリアしにくい要因がないか観察する。

在宅療養者と家族の「関係性」の理解と調整

家族とは

観察視点
家族構成だけでなく，その家族の機能をよく観察し，療養生活を安定的に送れるように調整する。その人にとっての「家族」とは，どのような範囲（同居の有無やペットも含めて）まで含むのかを情報収集し観察する。さらには，介護力や経済力をアセスメントし，多職種と協働して支援する。

家族内での役割の変化の観察と調整

観察視点
病気や障害の進行状況により，ADLや認知機能が低下することによって，その人の家族内での役割は徐々に変化する。役割の変化が心身にどのように影響しているのか観察する。

リハビリテーションの理解

リハビリテーションの考え方

観察視点
リハビリテーションとは，病気や障害があっても可能な限りその人の生きる権利を保障し，社会的生活においてもよりよい状態に改善しようとする活動を意味している。

生活評価の必要性

観察視点
在宅療養者の日常生活自立度，生活リズム，生活圏，障害受容の程度を観察し評価する視点，ならびに家族介護力を的確に把握する視点が必要である。

在宅療養生活においては，疾病や障害によってこれら生存するための食事の問題や生活の場での役割の変化・喪失などが生じていることが多く，それらを調整し支援するためにはその人とその家族の生活の仕方そのものを観察し理解する必要がある。

ライフステージ別の発達課題の理解

▶▶▶ **観察視点②**

発達課題
人はライフステージごとに異なる発達課題をもっている。各ステージにおける発達課題をクリアすることは，健康を維持するうえでも重要である。訪問看護師は，在宅療養者とその家族それぞれのライフステージを理解し，病気や障害によって発達課題をクリアしにくい要因がないか観察する。

　訪問看護師は**在宅療養者とその家族が，心理・社会的発達段階のどこに位置しており，病気や障害が各々の段階の課題をクリアするための阻害要因になっていないかどうか観察する**。その際に，エリクソンの心理・社会的発達段階の考え方は大いに参考になる。
　エリクソン（E. H. Erikson）は心理・社会的発達理論のなかで，人生を8段階に区分している[図表1-8]。それぞれに発達課題と心理社会的危機，重要な対人関係，心理社会的様式が設定されている。エリクソンは，人生の8段階のそれぞれの課題を達成しようとしまいと，人はすべての発達段階を通過していくと考えているが，各発達段階の成功や失敗が次の段階の達成に大きく影響を与えると考えている。

●エリクソンの心理・社会的発達理論の概要●

❶乳児期（発達課題と心理社会的危機：基本的信頼対基本的不信）
　基本的信頼は，乳児期の主に授乳関係を通じて作られる。乳児期には周りの世界が自分を養ってくれ，絶対的に頼ることができ，信頼するに値すると感じることで，その後の親密な人間関係を築き上げていく土台が作られる。乳児期には口唇を通じて周りの世界を理解する。基本は母親的人物との関係である。基本的強さは「希望」である。基本的な強さとは，発達の諸段階における同調と失調の葛藤からくる心理・社会的強さのことをいう。

❷幼児期初期（発達課題と心理社会的危機：自律性対恥と疑惑）
　幼児期初期には筋肉が発達し排泄をコントロールできるという体験を通して自律性の感覚を身につけることができるか否かが重要となる。たとえば，うまく排泄できれば親に褒められ，失敗すると恥ずかしい思いを体験しながら自律性という課題をクリアする。この時期には親的人物の存在が重要である。基本的な強さは「意志」である。

❸遊戯期（発達課題と心理社会的危機：自主性対罪悪感）
　この時期は自分が周りの世界に積極的に取り組める存在であることを徐々に認識し，自分を主張していく積極性とそれにより自分は罰せられるのではないかという罪悪感が発達課題となる。遊びを通して「自主性」を獲得していく。この時期には，家族の存在が重要である。基本的な強さは「目的」である。

❹学童期（発達課題と心理社会的危機：勤勉性対劣等感）
　この時期は日常的な勤勉が課題となる時期である。勤勉により自分で物事

[図表1-8] 心理・社会的発達の諸段階（E. H. Erikson）

老年期								統合 対 絶望 叡智
成人期							生殖性 対 停滞性 世話	
成人前期						親密 対 孤立 愛		
青年期					同一性 対 同一性混乱 忠誠			
学童期				勤勉性 対 劣等感 適格				
遊戯期			自主性 対 罪悪感 目的					
幼児期初期		自律性 対 恥と疑惑 意志						
乳児期	基本的信頼 対 基本的不信 希望							

E. H. エリクソン（村瀬孝雄ほか訳）：ライフサイクル，その完結，みすず書房，1989.

を完成させる力とその喜び，周囲の承認，自己の有能感や自尊心といったものが得られるということを実感するのと同時に，勤勉さが十分に成功しないと劣等感が生じる。この時期には近隣や学校の存在が重要である。基本的な強さは「適格」である。

❺青年期（発達課題と心理社会的危機：同一性対同一性混乱）

新しい自我同一性（自分がどんな人間かということ）を確立することが課題となり，これに失敗すると役割混乱が起こって同一性の混乱が生じる。青年期は同一性の確立を目指し試行錯誤しながら，やがて自分の生き方，価値観，人生観，職業を決定し，自分自身を社会のなかに位置づけていく。この時期には「仲間集団」の存在が重要である。基本的な強さは「忠誠」である。

❻成人前期（発達課題と心理社会的危機：親密対孤立）

自我同一性を確立した者は，他者と真の親密な相互関係をもつことができる。特に性というものを通じて体験される親密さは，肉体をもつ他者との相互作用という点に意味をもつ。心身ともに一体感を抱くような，今までにない親密さを体験する。これに失敗すると，孤独をもたらし，以後の心理的成長を抑制するとされる。この時期には友情，性愛，競争，協力の関係におけ

るパートナーの存在が重要である。基本的な強さは「愛」である。

❼成人期（発達課題と心理社会的危機：生殖性対停滞性）

　生殖性とは，次世代を育てていくことに関心をもつということを意味する。結婚して子どもを育てることだけでなく，社会的な業績や知的，芸術的な創造といった，社会に何かを生み出すといったこともこのなかに含まれる。自分自身にしか関心をもてず，自己没頭という状況になると人格の停滞を示し，この発達をうまく乗り越えられないとされる。この時期には（分担する）労働と（共有する）家庭の存在が重要である。基本的な強さは「世話」である。

❽老年期（発達課題と心理社会的危機：統合対絶望）

　この時期は，生涯を完結する重要な時である。今までの自分のライフワークや生活を総合的に再評価しなおすことを通して，自分の人生を再確認し，そのすべてを肯定的に受け入れ，統合していくことが必要である。統合性を獲得することができれば，心理面の安定が得られ，人間的な円熟や平安の境地が達成される。しかし，この課題に失敗すると，後悔や挫折感を経験することが多くなるとされる。この時期には自分の人種，人類の存在が重要である。基本的な強さは「叡智」である。

　在宅で療養生活を送る人とその家族は，病気や障害のほかに，それぞれのライフステージにおける発達課題をもち，それぞれの家庭・地域のなかで役割をもって生活している。このことを十分に理解し，実践することで全人的なケアが実現できる。

在宅療養者と家族の「関係性」の理解と調整

家族とは

▶▶▶ **観察視点③**

家族の理解
家族構成だけでなく，その家族の機能をよく観察し，療養生活を安定的に送れるように調整する。その人にとっての「家族」とは，どのような範囲（同居の有無やペットも含めて）まで含むのかを情報収集し観察する。

　家族とは，夫婦関係を基礎として，親子，きょうだいなど近親者を主要な構成員とする，感情融合に支えられた，第一次的な福祉追求の集団であるとのとらえ方や，家族は相互に情緒的に巻き込まれ，地理的に近くで生活している人々（2人以上の人々）からなるといったとらえ方がある。つまり，**家族は社会の基礎的な構成単位であり，その構成員の生活を維持・保障するという生活保持機能を基本とする**。そのため，家族は生活を保持するための収入を得ることと消費の単位としての機能（経済的機能），子どもを育て人間性や社会性を身につけていく機能（養育・教育機能），家族構成員が病気になったり，年老いて介護を必要とするようになった場合に，互いに助け合う機能（扶助機能），性的な秩序を維持し，子どもを生み次の世代を担う人間を生産する機能（性的機能・再生産機能），愛情や精神的安らぎの場としての機能（精神的機能）を有するとされてきた。

[図表1-9] 世帯数と平均世帯人員の年次推移

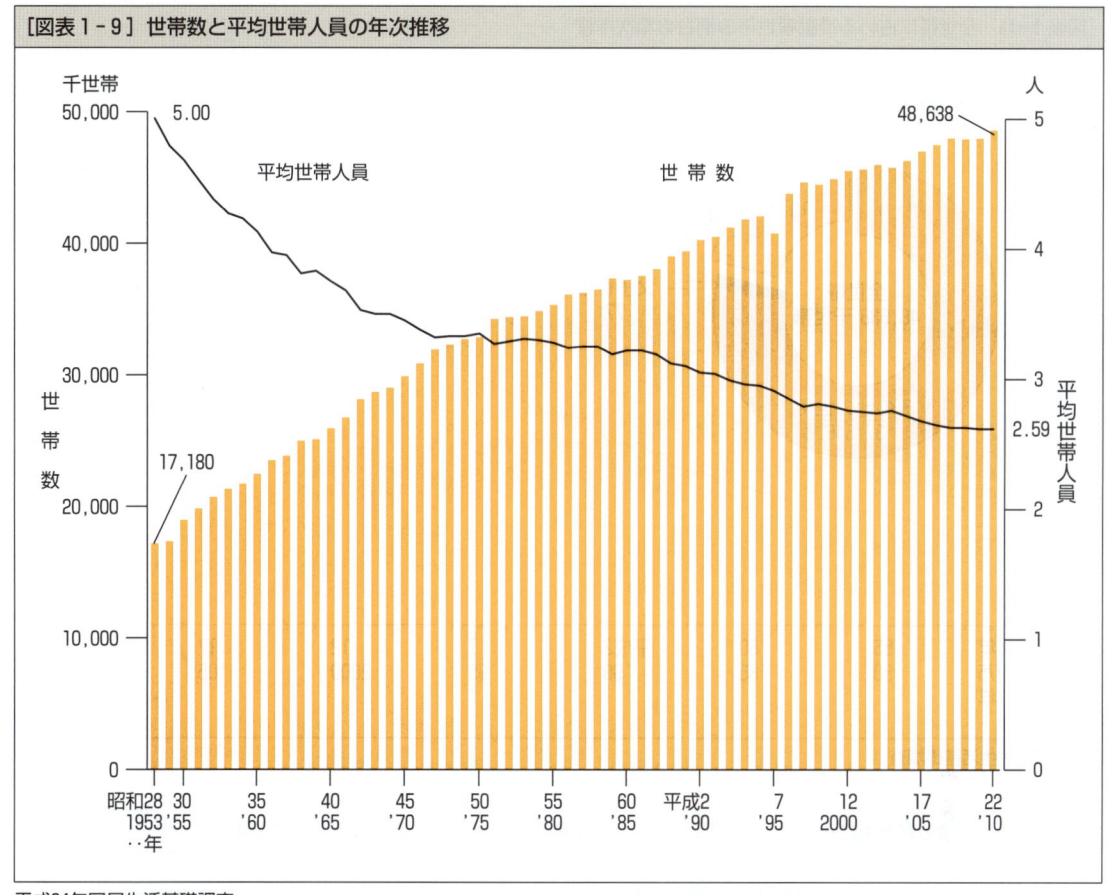

平成24年国民生活基礎調査

[図表1-10] 世帯人員別にみた世帯数の構成割合の年次推移

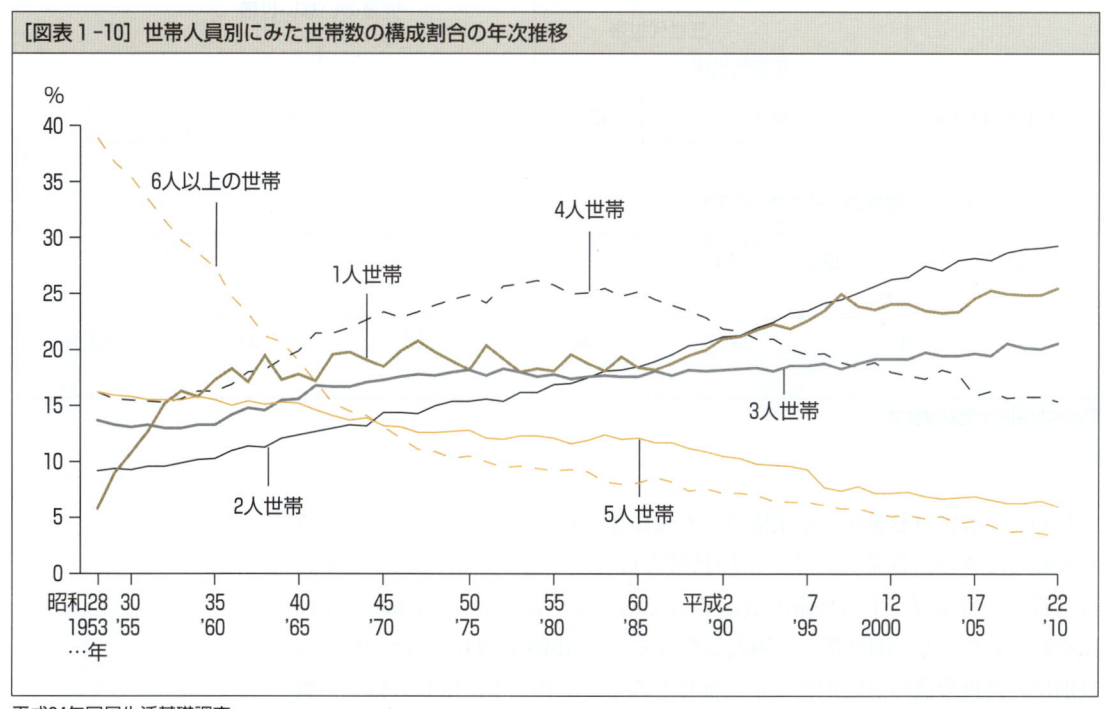

平成24年国民生活基礎調査

在宅看護 | 27

[図表1-11] 全世帯に占める高齢者世帯の割合の年次推移

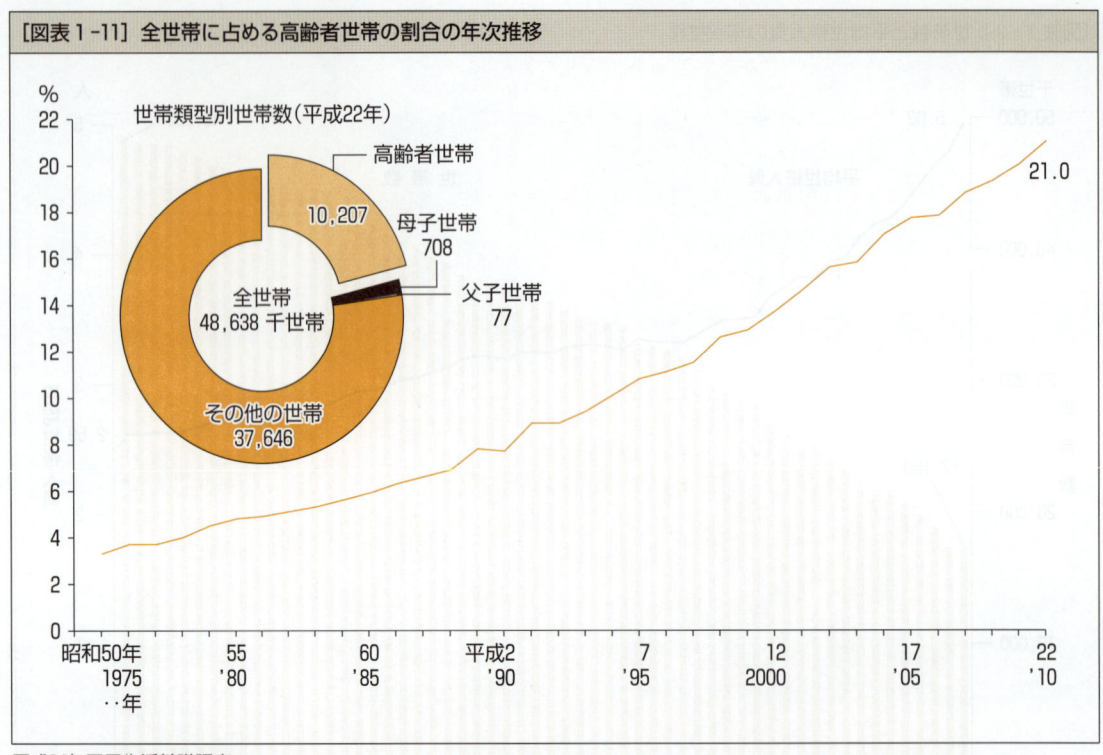

世帯類型別世帯数（平成22年）
- 高齢者世帯 10,207
- 母子世帯 708
- 父子世帯 77
- その他の世帯 37,646
- 全世帯 48,638 千世帯

21.0

平成24年国民生活基礎調査

[図表1-12] 児童の有無別にみた世帯構造別世帯数の構成割合の年次比較（昭和61年，平成22年）

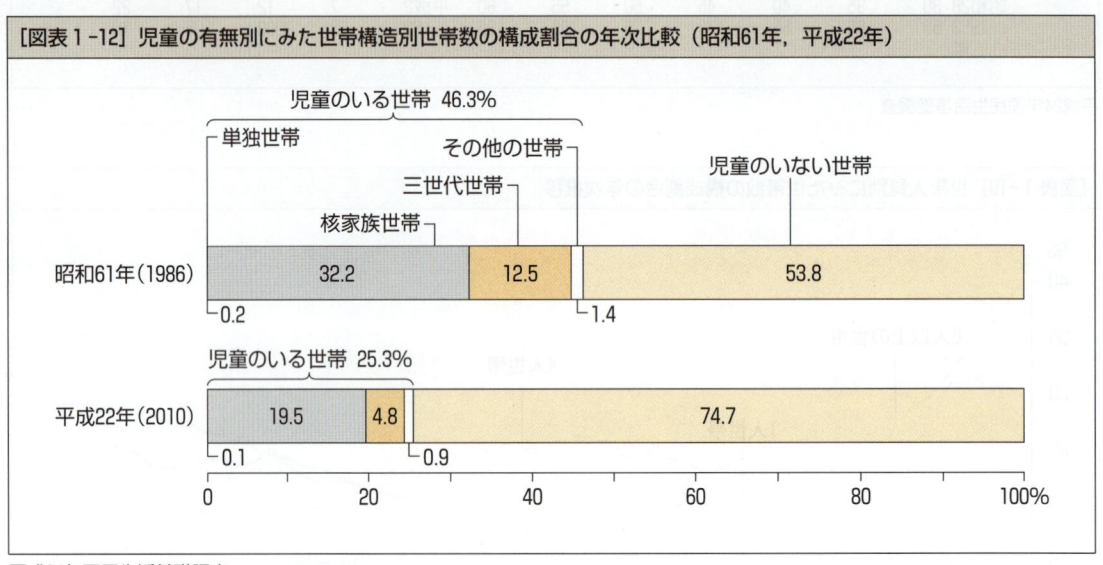

昭和61年(1986) 児童のいる世帯 46.3%
- 単独世帯 0.2
- 核家族世帯 32.2
- 三世代世帯 12.5
- その他の世帯 1.4
- 児童のいない世帯 53.8

平成22年(2010) 児童のいる世帯 25.3%
- 単独世帯 0.1
- 核家族世帯 19.5
- 三世代世帯 4.8
- その他の世帯 0.9
- 児童のいない世帯 74.7

平成24年国民生活基礎調査

　しかし，家族の形態は，産業構造の変遷に伴う社会の変化によって，大きく変わってきた。世帯数とその平均世帯人員をみると，1953（昭和28）年には世帯数が1718万，平均世帯人員が5人であったのが，2010（平成22）年にはそれぞれ4863万8000世帯，2.59人となっている[図表1-9]。また，世帯人員別にみた世帯数の構成割合の年次推移をみると，1953年には6人以上の世帯が最も多く，1人世帯や2人世帯は少なかったが，2010年には2人世帯が最も多く，次いで1人世帯，3人世帯の順となっている[図表1-10]。家族

の機能のうち，扶助機能の対象となる65歳以上の高齢者のいる世帯は2010年で全体の42.6％を占め，また，「65歳以上の者のみで構成するか，これに18歳未満の未婚の者が加わった世帯」である「高齢者世帯」は21.0％［図表1-11］と，いずれも年々上昇している。他方，養育・教育機能の対象である児童のいる世帯は年々減少しており25.3％となっている［図表1-12］。このような家族形態の変化によって，前述した家族の機能も変わりつつあるのが現状である。

さらには，産業構造の変化により，家族の形態だけでなく，結婚の形や，男女の関係，個人の生き方等においても多様なライフスタイルをとるようになってきている。例えば，単身赴任や通い婚・週末結婚・長距離結婚等の一時的に別居する夫婦，DINKS（double income no kids）と呼ばれる子どもをもたない共働き夫婦，片親家族・単親家庭と呼ばれる離婚による母子家庭・父子家庭，マスオさん家族と呼ばれる娘の家族と同居する三世代家族，事実婚・別姓結婚と呼ばれる婚姻届を出さないで夫婦別姓を貫く家族，離婚者どうしの子連れ再婚家族なども，特に都市部を中心に珍しくなくなりつつある。さらには，犬や猫などのペットを家族と同じように考える家族もいる。

これらのことから，**訪問看護師は在宅療養者の家族構成だけでなく，その家族が有している機能をよく観察し，療養生活を安定して送ることができるように調整することが必要となる**。特に，家庭での介護力や経済力の状態を十分にアセスメントし，多職種と協働して支援することが必要である。

家庭内での役割の変化の観察と調整

> **観察視点 ④**
>
> 家族内での役割の変化
> 病気や障害の進行状況により，ADLや認知機能が低下することによって，その人の家族内での役割は徐々に変化する。役割の変化が心身にどのように影響しているのか観察する。

病院で治療を受ける際に頻繁に面会に来る家族は，患者と近い関係にある人であることが多い。病院では，患者の治療を目的とした入院から退院までの短い関係であるため，よりよい治療を望む家族は，なるべく医療者とのトラブルを避け，よい関係を維持しようとし，必然的に医療者に遠慮をすることが多い。

しかし，在宅ケアの場では，ケア提供者が家族の生活の場へ出向くため，そこには，毎日の生活がそのままに存在し，病院等の施設では見えない家族全体の営みを観察することができる。多くの家族は，在宅ケアが開始された初期には訪問するさまざまな職種の人たちとどのような関係をもてばよいのか戸惑うものである。戸惑いの多くは，相手がどのようなケアを提供してくれる職種なのかがわからないことに起因している。在宅ケアに移行してからの時間が経過するに従い，家族は，在宅ケアのために訪問してくる人たちと自分たちの役割を自覚し，在宅療養を継続していくことになる。

この経過のなかで，介護することや介護されることによって家族の関係性が大きく影響され，家族の凝集性が高まるなどのプラスの影響もあるが，**介護負担等により家族の関係性に大きな亀裂を生じることも少なくない。家族の関係性に葛藤が生じると，在宅療養者と他の家族構成員の健康や生活の質**

にも大きな影響が及び，家族としての生活そのものが破綻してしまうことになりかねない。もともと家族の関係性に亀裂のある家族も少なくないが，少なくとも介護が契機となってそれ以上家族の関係性が悪化しないように支援することは，在宅ケアの大きな目標の一つである。

家族の一員である在宅療養者は，病気や障害の進行に伴い，ADLや認知機能が低下し，食事や排泄等が自立していた状況から徐々に家族の介護が必要になることが多くなる。成人期や高齢期にある在宅療養者の場合には，それまで嫁や息子・娘らに助言や指示をすることが多かった立場から，指示される立場へ，扶養する立場から扶養される（介護される）立場へと変化していく。訪問看護師は，**在宅療養者の役割の喪失感が病気や障害に伴う心身状況にも影響を及ぼすことを理解して観察を行う**。在宅療養者は，できれば家族に負担をかけたくないという気持ちと，できれば家族にケアされたいという気持ちの間で揺れ動くことも十分に理解して支援する。

在宅ケアにおいては，在宅療養者が笑顔であると家族も自然と笑顔になる。家族は，本人が良いケアを受けられれば安心する。在宅療養者のために家族をどう支えるかという視点と，家族の発達課題，家族内の情緒的関係（愛着，関心，反発，無関心）を評価・指導し，支えるという視点が重要である。

また，家族全体のニーズの把握，家族介護者の介護状況の把握，家族介護力への影響要因を把握したうえで，**地域資源**（デイサービス，レスパイトケア，24時間訪問看護等）の情報提供や，どのようにすれば介護を続けていくことができるのか，今行っている方法や役割分担のどこをどのように修正し，追加すればできるのかなど，本人・家族がこうすればできそうだと受け止められるような提案をすることが必要である。家族の立場からすれば，「受けられるサービス以外はすべて自分たちで対応しなければならない」と受け止める場合と，「サービスの全体像を提供者側が把握してくれて，その一定部分を自分たちが担うのだ」と思えることでは，主観的な介護負担感はかなり違ってくる。

リハビリテーションの理解

リハビリテーションの考え方

リハビリテーションは医学・教育・職業・社会を含む総合的な活動を指している。その対象はあらゆる年齢層の人々であり，あらゆる種類の障害をもつ人々である。**リハビリテーションとは，病気や障害があっても可能な限りその人の生きる権利を保障し，かつ，社会的生活においてもよりよい状態に改善しようとする活動を意味している**。対象者の状態によって，生命（健康）に主眼をおいた配慮なら保健医療におけるリハビリテーション活動とな

観察視点 ⑤

リハビリテーションの理解

リハビリテーションとは，病気や障害があっても可能な限りその人の生きる権利を保障し，社会的生活においてもよりよい状態に改善しようとする活動を意味している。

り，成長・発達への援助なら保育や教育におけるリハビリテーション活動となり，生活の不便さや不自由さを支える活動なら社会福祉におけるリハビリテーション活動となる。つまり，配慮される具体的な中身は，対象者の状態や要請によって変化するが，そのことによって人の生存（様態）にかかわって配慮するというケアのもつ本質や理念が変わることはない。ケアを提供する者は，在宅療養者に今必要なリハビリテーションの視点をチームで確認し，観察していくことが求められる。

リハビリテーションは残された機能を最大限に発揮して，生活の質を高めることを支援する過程であり，一つの施設や一つの職種だけで行うものではなく，ましてや，医療の場での機能訓練のみを指す活動ではない。実際にはさまざまな職種が同時並行で，複数の場面で異なった側面を，相補的に統合して提供する活動である。しかし，実際には，介護支援専門員が作成するケアプランには，「リハ（「リハビリテーション」の略）1日2回」などと記載されているものが多くみられる。リハビリテーションを単なる機能訓練ととらえているように思われる。これは，本来的なリハビリテーションの意味を理解していないことによるものと考えられる。

生活評価の必要性

観察視点 ⑥

生活評価

在宅療養者の日常生活自立度，生活リズム，生活圏，障害受容の程度を観察し評価する視点，ならびに家族介護力を的確に把握する視点が必要である。

リハビリテーションの視点から**在宅療養生活を送る人々にかかわるときに目指すことは三つある。第1は病気や障害があっても最後まで生きることをあきらめさせることのないケアを目指すこと，第2は現在の心身の機能の維持を図ること，第3はQOLの向上に留意する**ことである。訪問看護師はこれらを目指して実践するわけだが，そのためにその人がどのような価値観をもって生きてきたのか，今までの生活のなかで大切にしてきたことは何かなどを本人や家族に聴いたり，日々の訪問時に観察していく必要がある。これらを実現するためには，在宅療養者のできる行動を尊重し，どのように自分の尊厳を保ちたいと考えているのかを十分理解し，援助する必要がある。すなわち，在宅療養者が行おうとすることを支援し，少しでも自力で行動できるように援助することである。

また，家族をあらゆる面からサポートできるようにしておくことが重要である。すなわち，家族の気持ちを支援し，家族に対しても在宅療養者やその家族の望むような時間を過ごせるように働きかけることが必要になる。

リハビリテーションが，病気や障害があっても可能な限りその人の生きる権利を保障し，社会的生活においてもよりよい状態に改善しようとする活動を意味している以上，在宅においては，**第1に，日常生活動作（ADL）の自立度の評価を的確に行う必要がある**。具体的には，起居動作，移動動作，食事動作，更衣動作，整容動作，トイレ動作，入浴動作，コミュニケーション能力それぞれについて自立度の度合いを評価する。**第2に，1日および1週間の生活リズムの評価が必要**である。在宅療養者は活動能力が徐々に低下し

てきており，最も懸念されることは廃用性の障害を起こすことである。そのため，総臥床時間や1日のうちで歩いている時間などにより，活動状態を数量的に客観的に評価する。**第3に，在宅療養者の生活圏の広がりを評価する**必要がある。外出する機会が週に何度あるのか，相談や世間話のできる友人がそばにいるのかどうかを評価する。これは，在宅療養者の対人交流や余暇活動の評価を行ううえで重要である。**第4に，在宅療養者自身の障害の受容についての認識の評価**が必要である。これには周囲にいる者がその人の役割喪失にどの程度配慮しているのか，協力の程度はどの程度なのかを評価することも含まれる。**第5に，介護の充足度についての評価**が必要である。これは，家族のみでなく，社会資源の活用や経済的状況も含めた評価が必要になる。

　上述した五つの側面を十分にアセスメントしたうえで，**家族に絶対にして欲しいこと，できれば家族にして欲しいこと，やってもやらなくてもどちらでもいいこと**を説明し，理解を得るようにする。具体的には，現在の病気や障害の維持のための助言，日常生活動作の訓練に関する助言，関節拘縮の予防のための助言，福祉機器の選定相談，住宅改修に関する相談などがある。

（水戸美津子）

在宅における看護活動としての訪問看護

View Point　訪問看護の対象は小児から高齢者までのすべての人々であり，在宅で療養している難病の人，重度障害者（児），脳神経系疾患や末期がんを有している人々などが援助の対象である。病気や障害があっても在宅でその人らしい生活が送れるように，訪問看護技術とさまざまな資源を有効活用して支援する。

訪問看護の特性

訪問看護とは

> **観察視点①**
> 自律性への支援
> 在宅療養者とその家族が，在宅で主体性をもって病気や障害を自己管理し，必要な資源を活用して生活の質を高めることができるように支援するために，観察し，アセスメントし，助言を行う。

　訪問看護の対象は小児から高齢者までのすべての人々であり，在宅で療養している難病の人，重度障害者（児），脳神経系疾患や末期がんを有している人々などが援助の対象である。

　訪問看護とは「対象が在宅で主体性をもって健康の自己管理と必要な資源を活用し，生活の質を高めることができるようになることを目指し，訪問看護従事者によって，健康を阻害する因子を日常生活のなかから見出し，健康の保持・増進・回復をはかり，あるいは疾病や障害による影響を最小限にとどめる。また，安らかな終末を過ごすことができるように支援する。そのために具体的な看護を提供したり指導したりして，健康や療養生活上の種々の相談に応じ，必要な資源の導入・調整をする」[*2]と定義されている。つまり，**訪問看護は，在宅療養者や家族が地域のなかでその人らしい生活を送るために，在宅療養者と家族の力を最大限に引き出し，セルフケア機能を向上させることを目的としている**。このため，在宅療養者とその家族が，必要なときには病院等の施設を活用するが，自分たちの健康は，自分たちで守る，病気は家庭において治すといった主体的な志向性を育成するように支援することが必要である。

在宅における看護活動としての訪問看護のフローチャート

訪問看護の特性

訪問看護とは

観察視点
在宅療養者とその家族が，在宅で主体性をもって病気や障害を自己管理し，必要な資源を活用して生活の質を高めることができるように支援するために，観察し，アセスメントし，助言を行う。

初回面接と訪問看護契約

観察視点
初回面接時であっても，情報収集だけで終わることなく，その場で提供できるケアを実践し，相手の反応を確認する。

訪問看護師の責務

観察視点
在宅療養生活を安全に安心して継続できるように，十分な観察と多職種との有効で効率的な連携を行い，効果的なケアの提供に努める。

訪問看護活動の視点

健康状態の観察

観察視点
身体面のアセスメントとして，全身状態，治療状況，日常生活動作を中心とした日常生活状況を観察する。

治療処置に伴う観察

観察視点
治療や医療処置が訪問時以外にも維持・継続できているかどうかを観察し，本人や家族が無理なく継続できる方法をともに考え助言する。

事故防止と感染予防に伴う観察

観察視点
個々の在宅における事故防止と感染予防のアセスメントは，知識を有している看護師にしかできないことである。事故や感染を起こす可能性のある要因をていねいに観察する。

家族の介護力の観察

観察視点
訪問時に聴取する家族の健康状態とともに，家のなかの整理整頓の状況などから家族の介護負担の程度を観察する。

> **観察視点②**
>
> **初回訪問**
> 初回訪問時であっても,情報収集だけで終わることなく,その場で提供できるケアを実践し,相手の反応を確認する。

初回訪問と訪問看護契約

　依頼のあったケースについて訪問看護としてかかわるかどうかを決定するために,直接本人や家族と面接し,今後,訪問を開始するか否かを決めて契約を結ぶことになる。初回訪問時には,訪問の日時をあらかじめ訪問先に電話で伝え,訪問の了承を得る。初回訪問は,事前情報（氏名,年齢,性別,住所,病名,治療方針,治療内容,予後,介護状況,家族関係など）と,面接での観察事項（本人や家族が治療方針をどのように理解しているか,薬を指示どおりに飲んでいるか,指示された処置や療養上の注意点をどの程度実行しているかなど）を総合して,今後のケアのプランを立てるうえでの導入部分として重要である。実際の生活の様子・家庭の雰囲気や,療養上・介護上で困っていることは何かを観察し,適切な処置や助言をする。このとき注意しなければならないのは,観察し情報収集するだけの初回訪問で終わってはいけないということである。在宅療養者と家族に,訪問してもらってよかった,また訪問してほしいと思ってもらうことが大切である。在宅療養者や家族との人間関係を初回訪問から徐々に深くしていくというのではなく,初回訪問時にこそ専門職としての責任でかかわることが重要である。初回から具体的な看護内容を説明するだけでなく,実際にその場で看護ケアを実践することが効果的である。例えば,家族から体位変換や車椅子移乗がうまくできないとか,腰に負担がかかるとの訴えに,負担をかけない方法や補助器具を紹介することで,負担が軽減したことを実感してもらう。**在宅療養者本人と家族に,初回訪問時から訪問看護師が何をしてくれる人なのかを,言葉だけでなく看護の技術と態度で提示することが大切である。** 初回訪問は関係づくりという側面もあるが,それ以上に専門職としての力量をきちんと提示することが大切なのである。

　初回評価でニーズを判断しても,訪問回数を重ねるうちに初回の判断の誤りに気づき真のニーズが見えてくることはよくある。

　病院では,入院時に入院事務取扱の部署において契約書にサインをするため,看護師が看護提供の基礎となる契約に立ち会うことは少ない。しかし,訪問看護では看護を提供するために訪問看護師自身が契約書を埋め,在宅療養者のサインをもらうことになる。この訪問看護師自らが契約の主体となることから,「契約に基づく関係」であることを意識しながらケア提供にかかわるという特性がある。これは,ケア提供の質を常に担保することを訪問看護師に意識させることにもなる。**訪問看護契約書は在宅療養者と家族に説明し,同意を得て作成する。**

訪問看護師の責務

【訪問看護契約前の調整を行う】 可能な限り,退院前に医療機関へ出向き,

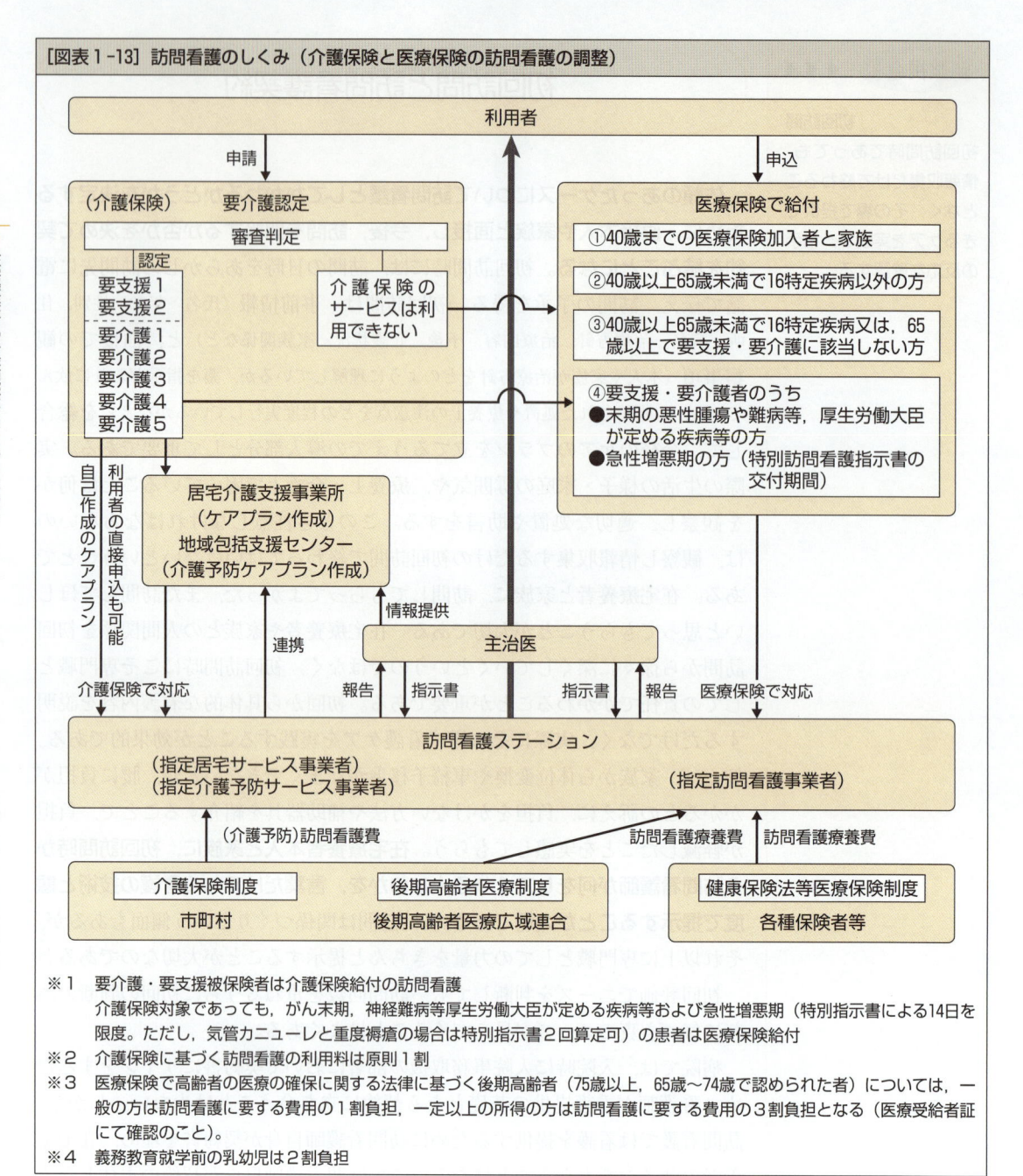

[図表1-13] 訪問看護のしくみ（介護保険と医療保険の訪問看護の調整）

```
                                   利用者
                    申請 ↓                    ↓ 申込
        (介護保険)    要介護認定              医療保険で給付
                     審査判定              ①40歳までの医療保険加入者と家族
              認定
              要支援1                       ②40歳以上65歳未満で16特定疾病以外の方
              要支援2         介護保険の
              要介護1         サービスは利    ③40歳以上65歳未満で16特定疾病又は,
              要介護2         用できない        65歳以上で要支援・要介護に該当しない方
              要介護3
              要介護4                       ④要支援・要介護者のうち
              要介護5                       ●末期の悪性腫瘍や難病等,厚生労働大臣
                                              が定める疾病等の方
                                            ●急性増悪期の方（特別訪問看護指示書の
                                              交付期間）

        自己作成のケアプラン
        利用者の直接申込も可能
                     居宅介護支援事業所
                     （ケアプラン作成）
                     地域包括支援センター
                     （介護予防ケアプラン作成）
                              ↑ 情報提供
                     連携          主治医
        介護保険で対応   報告  指示書   指示書  報告   医療保険で対応
                              訪問看護ステーション
              （指定居宅サービス事業者）        （指定訪問看護事業者）
              （指定介護予防サービス事業者）

         (介護予防)訪問看護費    訪問看護療養費    訪問看護療養費
         介護保険制度        後期高齢者医療制度   健康保険法等医療保険制度
         市町村            後期高齢者医療広域連合  各種保険者等
```

※1 要介護・要支援被保険者は介護保険給付の訪問看護
　　介護保険対象であっても，がん末期，神経難病等厚生労働大臣が定める疾病等および急性増悪期（特別指示書による14日を限度。ただし，気管カニューレと重度褥瘡の場合は特別指示書2回算定可）の患者は医療保険給付
※2 介護保険に基づく訪問看護の利用料は原則1割
※3 医療保険で高齢者の医療の確保に関する法律に基づく後期高齢者（75歳以上，65歳～74歳で認められた者）については，一般の方は訪問看護に要する費用の1割負担，一定以上の所得の方は訪問看護に要する費用の3割負担となる（医療受給者証にて確認のこと）。
※4 義務教育就学前の乳幼児は2割負担

日本訪問看護財団編：訪問看護ステーション開設・運営・評価マニュアル（新版第2版），9，日本看護協会出版会，2013．を一部改変

主治医や病棟の担当看護師と**退院後の在宅療養についてカンファレンスの機会をもつ**。入院中の治療・看護の経過，看護上の残された課題，さらに通院中の連携方法などの確認を行い，本人・家族と面接をして在宅療養における不安なことや援助してほしいことを聴取し，退院後の在宅療養のイメージをお互いがつかめるようにする。
【**病状の安定性と介護の継続の可能性をアセスメントする**】定期的な訪問の際に在宅療養者の全身状態を注意深く観察し，在宅療養者と家族の話も十分に聴取したうえで，心身の状況を総合的にアセスメントする。バイタルサイ

> **観察視点③**
> **多職種協働と予測したケア**
> 多職種と連携・協働しながら，病状の安定維持と家族の介護継続のために，心身の状態を総合的にアセスメントし，予測的なケアを提供する力量をつける。

ンと疾患や加齢に伴う変化の有無，その関連性についても注意深く観察する。治療に伴う自己管理がどのくらいできているか，医療機器の管理状況はどうか，ADL（日常生活動作）に変化はないか，介護者の負担感の程度に変化はないか，などを観察する。**1回1回の訪問時のアセスメントとケアが，在宅療養の継続につながる。**

【在宅療養を維持するためにケアを提供する】訪問のつど在宅療養者の心身の状態，療養生活環境をアセスメントし，治療と療養生活を結びつけて必要なケアを判断しながら支援する。

　病院では，必要なときにはすぐに看護を提供することができる。しかし，訪問看護では週に数回，30分から1時間30分の滞在時にしか直接的なケアを行うことができず，訪問看護師の不在時間のほうが圧倒的に長い。このため，訪問看護師が直接的に援助できない部分は，同居家族や近くに住む親族・友人などにケアを任せなければならない。**訪問看護師の不在時に起こりうることに対処できるように在宅療養者・家族の両者に効果的に働きかけるためには，先の状況を予測し，説明を行い，本人と家族がケアを行いやすいようにお膳立てをし，準備できる力が訪問看護師には必要である。**在宅療養者や家族の希望は，体調の変化や家族の状況によって変わっていく場合もあるため，変化がないかどうか適宜確認を続けていかなければならない。

　訪問回数が重なると，信頼関係もでき，訪問看護師が在宅療養者や家族に対して転移感情，同情心，依存感情をもつようになりがちであるが，常に相手との心理的な距離を意識しながらケアにあたることが，専門職としてのケアの提供であることを忘れてはならない。

　在宅ケアでは，在宅療養者と家族が在宅療養生活に慣れるまでに数か月かかることもある。そのため，最初の1か月は頻繁に訪問しなければならないことも多くある。**訪問看護師は家族の介護の一部を肩代わりすることではなく，在宅療養者と家族が在宅ケアを自分たちの生活として継続できるように援助することを念頭に訪問継続する。**

【訪問時以外に在宅で起こりうることの予測をする】次回の訪問までに予測される病状変化などへの対処方法を示しておくことは重要である。**訪問看護師の仕事の重要な要素は「予測する」ことである。**訪問時以外の夜間や休日に起こりうることを予測し，「予測に応じた看護」や「起こりうることの説明」「使用するかもしれない頓用薬の使用法」などについて準備したり説明したりしておく。何か相談ごとや家族だけで判断できないことがあるときには，いつでも連絡できる体制を作っておくが，事前に十分な説明や対応をしておくことで，夜間臨時対応を減らすようにする。

【家族を支援する】家族にとっては生活のなかの一部として療養や介護がある。そのため，生活のなかで無理なくできるケアの方法を提示し，訪問した際に家族によるケアが十分でないことがわかっても，できていないことを指摘することはせず，次回までにできることや方法を一緒に検討する。逆に，できたことや努力したことは，些細なことであっても当たり前とは思わずに，具体的な言葉で認めることが**家族の自己効力感を高める**ことになる。病院ではないので，家族には，無理なケアの量や質を要求しないことである。

家族とともにケアするという視点をもつことが必要となる。訪問のたびに家族にとって無理なことを要求すると、家族のなかには、いつも十分なケアができていないという不満だけが残る。**時には、家族の思いを十分に聴く時間を取ることも必要**である。今できることを一つひとつ実現していくことが家族の願いをかなえることになり、在宅で介護する家族の心理的な満足感につながる。

【スタッフであっても看護管理の視点をもつ】訪問看護は個人との契約のうえに成り立ち、訪問看護サービスを提供して報酬を得ている。そのため、1スタッフであっても「質の高いサービス」を「経済効率良く」提供するという看護管理の視点を常にもつことが必要である。

さらに、新たな利用者の開拓、地域の諸サービスとの関係づくり、黒字経営のための工夫などのためには、住民や医療関係者からの良い評価を定着させるための努力が必要である。看護ケアサービスの質の管理や人事管理を有効に実施し、積極的に看護の質をPRしながら地域に定着させる。訪問看護師の仕事や学習の環境を整え、質の高いサービスを提供することが採算にも影響する。スタッフであっても経営にかかわるマーケティングやコストの視点が必要である。

【多職種と連携する力量をもつ】訪問看護師の役割として、主治医をはじめとする他職種との連携は欠かすことができない。訪問看護師は、ほとんどの場合、在宅療養者とのやりとり、アセスメント、ケアの決定・実行に至るすべてを1人で行わなければならない。そのため、**適切な判断力や看護ケアを提供できるだけの技術力とともに、自分だけでは判断しかねる状態を的確に観察し、他の専門職や同僚看護師に説明・相談できるコミュニケーション力**が必要である。

主治医とは日頃から連絡方法の確認をし、定期的に文書により報告するが、必要に応じ電話やファックスで治療上の指示の変更を確認する。また、時間をとって協議する必要がある場合は、主治医のもとに出向き面談して協議する。例えば、主治医から処方された内服薬を定時に飲めなかったり、飲み忘れたりする場合や、薬に対しての抵抗感や薬を飲むことで具合が悪くなるなどの自己判断で内服を自己中断してしまう場合には、訪問看護師が訪問した際に内服状況を必ず確認し、飲めない原因を確認したうえで主治医に状況を報告し、対応方法を協議することが必要になる。在宅療養者や家族が主治医の前で症状や経過を説明できないときは、訪問看護師から主治医に報告し、内容をわかりやすく説明するなど、橋渡しの役割を担うことが重要である。

人生の最後まで自宅で療養生活を送ることを希望する場合には、医療機器を使用しながらも、自宅で最後まで暮らせるように多職種と協働しながら療養生活を支援する。

【訪問看護計画書に基づき記録をする】介護保険では、訪問看護計画書および訪問看護報告書を作成することが定められている。すでに介護支援専門員による居宅サービス計画が作成されている場合は、それに沿って訪問看護計画書を立案し、居宅サービス計画が変更された場合には、訪問看護計画書も

見直さなければならない。また，訪問看護計画書に記載される主要な事項については利用者の同意を得，訪問看護計画書を利用者に交付する。訪問看護計画書と訪問看護報告書は原則として月1回主治医に提出する。

　在宅において初回訪問から訪問終了まで，継続的に訪問看護計画書を作成し，定期的な評価を行っていく。訪問看護計画書は，いつ，だれがどのような方法でどのくらいの頻度で訪問するのかを明確にしておく。治療内容の変更や心身の状態の変化がある場合は，そのつど計画を見直し，主治医や介護支援専門員と話し合い，在宅療養が継続できるかを検討する。

訪問看護活動の視点

> **観察視点④** ◀◀◀
> 日常生活状況
> 身体面のアセスメントとして，全身状態，治療状況，日常生活動作を中心とした日常生活状況を観察する。

健康状態の観察

　在宅療養中の状態を本人や家族から聴取すると同時に，前回訪問時の状況とも照らし合わせて現在の状況を判断し，観察を加えながら的確な助言を本人および家族に行う。その際，次回訪問まで不安なく療養できるような助言の仕方をする。さらに，介護している家族の健康にも留意し，適宜，健康チェックや助言を行う。

　また，精神面のアセスメントとして，❶精神症状の有無（うつ状態や認知症の有無と程度），❷心理状態（闘病意欲や生活意欲の有無と程度）を観察する。精神面のアセスメントのうち心理状態については，他の在宅サービスの利用や近所の人・友人たちとの交流なども影響するため，これらの状況についても聴取し，必要時にはサービスにつなげるように働きかける。

　訪問時に慢性心不全の高齢者の呼吸音を聴取して雑音があり，体重増加や下肢浮腫など，ほかの症状もある場合，心不全の悪化の可能性を予測する。その際には，バイタルサインを測定し呼吸困難感の有無や水分・塩分の摂取状況を聴取して，すぐに主治医に連絡するか，その時点では生活指導や服薬指導を行い，訪問後に主治医に報告するか，呼吸状態によっては救急車で医療機関に搬送する必要があるかなど，訪問中に判断し，対応することもある。また，膀胱留置カテーテルから排出されている尿が混濁していたり，血尿がある場合などは，全身状態の観察と自覚症状の有無を確認し，すぐに検尿に出すという判断をすることもある［図表1-14］。

治療・処置に伴う観察

　訪問看護で行われることが多い医療的処置を［図表1-15］に示した。
　在宅療養者のほとんどが薬物療法を継続している。内服薬の服薬の管理が

[図表1-14] 身体面のアセスメント

❶全身状態	●血圧，脈拍，呼吸，体温，SpO₂ ●栄養状態，水分出納の状況 ●視覚，聴覚，言語機能 ●皮膚の状態（頭皮から足指までの全身） ●口腔内の状態 ●痛みの状態 ●麻痺やしびれの状態，関節や筋肉の拘縮の状況 ●顔色，口唇色
❷治療状況	●疾患の状態（症状の有無，合併症の有無，予後） ●既往症の把握 ●服薬状況（種類，管理，副作用） ●受診および往診状況 ●検査データ
❸日常生活状況	●食生活 食事内容，食事形態，食事回数と摂取量，食事に要する時間，栄養のバランス，食事行動の障害の程度（介護必要度） ●排泄状況 排泄方法（トイレ，ポータブルトイレや尿器の利用，膀胱留置カテーテル，紙おむつ）と排泄行動，排便コントロール方法（服薬や食事内容の工夫など），排泄物の量・回数・性状（色調，混濁，便の硬さ，便への付着物） ●清潔 清拭または入浴などの清潔ケアの回数と方法および介助の方法，感染のリスク，シーツや寝衣の変換の回数 ●睡眠状況（睡眠時間，熟眠感，薬剤使用の有無） ●更衣・整容動作の状況（歯磨き，洗顔，髭剃りなど） ●コミュニケーション能力 意思の伝達（構音障害，発音の明瞭さ） ●外出の頻度

うまくできていない人には，その原因をよく観察し，アセスメントし，服薬コンプライアンスを高める方策をともに考え工夫する。

　経管栄養チューブや膀胱留置カテーテルなどのチューブ類が体内に挿入されている場合には，挿入部位の周囲の皮膚の観察，管の通過状況，清潔に取り扱われているかなどを観察する。さらには，普段のチューブ類の取り扱いに不安がないかどうかを聴き，必要時に助言し，本人や家族が負担感を抱かないようにする。チューブ類の交換は定期的に行うが，あらかじめ日程を知らせておくことで不安の軽減にもなる。

　麻痺などによる長期臥床等で褥瘡が発生した場合には，創部の処置だけでなく，悪化させないための除圧の方法を助言したり，福祉用具の使用をすすめるなどして，介護者に予防のための知識と技術について助言を行う。

　吸引器や在宅酸素機器，人工呼吸器を使用して

[図表1-15] 訪問看護で行われることが多い医療的処置

●褥瘡の予防と管理
●服薬管理，指導
●経管栄養（経鼻・胃ろう・腸ろう）チューブの指導・管理
●気管カニューレ・人工呼吸器の指導・管理
●吸引
●膀胱留置カテーテルの指導・管理
●在宅酸素機器の指導・管理
●ネブライザーの指導・管理
●人工肛門，人工膀胱の指導・管理
●中心静脈栄養の指導・管理
●各種ドレーンの指導・管理
●点滴の指導・管理
●採血などの検査

> **観察視点⑤**
>
> 治療・医療処置
> 治療や医療処置が訪問時以外にも維持・継続できているかどうかを観察し、本人や家族が無理なく継続できる方法をともに考え助言する。

いる場合には、正確に作動しているか、メンテナンスの状況、停電時の対応準備はどうかといったことを確認する。

そのほか、医師の指示による処置や検査を行う場合には、施行前の十分な説明と結果をいつだれが伝えるかを明確に示しておくことが必要である。

事故防止と感染予防に伴う観察

> **観察視点⑥**
>
> 事故防止と感染予防
> 個々の在宅における事故防止と感染予防のアセスメントは知識を有している看護師にしかできないことである。事故や感染を起こすであろう要因をていねいに観察する。

在宅における事故では、転倒転落、窒息、入浴時の溺死が多い。毎回、全身の状態の観察と日常生活動作の状態および意識レベルを観察したうえで、事故のリスクを予測し、助言することが必要である。移動時に事故が起こりやすい家屋構造上の要因はないか、ADLの状況はどうか、介護の方法に不安がないかなどをていねいに観察する。

また、感染予防については、在宅療養者と家族はほとんど知識も技術も有していない。外出から帰宅した際には必ず手洗い・うがいを行うこと、介護行為の前後には必ず手洗いを行うことを徹底するよう助言する。また、チューブ類の取り扱いについては、訪問時にその手技について確認することが望ましい。

家族の介護力の観察

> **観察視点⑦**
>
> 家族の介護力
> 訪問時に聴取する家族の健康状態とともに、家のなかの整理整頓の状況などから家族の介護負担の程度を観察する。

在宅で介護する家族の苦労と負担は想像以上であることが多い。家族の就学・就労状況、介護上のキーパーソン、家族のキーパーソン、介護負担の状況、同居家族以外の家族の支援状況と住居の場所、家族内の関係などについて把握する。そのうえで、家族と相談しながら、家族の介護負担軽減と要介護者の負担軽減のための社会資源（介護保険サービス、介護保険外のサービス）の活用について助言が必要なこともある。社会資源としては、自治体の在宅サービスや保健・福祉サービス、民間や関連機関の在宅ケアサービス、ボランティア、患者会・家族会などのピアグループ、住宅改修などがある。

家族のレスパイトケアとして、ショートステイを利用することが必要な場合もあるので家族の状況を見極めて助言する。

（水戸美津子）

終末期における観察と看護

View Point　終末期に訪問看護の対象となるのは，主にがん疾患を有する在宅療養者や，認知症の悪化や老衰で死を目前にしている高齢者が多く，年齢，性別，出現する症状，価値観や家族構成等はさまざまである。
　訪問看護師は一人ひとりの在宅療養者とその家族を理解し，苦痛を伴う症状の緩和が図れているかどうかを観察し，終末期であってもその人らしく住み慣れた家で安心・安楽な状態で家族とともに有意義に療養生活が送れるよう，医師や介護職等と24時間連携をとりながら支援することが大切である。

終末期に多い症状・障害と観察

がんの終末期

▶▶▶ **観察視点①**

苦痛の緩和
疼痛，全身倦怠感，脱力感，嘔気・嘔吐，食欲不振，呼吸困難等の苦痛症状を観察し，適確な緩和方法を提供する。

　がんの終末期にある在宅療養者の場合には，在宅で過ごせる期間の個人差が大きい。訪問看護師は退院が決まった前後からかかわることがほとんどであるが，退院時はADL（日常生活動作）が自立していても，がんの進行やがん転移の影響により急激に状態が悪化して1か月程度で亡くなる場合もあれば，「最期は家で……」と希望し，身体状態が非常に不安定で重篤なままで退院し1週間以内に亡くなる場合もある。訪問看護師は，刻々と進行する状態をよく観察し，今後を予測し，いつ急変しても周囲の者が後悔しないように「今，療養者と家族ができること」を考えながら支援することが重要である。終末期の苦痛な症状としては，主に**疼痛，全身倦怠感，脱力感，嘔気・嘔吐，食欲不振，呼吸困難**等がある。しかし，これらの症状の出現や程度は腫瘍の部位や合併症・二次障害の有無，あるいはケアのレベルにより大きく異なるため，十分な観察が必要である。
【疼痛】がん性の疼痛には，侵害受容性疼痛（内臓痛・体性痛）と神経障害性疼痛がある。**内臓痛**は，食道，胃，小腸，大腸などの管腔臓器の炎症や閉塞，肝臓や腎臓，膵臓などの炎症や腫瘍による圧迫，臓器被膜の急激な進展が原因で発生する痛み[*3]で，ズーンと重い痛みが腹部や腰部に感じられ局在があいまいなため，手のひら全体で「このへんの痛み」と示すような痛み

終末期における在宅療養者の観察フローチャート

終末期と症状の出現

- がんを有する終末期
- 高齢者（認知症・老衰）の終末期

症状と障害
- 疼痛
- 全身倦怠感・脱力感
- 食欲不振
- 嘔気・嘔吐
- 浮腫
- 腹水・胸水
- 出血
- 呼吸困難
- 嚥下困難
- 不安

起こりやすい合併症と二次的障害
- 歩行困難
- 筋力低下
- 衰弱
- 脱水
- 便秘
- 誤嚥性肺炎
- 貧血
- 尿路感染症
- 呼吸障害
- 褥瘡

観察視点
- バイタルサイン
- 意識レベル
- 出現している症状と程度，部位
- 食事，水分摂取量
- 嚥下状態，むせ込みの有無
- 口腔内の状態
- 排泄状態（性状や量）
- 呼吸状態
- 喀痰の有無
- 血液検査結果のデータ
- ADL（日常生活動作）
- 1日のすごし方・生活リズム
- 家族構成や家族関係の把握
- 主な介護者
- 介護状況
- 本人，介護者の病気に対する受けとめ方
- 病気や症状に対する心配や不安
- 療養生活のなかでの希望
- 住環境
- 福祉用具の活用状況
- 社会資源の活用状況

症状のコントロール
【身体的な症状の緩和】
- 薬物療法
  オピオイド，NSAIDs，ステロイド，利尿剤，下剤，緩下剤，制吐剤，止血剤
- 在宅酸素療法
- 中心静脈栄養法
- 高カロリー栄養，嚥下食（経口摂取）
- 点滴（補液）
- 輸血
- マッサージ，リラクセーション，アロマテラピー
- 安楽な体位，体圧分散マットやエアマットの活用

【精神的な症状の緩和】
  抗不安薬，傾聴，マッサージ，リラクセーション，アロマテラピー

在宅療養生活の調整
- 家族受け入れの体制づくり
- 家族やペットとの共有の時間の確保，役割をもつ
- 住環境を整える
- 友人や地域との交流
- 制度の活用状況
  介護保険・医療保険

観察視点
- 薬剤の効果
- 薬剤の副作用
- 症状の緩和状況
- 病状の進行による症状
- 病状の変化
- 家族の医療的な手技や異常の観察の修得状況
- 医療的ケアへの不安や負担度
- 介護疲労の状況
- 医療材料等の不足の有無

具体的援助
- 身体的なケア，医療的なケアや管理
- 服薬を管理する
- 療養生活の相談
- 精神安定の確保
- 24時間の緊急対応
- 本人，家族の自己決定への支援
- 制度や社会資源についての情報提供
- 終の棲家や看取りへの支援，エンゼルケア

症状を緩和することで療養生活の質が向上し，その人らしい人生を全うできる

在宅療養者や家族が望む終の棲家にて，その人らしい最期が迎えられるよう支援する

である。**体性痛**は，皮膚や骨，関節，筋肉，結合組織といった体性組織への，切る，刺すなどの機械的刺激が原因で発症する痛み[*3]で，骨転移など局在がはっきりしており明確なので指1本で「ここが痛い」と示すことができるズキッとした痛みである。**神経障害性疼痛**は，末梢・中枢神経の直接的損傷に伴って発症する痛み[*3]で神経叢浸潤，脊髄浸潤など，びりびりと電気が走るイメージの痛み，じんじんと焼けつく火のような痛みといった修飾語を伴った痛みである。

　がん性疼痛以外の身体的な痛みには，骨折，潰瘍，腸穿孔などによる急激な痛みや，変形性膝関節症や変形性脊髄症などの既往があり慢性的な痛みが生じている場合もあるので，いつから痛みがあるのかを在宅療養者から聴取し，痛みの部位を注意深く観察する。痛みの種類によって治療薬剤も異なるため，どのような痛みがあるのかを観察しアセスメントする。在宅療養者の痛みは，❶どこの部位か，❷どのような痛みであるのか，❸痛みの程度は増強しているのか，❹持続しているのか，突発的であるのか，❺どのようなときに痛みが増強するのか，❻いつから出現しているのかなど，**在宅療養者からの訴えや顔の表情をみるだけでなく，痛みの部位にそっと手を当ててもよいかどうかを確認して範囲や熱感，圧痛など痛みについてよく観察する。在宅療養者の訴えは決して軽視せずに，訪問看護師が痛みの部位に触れることで，その手の温かいぬくもりが緩和ケアにつながることもあるため，手を温めておくことも大切である。**さらに，在宅療養者には住み慣れた家ですごしてきた「暮らし」があるので，身体的な痛みのために日常生活に支障となっていることがないか，食欲低下や不眠，活気や元気，不安の有無等についても観察する。

【全身倦怠感・脱力感】**全身倦怠感・脱力感**は，多くのがんの終末期の人にみられる症状で，悪液質の影響のほかにもさまざまな要因があるといわれている。在宅療養者の「重だるい」「身の置きどころがない」という訴えは，疼痛とともに辛い症状である。全身倦怠感がいつから出始めたのか，症状は持続しているか，不眠になっていないか，疲労感の蓄積はないか，うつ状態になっていないかなどを観察する。一人でいると不安がつのることもあるので，家族や友人の傍でマッサージをしてもらう，休息をとり静かな部屋で好きな音楽をかけてリラックスすることなどを提案する。また，抗うつ薬が処方されることもあるため，確実に服用し薬の効果を観察する。

【嘔気・嘔吐】**嘔気・嘔吐**は，回数や性状，食事や水分の摂取状況，便秘の有無，腹部膨満感，腸グル音等を観察し，オピオイドなどのがん性疼痛の治療薬や鎮痛補助薬の副作用かを観察する。嘔気・嘔吐がある場合の対策としてはときどき換気をして新鮮な空気に入れ換え，また室内に花などの香りのあるものを置かないようにすることが大切である。さらに自分の口腔内の臭いも嘔吐の原因となるため，嘔吐物が口腔内に残存していないかどうか口腔内を観察し，冷水や炭酸水などで含嗽（がんそう）し清潔にする必要もある。時には，食事のにおいでも嘔吐する場合があるため，あっさりとした，冷たい果物や酢飯，酢の物などを少量づつ摂取するとよいこともある。実際に，末期の胃がんの患者で，コーラを吸い飲みに入れて常にベッドサイドで少量づつ口に含

むことで嘔気・嘔吐を抑えていた者もいた。このように，その人にあった嘔気・嘔吐を少なくさせる方法を，家族とともに見出すことが必要である。このほか，痛み止め（オピオイド）の増量により嘔気が出ることもあるが，数日で耐性ができて治まることを説明し，その後の状況を観察する。嘔気・嘔吐を予防するために，食事の30分ほど前に制吐剤を服用させることや排便コントロールを図り腹部をすっきりさせるために下剤を服用することも大切であることを本人や家族に説明する。これらの対応により，嘔気・嘔吐による苦痛の軽減を図ることが大切である。

【食欲不振】食欲不振は，がんが進行することで発症しやすい。亡くなる前は水分も摂取できなくなることがほとんどである。終末期であることを理解している家族でも，在宅療養者の食べられなくなる姿をみるのがとても辛く，点滴などを希望することが多い。状態によって点滴は身体に負担となることもあるので，食べられなくなっていくことを家族が受容できるように様子をみながら説明していくことが重要である。また，少しでも食べられるときには，朝・昼・夕と食事時間を決めずに好きなものを好きな時間に食べていただくとよいことを家族に説明し，そのための支援を行う。スープやゼリー，プリン等，喉ごしのよいものやバニラアイスクリームなども高カロリーで食べやすく，ラコール®などの栄養補助食品も一口大にシャーベットにしたり，ココアを混ぜたりすると食べやすいこともあるので，好みにより提案していく。

【呼吸困難】呼吸困難は，上気道や甲状腺腫瘍によるもの，胸水貯留，放射線治療や化学療法後の肺線維症，精神的不安など，さまざまな要因があるといわれている。呼吸ができず苦しいというのは「死」を意識させ，大きな不安と恐怖が生じることになる。息切れ，息苦しいなどの呼吸症状や呼吸回数，血圧や脈拍，酸素飽和濃度，チアノーゼの有無，喀痰の有無や性状・量等を観察する。本人や家族にはベッド上での姿勢はファウラー位や座位，またはオーバーテーブルにクッションを置き前屈位を保つことで呼吸が楽になることを説明し，いつでもそのような体位がとれるように助言する。また，腹式呼吸をして気持ちを落ち着かせることや，家族がそばにいて背中などをさすることで不安の軽減が図れることも助言するとよい。抗生物質や副腎皮質ホルモン（ステロイド），抗不安薬などが処方されることもあるため，服薬し症状が緩和されているかどうかを観察する。改善しない場合は，在宅酸素療法となる場合もあるため主治医に症状を報告する。

> **観察視点②**
> 家族とともに観察
> 全身の状態，特に意識レベルの低下等を家族とともに観察すると同時に，家族を心身両面から支援できるように観察する。

高齢者（がん疾患以外）の終末期

人は食事が生きる源となるため，食物摂取が不可能となると生命を維持することが困難となる。**高齢者の場合は，食欲不振や嚥下機能の低下（嚥下困難）等により経口からの食事摂取の減少が徐々に現われ，同時に慢性疾患も徐々に進行し回復が困難な状態となり終末期となっていく場合が多い。**

訪問看護師は，脱水や便秘はないか，口腔内の舌苔や口内炎・虫歯はないか，入れ歯の適合性などの口腔内トラブルにより食欲不振となっていないか，あるいは全身状態の悪化により食事がとれていないのかを観察し判断していく必要がある。しかし，**高齢者の終末期の場合，点滴をしても食欲不振で徐々に低栄養状態となり，病状はさらに進行することが多い**。これに伴って，**体重減少，筋力やADL（日常生活動作）の低下により臥床状態となるため，褥瘡の予防などが必要となる**。そのため，**皮膚の状態や骨突起の状態を観察する**。発赤があれば介護支援専門員に相談し，エアマットの導入の手配が必要となる。また低たんぱく血症により**体幹や下腿・足背の浮腫の有無，皮下出血や表皮剥離が起こりやすくなっている皮膚の状態も観察し**，ケア時に腕を強く握ったり清拭時に強くこすらないなどの注意が必要となる。

終末が近づくと徐々に傾眠傾向となり，眠っている時間が長くなるため**意識レベルやバイタルサイン（血圧，呼吸，体温，脈拍），酸素飽和度を測定し観察する**。さらに進行すると，口を開いたまま肩呼吸したり呼吸が不規則になり，これまでみられなかった呼吸困難の症状が出現する。その後，徐々に無呼吸も現れ，両足底や足趾にチアノーゼが出現し末梢も冷たくなり血圧の低下も生じる。訪問看護師はこのような状態の変化を観察し，家族に死期の迫っている状態であることをわかりやすく説明し不安にも応える。また，会わせたい親族や友人がいたら連絡したほうがよいことも伝える。家族は，在宅療養者の呼吸が速くなった，不規則になったなどの変化がみられたときに，電話で連絡をしてくることが多いため，訪問看護師が24時間対応することが可能なことを説明し，家族の不安をやわらげることも必要である。また，そのときに，訪問看護師は「お迎えが近いと思いますので，手を握ったりして傍にいてください。ご家族だけで大丈夫ですか。不安だったら伺います」と，家族の様子を電話で確認する。このように事前に訪問看護師が，生命の維持が厳しい状態であること，死期が迫っている状態であることを説明することで，最期の大切な時を在宅療養者とともにすごし「最期に大きな呼吸をして，息がとまりました」と家族だけで看取られることもある。そのような家族の場合には，訪問時，家族へのねぎらいの言葉がけを忘れてはならない。

終末期に起こりやすい合併症と二次障害

がんの終末期や高齢者の終末期に共通して起こりやすい合併症や二次障害としては，先に述べた脱水や便秘のほかに貧血，誤嚥性肺炎，褥瘡，尿路感染症や，低栄養状態に伴う筋力低下による歩行困難などがある。

このため，全身状態と感染症状の観察は重要である。血圧，発熱の有無，意識レベル，活気などの顔の表情，排尿や排便の回数や性状，腹部の状態，腸グル音の聴取，皮膚や口腔内の乾燥状態，るい痩による骨突起部の皮膚の状態，呼吸状態や肺音の状態，喀痰の有無や喀痰の性状を観察する。

▶▶▶ 観察視点③

二次障害の予防
体重減少，筋力やADLの低下等により二次障害（褥瘡，肺炎など）を生じさせ，さらに苦痛を増大させるように観察を十分にする。

発熱時は主治医に報告して解熱剤や抗生剤の処方を依頼し，また対症療法として一時的に点滴の指示を受け補液する場合もある。ケアとしては，発熱時のクーリング，安楽なポジショニング，スポンジに冷水を含ませて乾燥した口腔内を潤おすように清拭して清潔にする。さらに，便秘に対しては主治医に下剤やグリセリン浣腸を依頼し，血圧に十分注意して浣腸したり，摘便を行い排便をコントロールする必要がある。また，水分出納のチェックも必要である。

症状のコントロールと緩和ケア

> **観察視点④**
> 痛みのコントロール
> WHOの推奨する鎮痛薬の使用法に関する5原則にそって処方された薬剤の効果を慎重に観察し，医師との連携を密にして痛みのコントロールを図る。

身体的な症状の緩和

身体的な症状の緩和には薬剤が多く使用される。特に終末期に多くみられる**痛みのコントロール**は，痛みの種類や痛みの程度により奏効する薬剤が異なる。訪問看護師はWHO方式がん疼痛治療法における鎮痛薬使用法である「3段階がん疼痛除痛ラダー」と「鎮痛薬の使用法に関する5原則」を理解し，服薬管理を支援する。

●がん疼痛治療の目標（WHO）とその意味●

- 第1目標：痛みに妨げられない夜間の睡眠――よく眠れること
- 第2目標：安静時の痛みの消失――楽に休めること
- 第3目標：体動時に痛みがない――日常生活動作を楽に行えること

●WHOによる痛みの3段階がん疼痛除痛ラダー[*3]●

【第Ⅰ段階】第Ⅰ段階において軽度の鎮痛薬として非ステロイド性抗炎症薬（nonsteroidal anti-inflammatory drugs：NSAIDs）やアセトアミノフェン（非オピオイド鎮痛薬）を使用する。NSAIDsは，鎮痛効果や抗炎症作用があり，侵害受容性疼痛（体性痛）に有効である。しかし，消化管粘膜障害（胃潰瘍）や腎機能障害，抗血小板による出血傾向などの副作用が現われることもある。また，ある程度の量以上まで薬剤量を増やしても鎮痛効果が高まらない（天井効果）ため，標準内服量以上の増量は基本的には行わない。胃潰瘍の予防として，プロトポンプ阻害薬（タケプロン®），ミソプロストール（サイトテック®）等を併用していることもある。痛みの種類によっては，第Ⅰ段階から鎮痛補助薬を併用する。

【第Ⅱ段階】第Ⅰ段階で，非オピオイド鎮痛薬が十分な効果を上げないときには，「軽度から中等度の強さの痛み」に用いる弱オピオイドを追加する。低用量のオキシコドンを使用することも可能である。この段階でも必要により鎮痛補助薬の使用を検討する。

[図表1-16] WHO方式がん疼痛治療法の鎮痛薬リスト

薬剤群	代表薬	代替薬
非オピオイド鎮痛薬	アスピリン アセトアミノフェン イブプロフェン インドメタシン	コリン・マグネシウム・トリサリチレート[a] ジフルニサル[a] ナプロキセン ジクロフェナク フルルビプロフェン[※1]
弱オピオイド (軽度から中等度の強さの痛みに用いる)	コデイン	デキストロプロポキシフェン[a] ジヒドロコデイン アヘン末 トラマドール[b]
強オピオイド (中等度から高度の強さの痛みに用いる)	モルヒネ	メサドン[a] ヒドロモルフォン[a] オキシコドン レボルファノール[a] ペチジン[c] ブプレノルフィン[d] フェンタニル[※2]

(WHO, 1996から引用, 一部改変)

a：日本では入手できない薬剤。
b：日本では注射剤のみ入手可能。
c：がん疼痛での継続的な使用(反復投与)は推奨されていないが，他のオピオイドが入手できない国があるため，表に残された薬。
d：経口投与で著しく効果が減弱する薬。
※1：原著では，基本薬リストにあげられていないが，非オピオイド鎮痛薬の注射剤としてはフルルビプロフェンの注射剤(ロピオン®)がある。
※2：(強オピオイド)フェンタニルは，経皮吸収型製剤(貼付剤)と注射剤が使用できる。当時はフェンタニル貼付剤を使える国が限られていたことから，原著では基本薬リストに挙げずに文中での記載にとどめている。
日本緩和医療学会緩和医療ガイドライン作成委員会：がん疼痛の薬物療法に関するガイドライン2010年版, 32, 金原出版, 2010.

【第Ⅲ段階】 第Ⅱ段階で痛みの緩和が十分でない場合は，第Ⅲ段階の薬剤に変更する。非オピオイド鎮痛薬は可能な限り併用する。それぞれのオピオイドの特性を理解したうえで薬剤の選択を行うことが重要である。**基本的には一つの薬剤を使用する。モルヒネやフェンタニル，オキシコドンなどの強オピオイドは，増量すればその分だけ鎮痛効果が高まる。**第Ⅲ段階でも必要により鎮痛補助薬の使用を検討する。

　鎮痛補助薬には，抗痙攣剤，抗うつ薬，副腎皮質ステロイド等があり，第Ⅰ段階からの使用を検討している。例えば，抗痙攣薬は，オピオイドが効きにくい神経損傷による「鋭い痛み」や「刺すような痛み」に有効であり，また抗うつ薬には「しびれるような痛み」や「焼けつくような痛み」など持続する痛みに有効であり，痛みの強さではなく痛みの特徴や種類に応じて選択されている。抗痙攣薬には眠気の副作用もあるため注意が必要である。

●鎮痛薬の使用法に関する５原則●

　WHOが推奨する５原則[*3]に準じて行う。
❶経口投与を基本とする(By mouth)

❷時間を決めて定期的に与薬する（By the clock）
❸除痛ラダーに沿って痛みの強さに応じた薬剤を選択する（By the ladder）
❹患者に見合った個別的な量を与薬する（For the individual）
❺患者に見合った細かい配慮をする（With attention to detail）

　在宅においての服薬管理は，医師または薬剤師が在宅療養者本人・家族に説明し，正しく内服できているかどうかを訪問看護師が確認する。鎮痛薬の使用は，WHOが推奨する5原則の一つ**「経口投与を基本とする」**であり，経口内服が簡便であるが，がんが進行して全身状態が悪化し経口内服が不可能となる場合もある。訪問看護師は，嚥下の状態や意識レベルを観察して，嚥下困難な場合には経口薬から貼付薬への変更などの情報を主治医に報告し，変更指示をもらうこともある。また**「時間を決めて定期的に与薬する」**ことができているかどうかを確認する。そして，疼痛時のみに内服する頓服方式だけでは継続的に痛みが消失した状態を維持できない場合は，前の鎮痛薬の効力があるときに次の鎮痛薬を内服する。そのため，内服は毎食後ではなく，12時間ごと，8時間ごとなど一定の間隔で行うことを主治医から在宅療養者と家族に説明を行う。訪問看護師は具体的な服用時間，例えば朝8時と夜20時の12時間ごと，6時，14時，22時の8時間ごとというように，主治医の指示どおりに時間を決めて在宅療養者が服用していること，またその大切さを在宅療養者・家族が理解しているかどうかを確認することが重要である。次に，**「除痛ラダーに沿って痛みの強さに応じた薬剤を選択する」**。予測される在宅療養者の生命予後の長短にかかわらず，痛みの程度に応じて必要な鎮痛薬を主治医は使用するので，訪問看護師は痛みの変化をよく観察し，鎮痛薬の増量後に痛みが消失し症状が緩和し，疼痛コントロールが図れているかどうかを家族とともに把握しなければならない。**「患者に見合った個別的な量を与薬する」**のは，適切な量とは鎮痛効果と副作用のバランスが最もとれている量であり，「常用量」や「与薬量の上限」があるわけではないからである。同じがんの在宅療養者であっても個々人で異なるため，訪問看護師は，一人ひとりの常用量と鎮痛効果，副作用の有無などを把握し，誤薬を予防し継続して観察をしていくことが求められる。そして，**「患者に見合った細かい配慮をする」**。在宅療養者は，疼痛コントロールを図るために，定期処方のほかに頓用薬（レスキュードーズ）を組み合わせて服用していくよう退院前から医師に指示されていることが多い。訪問看護師は在宅療養者がオピオイドを服用し痛みが残存するかどうかを観察する必要がある。また，持続的な痛みがコントロールできていない場合と，持続的な痛みはコントロールできているが突出痛がある場合を把握する必要もある。突出痛に対して頓用薬（レスキュードーズ）を服用できているかどうか，病気の進行とともに持続痛が増強したり，突出痛の回数が増えたりする場合もあるため，その変化を見逃さずに観察する。オピオイドについて，中毒になるなどと思い込んで，服用をためらったり不安に感じている療養者がいる場合は，誤解を解くことが必要である。

●疼痛の緩和状況の評価●

がん疾患の在宅療養者は，入院中から疼痛コントロールを行っている場合が多い。

在宅療養者自身の主観的な痛みをできるだけ正確に把握することが重要である。しかし，訪問看護師にとっては**在宅療養者の主観的な痛みを把握することは難しい。**そこで，［図表1-17］のような痛みの強さの評価法を用いて，在宅療養者の主観的な痛みをできるだけ正しく観察し理解できるようにする。

痛みの強さを数字で表すのは難しいが，バイタルサイン（血圧・体温・脈）のように数字で表すとわかりやすいので［図表1-17］の評価法を活用するとよい。これは在宅療養者自身の主観で答えてもらうものである。正解もないし人と比べるものではないことを説明し，「痛みがまったくないときには0点，痛みがひどく，これ以上の痛みは考えられないくらい痛いときには10点とすると，どのくらいの痛みになりますか」（Numerical Rating Scale：NRS）と尋ねるとわかりやすい。VAS（Visual Analogue Scale）は，在宅療養者に痛

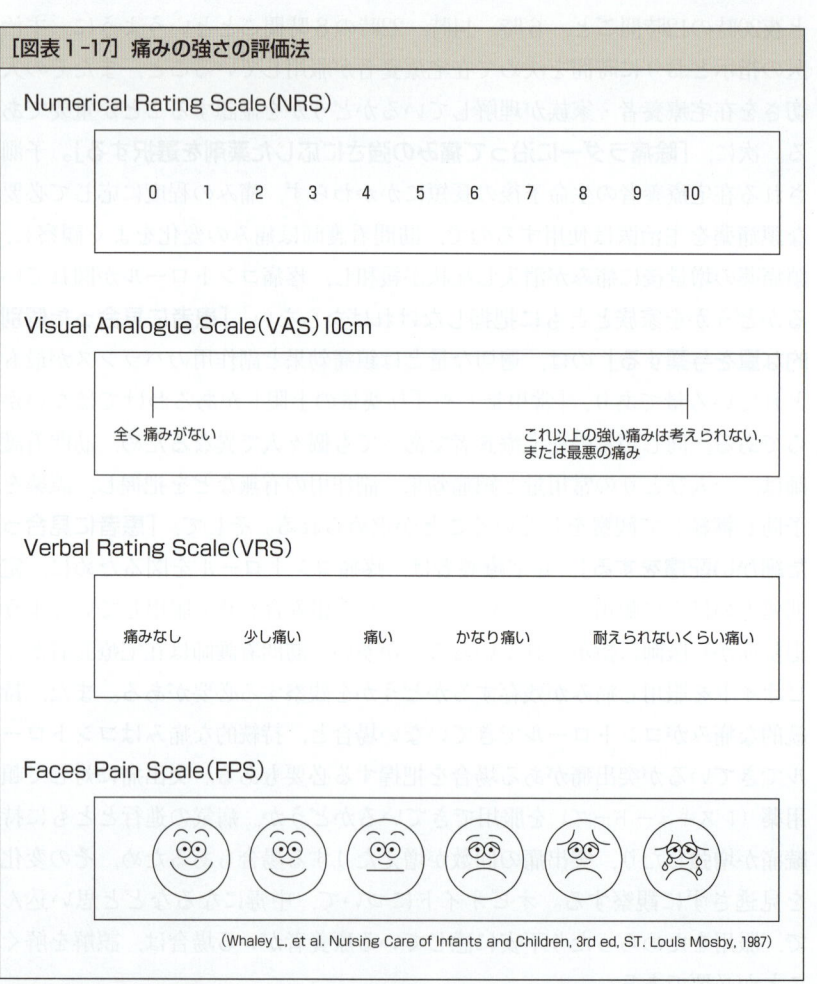

[図表1-17] 痛みの強さの評価法

Numerical Rating Scale（NRS）

0　1　2　3　4　5　6　7　8　9　10

Visual Analogue Scale（VAS）10cm

全く痛みがない　　　　　　　　　　　これ以上の強い痛みは考えられない，または最悪の痛み

Verbal Rating Scale（VRS）

痛みなし　　少し痛い　　痛い　　かなり痛い　　耐えられないくらい痛い

Faces Pain Scale（FPS）

（Whaley L, et al. Nursing Care of Infants and Children, 3rd ed, ST. Louis Mosby, 1987）

日本緩和医療学会緩和医療ガイドライン作成委員会：がん疼痛の薬物療法に関するガイドライン2010年版，27，金原出版，2010．

みの程度の位置を指してもらい，指した部位までの長さを測定する。VRS（Verbal Rating Scale）は痛みの段階を表す言葉を順に並べて痛みを評価する。FPS（Faces Pain Scale）は，現在の痛みに一番合う顔を選ぶ。顔の表情で表されているため高齢者や小児に利用しやすいといわれているが，身体の痛みだけではなく精神的な痛みが含まれてしまう場合があるので，一般的にはNRSが使われていることが多い。

　呼吸困難の症状には，酸素濃縮器を在宅に設置することによって症状を改善する。在宅療養者の状態に応じて在宅酸素療法の導入や流量については主治医が決定する。**酸素を吸入しながら療養生活を送ることができるため，動いたときの呼吸困難を緩和できる。また，チューブを延長することで酸素カニューレをつけたままトイレや入浴ができる。さらに携帯酸素ボンベを持参することで外出も可能となる。**しかし，在宅酸素使用時は火気厳禁であることから，喫煙やガスを使用する料理時に注意が必要である。またコンセントを2足配線にしないこと，フィルターに埃が溜まっていないことを観察し，安全に使用していることを確認する。酸素ボンベを常備しているかどうかも観察し，停電のときなどは酸素ボンベに切り替えるときの手技を家族が行えるかどうかも確認する必要がある。

　消化器系に腫瘍などがあり，通過障害や閉塞がある場合や，そのほかの疾患により口から栄養をとりいれることが困難になると**在宅中心静脈栄養法（home parenteral nutrition：HPN）が用いられることもある。**これは，栄養状態を維持するために上大静脈に針を挿入し高カロリー輸液剤を中心静脈から点滴する栄養法である。使用するカテーテルにより「体外式」と「皮下埋め込み式（ポート）」があるが，最近，在宅においては感染リスクが低いことや手技が簡便であることからポートを利用している人の割合が多い。中心静脈栄養は毎日パックを交換して新しいものを滴下するので，在宅療養者本人や家族もその医療的な手技を退院前に病院看護師から教育を受け習得する必要がある。感染予防として施行前の手洗いや消毒を行っているかどうか，輸液ポンプの使い方や点滴ルートと中心静脈栄養の接続の仕方が正しく行えるかどうかを訪問看護師は観察し，在宅療養者本人や家族が在宅においても安全に実施できるよう教育する必要がある。在宅療養者本人や家族が手技を習得することが困難な場合や介護負担が大きいときには，訪問看護師が毎日訪問して実施することで在宅療養生活を支援することもある。また，訪問看護師は中心静脈栄養の時間ごとの滴下の量が正しく行われていることを確認することが必要である。輸液ポンプのアラーム等が鳴り，在宅療養者本人や家族が対処できないときには訪問看護師に適宜連絡してくれるように説明をする。

　薬物療法や医療的な管理療法以外の緩和ケアには，温罨法，アロマテラピー，マッサージ，リラクセーション等がある。**温罨法**は身体を温めることで血液循環がよくなりリラックスできる。**アロマテラピーやアロママッサージ**は，精油の芳香分子が嗅神経を刺激し大脳辺縁系の視床下部に働きかけてリラックス効果をもたらし，マッサージや塗布により皮膚から吸収されるが好きな香りを選んで使うことが優先される。精油の原液を直接肌に使用する

ことはなく，市販のアロママッサージオイル（不純物が含まれない「ケモタイプ」と呼ばれているもの）を購入し，パッチテストを行ってから使用する。また，人によっては効能に留意しないと不調になることもあるので，注意が必要である。**マッサージ**も，さする，なでるなどのボディタッチが心地よい刺激となり，副交感神経を優位に働かせ痛みや不安などに対応して効果があるといわれている。このような緩和ケアにより療養者本人の症状が緩和し，リラックス効果や快の気分を味わえているかどうかを観察する。

精神的な症状の緩和

　精神的な苦痛は，病状や症状に対する怒り，病気によって自分の人生の目標が果たせなくなったことへの怒りや落胆，そしてあきらめなどが，ないまぜになって生じる。「治らないのであろうか」「もっともっと生きていたいのに将来がみえない」「病気が進行して死に近づいているのだろうか」「どんどん悪くなって辛くて自分のことが自分で行えなくなってきた」「私がいなくなったら妻や子どもはどうなるのだろうか」など，自分の将来や自分の存在や価値観を喪失してしまうことの苦しみや悩みや，はかり知れないさまざまな苦痛がある。これらの精神的な苦痛を少しでも緩和するためには誰かが在宅療養者本人の傍らで支えていくことが大切である。その誰かとは，家族であったり友人であるのは当然であるが，その家族や友人が戸惑い，恐れ，動揺し，支えになりきれないこともある。その際には，訪問看護師が在宅療養者本人とその家族を支えていくことが必要である。

　精神的な苦痛については，在宅療養者本人が自ら訪問看護師に話すときもある。これは，この人だったら自分の気持ちを吐露できると信頼してのことであるので，**在宅療養者が何を訴えたいのか，何を望んでいるのかを傾聴し，訪問看護師はそのための時間をつくり在宅療養者に向かい合っていくことが重要である**。そして，「自分の気持ちを吐露でき，自分の気持ちを傾聴し理解しようと努めてくれる人がそばにいる」「自分と向かい合ってくれる人がいる」ことは支えになる。たとえ病状の進行による症状があっても家族の支えはもちろんのこと，**訪問看護師や介護職のいろいろなケアによって，また主治医の症状を緩和する治療によって**，「今，家ですごすことができている」という安心感が精神的な症状の緩和に大きく影響をおよぼす。また，傾聴だけではなく，**病状の進行によりセルフケアができなくなってしまった在宅療養者が清潔面の支援やマッサージを望んでいるのならば，在宅療養者の希望に添い清潔面の支援やマッサージなどのケアを通じて，身体的な辛い症状が緩和されるように支援することが必要である**。このように対話やケアを通じて，在宅療養者がほんの一瞬でも「気持ちがよい」と快くリラックスできているかを観察する。

在宅療養生活の調整

観察視点⑤

生活の調整
在宅療養生活をできるだけ長く，そして本人と家族が安心して生活ができるように，その家で活用できる制度を確認しながら家族の受け入れ体制，住環境の整備，友人や地域との交流の促進のためにアセスメントし調整する。

家族の受け入れ体制づくり

　訪問看護師は，在宅療養者本人と家族が残された時間を住みなれた家でどのように過ごしたいのかを理解する必要がある。終末期になる以前に，どこで過ごしたいのか，どのような最期を望まれているのか，また，本人の希望は家族の思いと一致しているのかなどの意思を確認する機会を，在宅療養者の意思が表明できる意識のしっかりしているときにもつことが必要である。特に，現在の高齢者の場合は，意思決定を家族に委ねる場合が多いので，家族の意向が非常に重要で在宅療養者の最期を左右することもあるため，事前に本人と家族が話をする機会を設けることが必要である。「息子のいいようにしてくれればいい」とか「最後は，病院に入れてくれたほうが迷惑がかからない」「嫁さんが，嫌がるからなあ」とか，在宅療養者の希望と家族の受け入れにずれが生じることは多い。そのため，在宅療養生活の経過において徐々に老衰で終末期に至った場合，人間のあるべき姿としての自然な死が近づいていることを家族に理解してもらう必要がある。しかし，家族にとっては在宅療養者の死が高齢による老衰の結果であっても「自分の家族（在宅療養者）＝自然な死」と考えるのは並たいていのことではなく，在宅療養者の状態の変化とともに症状に対しての不安や悲しみが大きくなっていくため，訪問看護師は24時間いつでも訪問し対応が可能であることを（24時間対応体制にある訪問看護事業所の場合）説明し，自然な形で死を受け入れられるように支援する。「何か不安なことや心配なことがあったら夜中でもかまいません。いつでも連絡してください。訪問の必要があれば，夜中でも訪問看護師がうかがいます。夜中に電話するのは，自分だけだろうかなどといった遠慮はいりません。ほかの家族の方も皆さん連絡してきます」と，いつ連絡しても大丈夫なのだと家族が安心するような具体的な言葉で伝え，連絡しやすいように配慮することが必要である。そして，**家族が介護する過程で死が自然な形で訪れるように支援することが，穏やかで厳かな，苦痛のない死を迎えることにつながるのではないだろうか。**「家で最期を看取る」という家族の覚悟，意思決定を尊重し，支えることが重要である。さらに，介護支援専門員，医師，介護職等と協働し，在宅療養者本人と家族の在宅療養生活を支援していくことが大切である。

　一方で，がんの終末期の在宅療養者は，入院中に「家に帰りたい」と訴え，家族がその意思を尊重し療養の場が病院から在宅へと変わる場合が多い。また，終末期であっても比較的病状が安定している場合，本人・家族が在宅療養生活をあまり望んでいないときでも病院の都合で退院を余儀なくされることがある。訪問看護師が在宅療養者本人と家族にかかわり始めるのは，現状では退院の前後のことが多いが，もう少し早い時期からかかわりが

もてると在宅への移行がスムーズになる。具体的には，在宅療養者本人・家族が安心して在宅療養生活へと移行できるように，訪問看護師はその準備のために開かれる退院前カンファレンスに参加して，❶在宅療養者の入院中の経過，❷現在の病状や症状，❸退院に向けての療養者本人や家族の希望，❹在宅での緊急時の対応，❺後方病院の確保，❻病院で看護師が行っている処置方法，❼在宅療養者本人や家族への処置内容の教育や習得状況，❽医療処置に関する医療材料の調達方法の確認，❾退院後の医療体制や介護体制等についての情報を共有し，検討することが必要である。そして，退院後のことについて不安を感じている家族には，何かあったら現在入院中の病院や関連病院へいつでも入院ができること，訪問看護師からは，病院看護師やMSW（医療ソーシャルワーカー）にいつでも相談できる体制にあること，在宅療養支援診療所の医師や訪問看護師は定期的に訪問し，医療的な処置やケアを実践し相談に応じ，24時間連絡をとることができ，必要であればいつでも往診や訪問看護が可能であることをその場で説明する。このような機会を通じて在宅療養生活を少しでも具体化することで，家族は在宅移行への不安を軽減できる。また，このようなカンファレンスは，病院の医師・看護師・MSW等や，在宅療養生活を支える在宅医師，訪問看護師，ヘルパー，介護支援専門員，福祉用具のレンタル業者などが一堂に集まり情報共有できるので，顔の見える関係づくりにもつながり大変重要である。病状により退院するタイミングもあるが，がんの終末期の在宅療養者は1日でも長く在宅療養生活ができるように，在宅の準備が整い次第，病院から訪問看護の依頼の連絡後，1週間前後から早ければ1～2日で退院することもある。訪問看護師は，退院当日に介護支援専門員とともに訪問するが，在宅療養者本人の状態や家族のマンパワーの状況により介護支援専門員が調整しサービス事業者とともに訪問する場合もある。訪問看護師は，まず在宅療養者本人の状態や自宅に退院できたという安心感と緊張感，不安等の精神状態を観察する。医療依存度の高い場合（中心静脈栄養法，在宅酸素療法，膀胱留置カテーテルの挿入，ストーマの装着等），医療機器や医療材料，またその部位についても観察する。さらに家族の医療的な処置に対する理解度やそのことによる不安なども状況をみながら対応する。さらに，処方された薬剤の内容や服薬方法について確認する。そして，在宅療養者本人の在宅療養生活についての希望を聴き，本人と家族が安心できるよう具体的な支援内容や訪問の回数，訪問時間等を検討する。主介護者はだれか，また介護の協力者の有無などを確認し，24時間の連絡と訪問看護の対応が可能であることを伝える。在宅療養者本人の状態や家族の介護負担の増大にあわせて，訪問看護の回数を増やすことも可能であることを説明する。在宅療養者本人・家族が「最期まで家で過ごしたい」と希望しているのであれば，療養生活においてできるだけ辛くないように症状コントロールを図りつつ，訪問診療の医師や多職種で連携をとりながら最期まで支援することを伝え，自分の家で家族とともに暮らしていただくこととなる。

> **24時間連絡体制と24時間対応体制**
>
> 24時間連絡体制は電話等により看護に関する意見を求められた場合，常時対応できる体制にあるものとして，地方厚生（支）局長に届け出て受理されている事業所が行う。24時間対応体制は，24時間連絡体制に加え，さらに必要に応じ緊急時訪問看護を行う体制にあるものとして，地方厚生（支）局長に届け出て受理されている事業所が行う（現在，日本では約80％程度の訪問看護事業所が24時間対応体制にある）。

住環境を整える

　高齢者の終末期の場合は寝たきりの在宅療養者が多いのでリビングに近い和室で療養生活を送っている場合が多い。ほとんどの在宅療養者が介護保険制度によりベッドとエアマットの福祉用具をレンタルしているが，なかにはベッドは好きではないとたたみの上で布団に寝ている在宅療養者もいる。しかし，寝たきり状態で低栄養状態にあると褥瘡を発症してしまう場合もあるので，エアマットへの変更を介護支援専門員に依頼することもある。また，すべてのケアがその部屋で行われるため，汚染したおむつなどは広告や新聞紙に包んで，できるだけ部屋の外や屋外におむつ入れをつくってもらえるよう説明する。また，オーバーテーブルの上には食事の食べ残しなどは置かないようにしてもらう。雨戸やカーテンなども開けてもらい太陽の光を感じられるようにと家族に説明しても，1日中閉めきっている家もあり，こちらの思うようにはならないこともある。高齢者の場合は，どこの空間で過ごしたいのかをあまり希望されることはなく，元気な頃からずっと使用していた部屋で静かに過ごされていることが多い。

　一方で，がんの終末期の場合は，日中はなるべくリビングでずっと前から使用していた椅子に腰掛けてテレビを見ながら家族と一緒にすごしたいという人，趣味で庭いじりが好きだったので窓から庭が見える部屋で暮らしたいという人，また子どもと夫のいる主婦は，子どもが学校へ行ったり夫が会社へ行ったりするのを見送り，そして自宅へ帰るのを出迎えることで母親としての役割が少しでも可能になることを望む人，さらに家族の姿をいつも見ることができ，時間と空間の共有ができるようにとリビングにベッドを置いて臥床しながら療養生活を送る人もいる。残された時間のなかで家族とともにすごせる時間や空間をつくることや，生活のなかでの楽しみや家族のなかでの役割が得られるような環境を意図的に提案していくことも大切である。

友人や地域との交流

　在宅療養者本人は地域のなかで生まれ育ち暮らしている。友人や地域の人

との交流があった場合の関係性は支え，支えられて生きているという自分の価値観を見出すことにもつながる。そのため訪問看護師は在宅療養者本人が望むのであれば，状態にあわせて地域の友人・知人などと交流がもてるような機会や，友人の来訪，本人が歩けなくても車椅子などを使用すれば外出ができることを提案する。

制度の活用

　介護保険制度の改正（2006年）により，末期がんも40歳から64歳までの第2号被保険者への介護保険サービスの対象となる特定疾病に加わっている。末期がん患者の退院時は歩行して退院できることもあり，介護保険の要介護認定では，退院時は要支援程度の判定となる場合が多い。一方，介護認定が要支援となると，ベッドのレンタルやエアマットのレンタルは不可能であるなどの現状があり，制度が病状についていかず介護支援専門員が苦慮しているという実態もある。そのうえ，急激に病状が進行し，あっという間に歩行できなくなり寝たきりの状態になってしまうことも多いが，その時点で介護支援専門員が要介護状態区分の変更を申請するも，認定変更の下りたころにはすでに亡くなられたあとということもまれではない。また，末期のがん患者は，医療依存度の高い療養者が多く，在宅療養支援診療所の医師とは比較的頻回に連絡をとりやすいので医療材料の準備がスムーズである。しかし，すべての末期がん患者に在宅療養支援診療所の医師がかかわるわけではないので，病院を退院するときに医療材料についても確認し，調達できるよう調整することが必要である。

その人らしい最期への支援

生ききることができるように

▶▶▶ **観察視点⑥**

本人の望み
　人生の最期の時までその人らしく生ききるために，本人の望みがどこにあるのかを常に考えながら支援し観察する。

　在宅では，その人の過去の人生や価値観や大切にしていること，好きなこと，生きざまなどを垣間みることができる。例えば，もう一度好きな場所へ家族旅行がしたい，死ぬまでにお風呂に入りたいと，その最中に万が一のことがあっても望む在宅療養者や家族がいる。例えば，がんが進行し，るい瘦があり，寝たきりの状態となり，食事も水分の摂取量もごくわずかな在宅療養者が「自宅のお風呂に入りたい」と希望された場合に，どのように訪問看護師が対応していくべきかである。訪問看護師は，「このように家ですごしたい」「こんな自分でありたい」と，寝たきりであっても意思表示ができる在宅療養者の希望に添うことが大切である。「今の病状では無理ですね」で

はなくて，できるだけ身体に負荷がかからないような入浴の方法で，どのようにしたらその希望を達成できるかを考える。例えば，病気の進行により自力で入浴することはできない身体状況であるが，お風呂に入りたいという意思表示はできる。訪問看護師が2人で在宅療養者の体幹側と腰部と大腿部を抱え身体を水平のまま浴槽に移動し希望どおり亡くなる日までに2回自宅のお風呂に入ることができ，自宅で妻と娘さんに看取られ亡くなられた人がいる。在宅療養者本人に残っている機能と気持ちや望みを理解し，その人が満足できるように最期まで寄り添い支えることが，時にはその人の望みがかなうような情報を提供することが（例えば，在宅酸素療法を行っている人が，家族で一泊旅行に行きたいという希望があった場合に，在宅酸素はボンベを持参するのではなく，宿泊先に酸素業者がセッティングすることが可能なことなど，些細なことではあるが，生活にはこまごまとしたことがあり，その情報を提供することでよりスムーズに旅行ができる），その人が生ききることにつながる支援になるのではないだろうか。また，元気なころ夫婦でコンサートによく出かけていたという男性の高齢者を介護している妻は，最後にクラシックコンサートに連れていってあげたいと訪問看護師に相談をした。訪問看護師は，外出できる体力は残っていないと判断し，知り合いのフルート奏者に相談し，その仲間3人（フルート，バイオリン，チェロ）で，その人の自宅にてボランティアのミニコンサートを開いた。それが，夫婦二人の最後のコンサートとなった。偶然，訪問看護師の知り合いにフルート奏者がいたのだが，このような支援があってもいいのではないだろうか。

エンゼルケア

　在宅療養者がお亡くなりになり，在宅医の死亡診断が終了すると親族の方や近所の方が傍らにきてお別れをする。また，そうではなくばたばたとかたづけをする家族もいる。家族には，亡くなられた人に着せたい衣類を選んで用意してもらう。訪問看護師は家族等のお別れが済むまで少し待たせていただき亡くなられた人（御遺体）へのご冥福の祈りとこれまで看護させていただいたことへの感謝の気持ちをもって挨拶をする。その後，訪問看護師がドレーンやチューブ等の医療材料や点滴の針などを抜去する。そして，身体を拭く前に家族や親族に声をかけ，訪問看護師から温かなタオルを渡し，亡くなられた人の顔や手を拭いてもらう。家族が希望すれば自宅のお風呂にて入浴することもある。そこで，その場を立ち去る親族や家族もいるが，希望すれば一緒にエンゼルケアを行う。ドレーンやチューブの抜去部はガーゼで覆いきれいに整える。肛門部等の排泄物が出てくる部位に詰め物をする場合には，家族に一時その場を離れてもらう。用意した衣類に着替え家族が希望すればエンゼルメイクを行う。ケアを行いながら遺された家族にねぎらいの言葉をかけ，ともに療養生活をふりかえり死を実感する。エンゼルケアのときに主介護者がいない場合には，ほかの家族や親族に主介護者のこれまでの介

護へのご苦労を思い，ねぎらいの言葉を伝える。訪問看護師は，亡くなられた人の人生の一時にかかわらせていただけたことを感謝し合掌する。そして退室する。

(鮎澤みどり・水戸美津子)

引用文献
* 1 福屋靖子，佐藤登美，石鍋圭子編：人間性回復のためのケアマネジメント，メヂカルフレンド社，2，2000.
* 2 日本訪問看護振興財団編：訪問看護管理マニュアル，日本看護協会出版会，2002.
* 3 日本緩和医療学会緩和医療ガイドライン作成委員会編，がん疼痛の薬物療法に関するガイドライン 2010年版，15-16，金原出版，2010.

参考文献
◎1 前川厚子：在宅医療と訪問看護―介護のコラボレーション―，オーム社，2009.
◎2 加藤基子編著，高砂裕子著：訪問看護を支える心と技術―その人らしく，その家らしく―，中央法規出版，2003.
◎3 山内豊明監，岡本茂雄編：訪問看護アセスメント・プロトコル―生命・生活の両面から捉える―，中央法規出版，2009.
◎4 渡辺裕子：家族看護学を基盤とした在宅看護論2　実践編，日本看護協会出版会，2007.
◎5 鳴海喜代子・田中敦子編：高齢者訪問看護計画ガイドブック，中央法規出版，2004.
◎6 水戸美津子：「継続看護を理解する」老年看護教育の実際，臨床看護，34(2)，204-210，2008.
◎7 佐々木日出男・津曲裕次監，坪井良子・奥宮暁子・森千鶴編：リハビリテーションと看護，中央法規出版，1996.
◎8 野中猛：図説ケアマネジメント，中央法規出版，1997.
◎9 水戸美津子編：新看護観察のキーポイントシリーズ　高齢者，中央法規出版，2011.
◎10 E.H.エリクソン(村瀬孝雄ほか訳)：ライフサイクル，その完結，みすず書房，1989.
◎11 武田文和・斉藤武：緩和ケア実践マニュアル，医学書院，2000.
◎12 川越厚：在宅ホスピスケアを始める人のために，医学書院，1996.
◎13 櫻井尚子・渡部月子：ナーシング・グラフィカ　在宅看護論―地域療養を支えるケア，メディカ出版，2012.
◎14 梅田恵・射場典子：緩和ケア―大切な生活・尊厳ある生をつなぐ技と心，南江堂，2011.
◎15 田村恵子：ベストナーシング　がんの症状緩和，学研メディカル秀潤社，2010.

2 在宅療養者の暮らしの観察

Introduction

　本章では，在宅療養者の暮らしをどのように観察するか，そして，安全に継続した生活ができるようにするための観察の重要性について述べている。

　「住まい環境の観察」では，「住まい」は単なる物理的な空間ではなく，心身を含めて生活全体を満たすことに影響し，そこに住む人の生活の記録であるとの視点をもって，その人の暮らしぶりを観察することが大切であることを説いている。そのため，訪問看護の観察は，家のたたずまいを見ること，玄関先から観察が始まることを説明している。また，その人の在宅での生活空間に置かれている品々の一つひとつを観察することは，在宅療養者の心身の観察と同様に重要な観察である。日常生活のなかで多用しているものや置かれた家具類から，その人と家族がもっている価値観や信条を理解し，ケアに活かすことが必要である。その人の過去と未来をイメージしながらでなければ，在宅でのケアは成立しない。

　「介護状況の観察」では，家族の介護状況や心身の健康状態をよく観察してアセスメントし，必要に応じて介護資源の補強等を提案し，無理なく在宅療養が継続できるように支援することの重要性を説明している。

　「感染予防のための観察」では，在宅療養者・家族と在宅ケア活動の両側面をよく観察し，感染予防のためのリスク評価を初期の段階から行い，感染予防策を立案し感染予防のための調整を行うことを説明している。また，実際に感染症が発生した場合の観察と対処法について書いている。

　「事故防止のための観察」でも，在宅療養者・家族と在宅ケア活動の両側面をよく観察し，事故防止のためのリスク評価を初期の段階から行い，事故予防策を立案し事故予防のための調整を行うことを説明している。在宅の場にどのようなリスクがあるのかをアセスメントして，リスクを最小にするように援助することや，実際に事故が発生した場合の観察と対処法について記述した。

　フローレンス・ナイチンゲールは，「病人の場合は，ベッドの上で身を起こしたり向きを変えたりしなくてもベッドの中から窓の外が見え，たとえ他のものは何も見られないような場合でも，少なくとも空と陽光とだけは見えるようでなければならない」（『看護覚え書』p.132）と述べている。ほとんどの時間をベッド上ですごすことが多くても，空を眺め，陽光を感じることが生きることの広がりと時の移ろいを感じさせ，暮らしのなかでの活力を少しでも向上できるように支援しなければならない。

　さらに，「よい看護がもたらすどの結果も，ひとつのこと，つまり小管理が欠けていたら，換言すれば，あなたがそこにいるときあなたがすることを，あなたがそこにいないときにも行われるように管理する方法を知らないならば，すべては台なしになったり，すっかり逆になったりしてしまうのである」（『看護覚え書』p.57）と述べている。在宅ケアは，さまざまな人たちがかかわるため，かかわる一人ひとりが責任をもって仕事を行い，自分がその場にいないときでも，家族を含めた他の人々が同じように継続してケアができるような仕組みをつくることが重要である。

住まい環境の観察

View Point　「住まい」は，単なる物理的な空間ではなく，個々人の「生活」を満足させ，心身を含めて生活全体を満たすことに影響を与えるものであり，そこに住む人々の生活の記録でもある。在宅看護は，住まいである多種多様の在宅で展開されるため，そこに住む人々の「生活の記録（暮らしぶり）」を読み取り，理解したうえで提供されなければ有効なものとなりにくい。

訪問看護師は，在宅療養者とその家族の暮らしの場での行為や使われている品々に込められている思いや意味を考えながら，訪問看護という継続的なかかわりのなかで，体調やなじみの暮らしぶりをよく観察し，その人々の価値観を大切にしながらかかわることが必要である。

玄関先から観察がはじまる

観察視点① ◀◀◀

玄関先
訪問する際にその家の周囲や庭の手入れの様子，植えられた草花やその周辺の整理整頓の様子と，戸を開けた際の家の匂いや玄関に置かれている品々を観察する。

　在宅療養者とその家族の暮らしぶりは，その家の周囲の様子や家全体から受けるたたずまいから推察できることが多い。例えば，戸建て住宅であれば，家の周囲に雑草が生え植木や草花の手入れがほとんどされていないことが，その家族の物理的にも精神的にも余裕がない様子を反映していることがある。逆に，家の周囲がよく手入れされ，四季折々の花が咲いている家では，介護を安定して継続していることが推察され，草木や花好きの住人がいることがわかるし，草木や花の種類によってそこに住む人たちの好みや価値観などを推し量ることもできる。このため，訪問看護師には，医療にかかわる知識だけではなく，「住まう」ことにかかわる教養が備わっていることが必要である。庭の草木の種類や配置の意味などの知識があれば，その家に住む人々の価値観を知る機会になり，より深くその家族を理解することができる。玄関先の郵便受けに郵便物がたまっていないかどうか，郵便受けの上にホコリがあるかどうかで介護の状況が推測できることもある。

　玄関のなかに入ったときに，そこに置かれている靴や置物，傘や玄関マットの状態から得られる情報は多い。また，**入った瞬間のその家の匂いから判断できることもある**。ある訪問先の玄関で尿臭に気づき，その奥の部屋で在宅療養者の褥瘡処置をした際に陰部周囲の発赤とただれがあることを観察した訪問看護師は，排泄のケアが適切にされていないのではないかと判断し，介護の大変さをねぎらいつつ，排泄ケアを頻回に行ってもらえるような助言

住まい環境を観察するためのフローチャート

玄関先から観察がはじまる

観察視点①
訪問する際にその家の周囲や庭の手入れの様子，植えられた草花や周辺の整理整頓の様子と，戸を開けた際の家の匂いや玄関に置かれている品々を観察する。

日常生活で多用しているものや大事にしているものを観察する

観察視点②
食器などの日常生活のなかで多用している物や室内に飾られている品々から，そこの家に住んでいる人々の価値観や暮らしぶりを観察する。

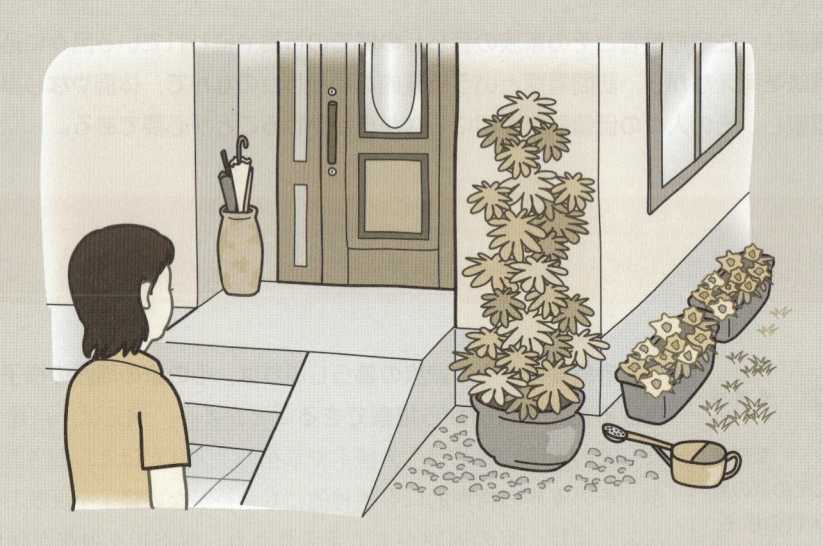

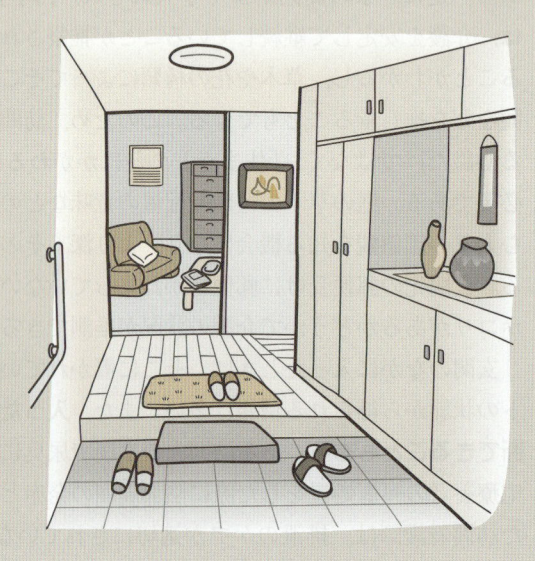

を家族に行うこともある。このようにその家の空間や物から発せられる目には見えない，人と住まいを結び合わせている在宅療養者と家族との脈絡を読み取ることが大切である。

「住まい」は単なる物理的な空間ではなく，個々人の「生活」を満足させ満たすことに影響を与えるものであり，**そこに住む人々の「生活の記録」でもある**ことを十分に理解してから，訪問を始めることが必要である。そのためには，訪問看護師自身が暮らしの意味と多様な暮らしを，その人たちが生きてきた時間と空間軸のなかでよく理解していることが重要である。

日常生活で多用しているものや大事にしているものを観察する

観察視点② ◀◀◀

暮らしぶり
食器などの日常生活のなかで多用している物や室内（居室，台所，トイレ，寝室など）に飾られている品々からそこに住んでいる人々の価値観や暮らしぶりを観察する。

　家のなかに配置された家具，日常的に使われる食器，新聞や雑誌，家のあちこちに置かれている品々や壁に貼られている絵・写真やカレンダーなどは，そこで暮らす人々の経済状況をも含めた暮らしぶりを反映している。そこで暮らす人々にとっては日常で使う物や眺める品々であるが，それは単に物以上の意味をもっている。その「物」につながる目に見えない糸によって，ある想いを想起させられたり，ある行動へと導かれたりする。それらの品々によって，住まいに居ながら，そこに住む人に過去と未来を想起させ，生きる実感を感じさせる。例えば，訪問看護師には，ごく普通の古びたダイニングテーブルに見え，狭いアパートには不釣り合いであり転倒の危険性もあるため処分したほうがいいと思っても，在宅療養者にとっては，結婚当時に唯一買うことのできた思い出の家具ということもあり，その処分を提案することはその人の生きた証を捨て去ることになる。また，高齢の在宅療養者が壁に飾られた孫娘の写真を見ながら，自分のこれまでの人生と，死後にも自分がこの孫の存在によって未来につながっていくことを希望に思いながら生活しているのかもしれないことに，思いをはせることが必要である。住まいは，そこに住む人々の生活の記録なのである。

　つまり，家のなかにある物のもつ意味は，在宅療養者とその家族にとって

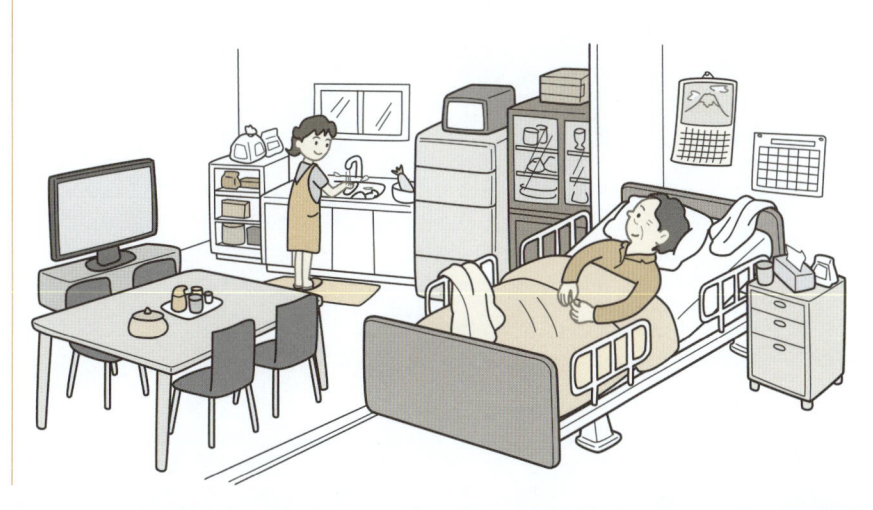

たんに機能的な役割だけではなく，祖父母や父母から代々引き継いで大事に使い続けている物や，町や旅先でみつけ自分であるいは夫婦で購入した物はそのときの状況やエピソードを喚起させるし，人から贈られた物はその人物のことやその人への想いを呼びもどしてくれるものである。人は「物」を媒介にして過去の出来事とつながることができるし，社会ともつながっている。そのことをよく理解して，コミュニケーションをとることで，訪問看護師は在宅療養者とその家族の文化や価値観を具体的に理解することができるし，在宅療養者とその家族はそのことが会話や行為のなかで呼びさまされ，それらの物に取り囲まれていることに安心し，自尊感情を高めることができる。

　訪問看護師は，訪問先の在宅で使用されている物や置かれている品々が，そこで生活している人々にとってどのような意味をもっているのかを十分に観察することが必要である。

（水戸美津子）

介護状況の観察

View Point　在宅療養者とその家族の起床から就寝までの生活リズムと週間予定を把握したうえで，介護状況や家族の心身の健康状態をアセスメントし，必要に応じて介護資源の補強を提案し無理なく在宅療養が継続できるように支援する。また，在宅療養者とその家族がどのような生活習慣をもっているのかを把握し，できうる限りその生活習慣を尊重しつつ心身の健康が保たれるような支援を行う。

在宅療養者と家族の生活リズムと生活習慣を観察する

観察視点① ◀◀◀

生活リズムと生活習慣
生活リズムが適切に保たれているか，療養生活を送るのに支障のない生活習慣になっているかどうかを観察する。

　人は，一人ひとり固有の生活リズムをもっている。例えば，朝起きてすぐに刻む生活リズムは，「トイレに行く」「カーテンを開ける」「顔を洗う」「シャワーを浴びる」「着替える」など，人によって異なっている。さらに，その後の行動の順番も毎日ほぼ決まっていることが多い。**人は，それぞれ固有の生活リズムを刻みながら他人と協調し生活している**。家庭においては，お互いの生活リズムを理解しながら，自分自身の生活リズムを調整しつつ生活をしている。家族の構成員がみな健康なときには，常に，相手との関係性のなかで自分自身の生活リズムを微調整しながら生活している。

　家族員の誰かが在宅で療養するようになると，ほとんどの場合，在宅療養者本人だけでなく他の家族員の生活リズムも変更を余儀なくされる。多くの場合，在宅療養者を中心とした生活リズムに変更される。妻を介護しているAさんは，妻が元気だったころは，起床後にシャワーを浴び，コーヒーを飲むことからその日の生活リズムを刻んでいたが，妻の介護が始まってからは妻の部屋のカーテンを開け，おむつを替えることからその日の生活リズムを刻むようになった。一方，妻は，日常生活のほとんどを夫にゆだねることによって，自分で生活リズムを刻むことができなくなった。このようなケースは少なくない。このような生活リズムの変更は，その当初はお互いにストレスになることもあるが，折り合いをつけながら徐々に最適な生活リズムを刻むようになる。在宅療養者とその家族がどのような生活リズムで生活しているのかを把握し，お互いが無理なく生活ができるように支援する。

　人は，それぞれの生活リズムのなかで，それぞれ固有の生活習慣を有している。朝食の前に必ずコーヒーを飲み，日に5杯以上飲まないといられない

在宅看護 | 65

介護状況の観察フローチャート

在宅療養者と家族の生活リズムと生活習慣を観察する

> **観察視点**
> 生活リズムが適切に保たれているか，療養生活を送るのに支障のない生活習慣になっているかどうかを観察する。

家族介護状況を把握する

> **観察視点**
> 訪問看護師は，在宅療養者の病気や障害の維持管理だけでなく，在宅ケアを支えている介護者の健康にも留意し，その地域で活用可能な社会資源を上手に活用できるように支援する必要がある。

高齢者虐待を防ぐための観察

> **観察視点**
> 長期にわたる介護負担感の蓄積や，以前からの人間関係の不和などにより家庭内で虐待が生じやすい状況になることがある。在宅療養者とその家族の言動や全身状態を注意深く観察し，家族の介護をねぎらいながら支援することで虐待を予防する。

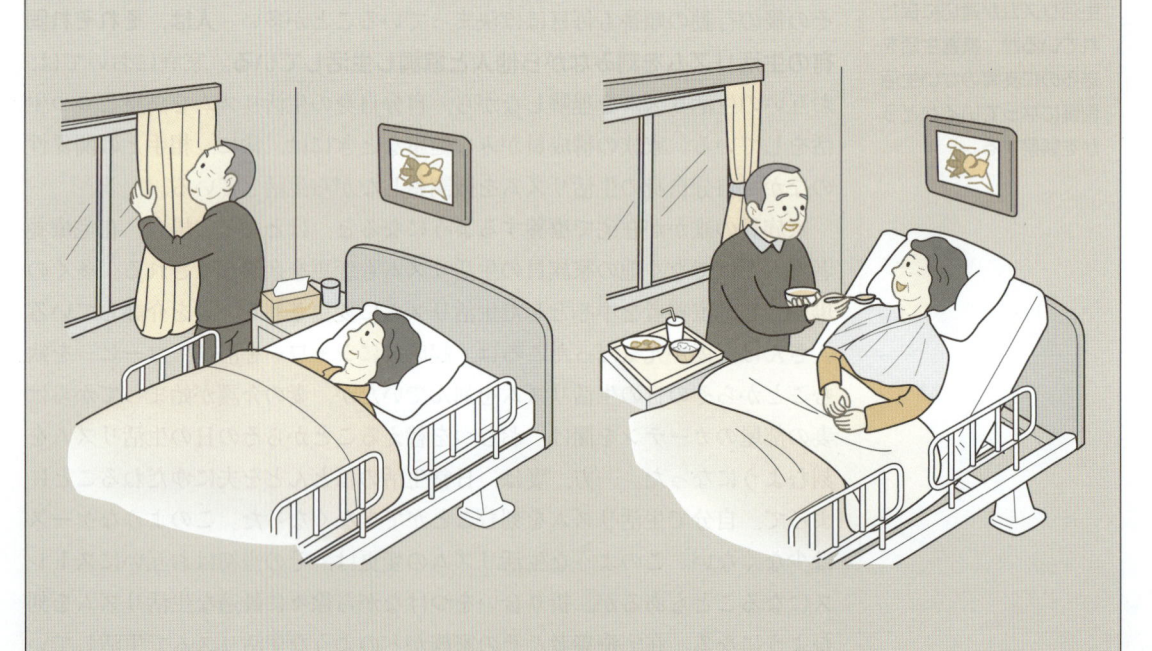

人がいる。朝食の支度の前に畑仕事をし，採ってきた野菜でサラダやみそ汁を作る人，体操をしてから朝食をとる人，毎朝お仏壇に供物をしてから朝食にする人，朝ご飯のときには必ずテレビの連続ドラマを観る人，食事のときはテレビのスイッチを切る人など，生活習慣は百人百様である。

　このほかにも，食事の仕方や回数，排泄の仕方やごみの捨て方などについて，訪問を重ねながら注意深く観察をし，そこで暮らす人々の生活習慣を最大限に尊重しながら支援していくことが肝要である。訪問看護師からみて，好ましくない生活習慣と判断しても，注意深く観察し，信頼関係が十分にできたところで徐々に変更してもらうように支援していく。長年の生活習慣を他人から好ましくないものとして指摘されることは，誰にとっても快いものではないことを理解したうえで，行動変容に向かうような支援を行う。

　Bさんは，家のなかで何とか自力で動けていたときには，毎朝，仏壇を掃除しお水とご飯をお供えすることを何十年も習慣にし，1日の生活リズムをそこから刻んでいた。徐々に自力での移動が困難になったにもかかわらず，その習慣を続けようとして転倒した。そのため，家族も訪問看護師も，その習慣を止めるように説得した。その結果，その習慣を止められてからは，口数も少なくなり，動くこともせずに自室にいることが多くなり，認知症が進み，あっという間に亡くなってしまった。その習慣の意味をよく理解しないまま，転倒の危険があるとの理由から，それまでの生活習慣を一方的に修正することは，その人の生きる意欲をそぐことにもなりかねないということの一例である。その人の生活習慣の意味を理解することは容易なことではないが，訪問のたびに相手の言動をよく観察し，コミュニケーションをとりながら判断していくことが必要である。

介護状況を把握する

観察視点②

介護状況の把握
訪問看護師は，在宅療養者の病気や障害の維持管理だけでなく，在宅ケアを支えている介護者の健康にも留意し，その地域で活用可能な社会資源を上手に活用できるように支援する必要がある。

　世帯構造別に要介護者のいる世帯は核家族世帯，単独世帯の順であり，三世代世帯が減り，**単独世帯が増加する傾向にある**［図表2-1］。年齢別に同居の主な介護者と要介護者等の割合をみると，60歳以上同士の者が6割を超えており，75歳以上の者同士も増加傾向にある［図表2-2］。つまり，いわゆる**「老老介護」が増えている**こと，三世代世帯の減少により家族内の介護力が弱くなっていることがわかる。このため訪問看護師は，要介護者だけでなく介護者の健康管理にも留意しなければならない。

　また，従来は介護者のほとんどが女性であったのが，**男性介護者が3割を超えるようになり**［図表2-3］，新たな介護上の課題が生じている。つまり，男性介護者は，一般的に入浴介助や排泄介助などに対する抵抗感が強いことや，家事能力が低く，食事提供に負担感があること，50〜60代の者が5割近くおり仕事との両立が難しいこと，地域社会とのかかわりが希薄であるため孤立しやすいことなど，男性特有の介護上の課題がある。訪問看護師は，介護者の介護能力の程度に応じた助言やサポート体制の調整を行うことが必要

[図表2-1] 世帯構造別にみた要介護者等のいる世帯の構成割合の年次推移

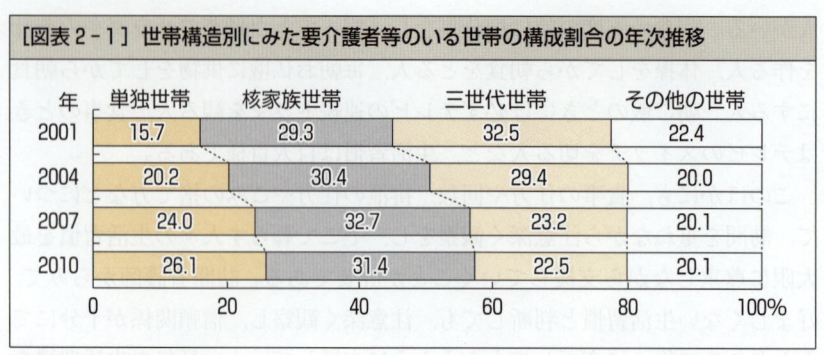

年	単独世帯	核家族世帯	三世代世帯	その他の世帯
2001	15.7	29.3	32.5	22.4
2004	20.2	30.4	29.4	20.0
2007	24.0	32.7	23.2	20.1
2010	26.1	31.4	22.5	20.1

平成22年国民生活基礎調査

[図表2-2] 年齢別にみた同居の主な介護者と要介護者等の割合の年次推移

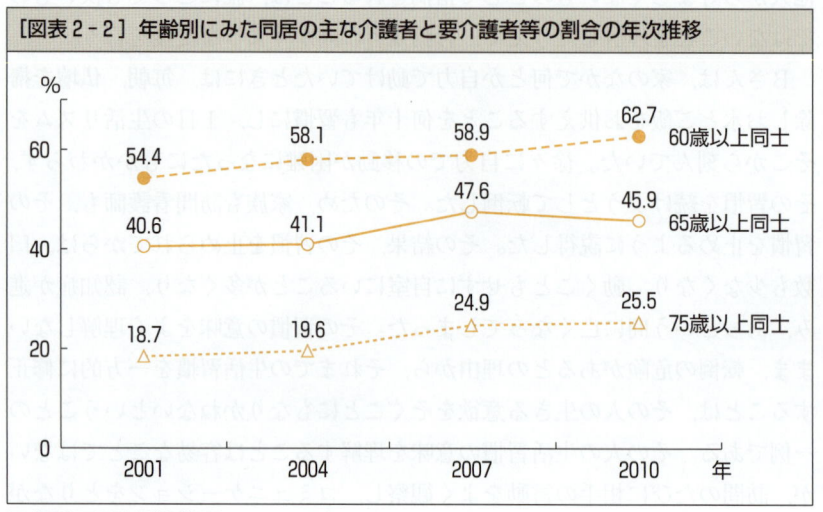

年	60歳以上同士	65歳以上同士	75歳以上同士
2001	54.4	40.6	18.7
2004	58.1	41.1	19.6
2007	58.9	47.6	24.9
2010	62.7	45.9	25.5

平成22年国民生活基礎調査

2 在宅療養者の暮らしの観察

である。例えば，男性介護者で料理が苦手で孤立気味の人には，介護者自身の気分転換と社会との交流もかねて料理教室などを勧めてみることが，介護を安定して継続することにつながることもある。介護者が出かける時間にはデイサービスや訪問介護サービスの利用などを組みこみ，男性介護者が安心して外に出られるような支援を計画する必要がある。

要介護者等との続柄別にみた**主な介護者の割合では，配偶者が最も多く，次いで子ども**である[図表2-4]。続柄別で，介護上の課題も異なるため，その関係性も含めて観察する。主な介護者の約6割が悩みやストレスを抱えており[図表2-5]，男女差はあるものの，一番大きな悩みやストレスは「家族の病気や介護」，次いで「自分の病気や介護」となっている[図表2-6]。要介護者である家族のことで24時間絶えることのない悩みを抱えつつ，介護負担による自分自身の体調にも不安を抱えながら介護している人たちの姿がイメージされる。

[図表2-3] 性・年齢階級別にみた同居の主な介護者の構成割合（2010年）

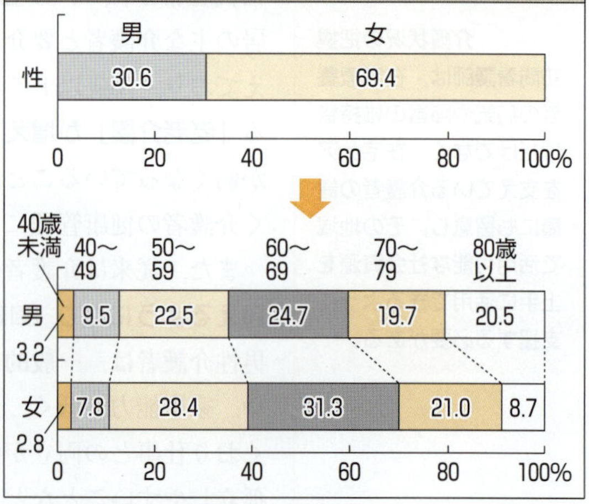

性	男	女
	30.6	69.4

	40歳未満	40～49	50～59	60～69	70～79	80歳以上
男	3.2	9.5	22.5	24.7	19.7	20.5
女	2.8	7.8	28.4	31.3	21.0	8.7

注：主な介護者の年齢不詳の者を含まない。
平成22年国民生活基礎調査

[図表2-4] 要介護者等との続柄別にみた主な介護者の構成割合（2010年）

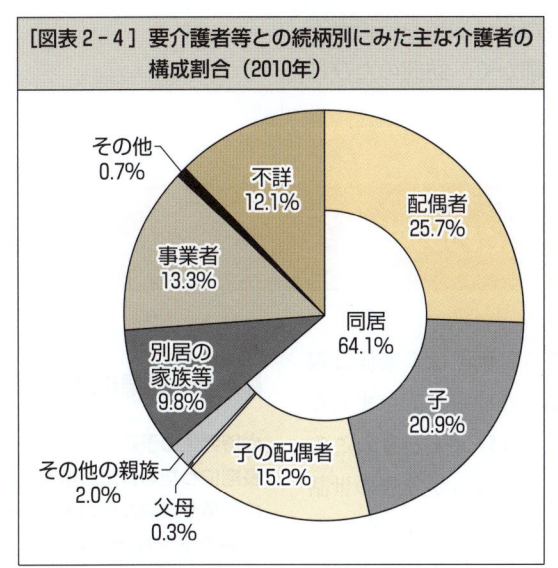

- その他 0.7%
- 不詳 12.1%
- 配偶者 25.7%
- 事業者 13.3%
- 同居 64.1%
- 別居の家族等 9.8%
- 子 20.9%
- その他の親族 2.0%
- 父母 0.3%
- 子の配偶者 15.2%

平成22年国民生活基礎調査

訪問看護師は，在宅療養者の病気や障害の維持管理だけでなく，在宅ケアを支えている介護者の健康にも留意し，その地域で活用可能な社会資源を上手に活用できるようにすることが必要である。長く住んだ地域でひとり暮らしをしている人で，例えば玄関に2日分の新聞が溜まっていると心配して声をかけてくれる人がいたり，一人分であっても食材を届けてくれる近所のお店があったり，地域でのさまざまなネットワークシステムをもっている人もいる。家族介護者の支援は，単に要介護者の状態に合ったサービスを提供することだけでなく，介護者の内面や地域の介護観・介護文化といったことも含めて上手に組み合わせて支援することが必要である。

そのため，訪問看護師は，誰が主介護者なのか，一人で抱え込んで主介護者が孤立していないか，主介護者をサポートする他の家族員の存在があるか，主介護者をサポートする近所の資源がある

[図表2-5] 性別にみた同居の主な介護者の悩みやストレスの有無の構成割合（2010年）

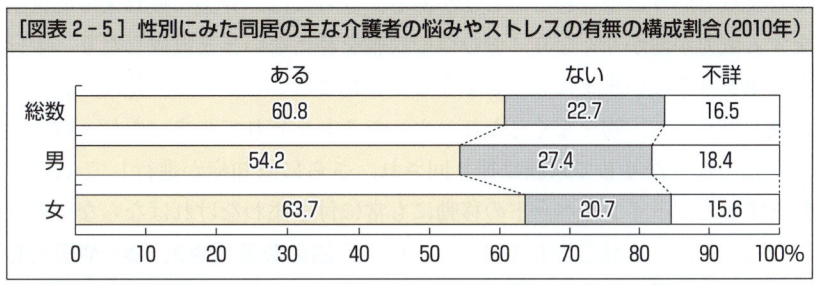

	ある	ない	不詳
総数	60.8	22.7	16.5
男	54.2	27.4	18.4
女	63.7	20.7	15.6

平成22年国民生活基礎調査

[図表2-6] 性別にみた同居の主な介護者の悩みやストレスの原因の割合（複数回答）

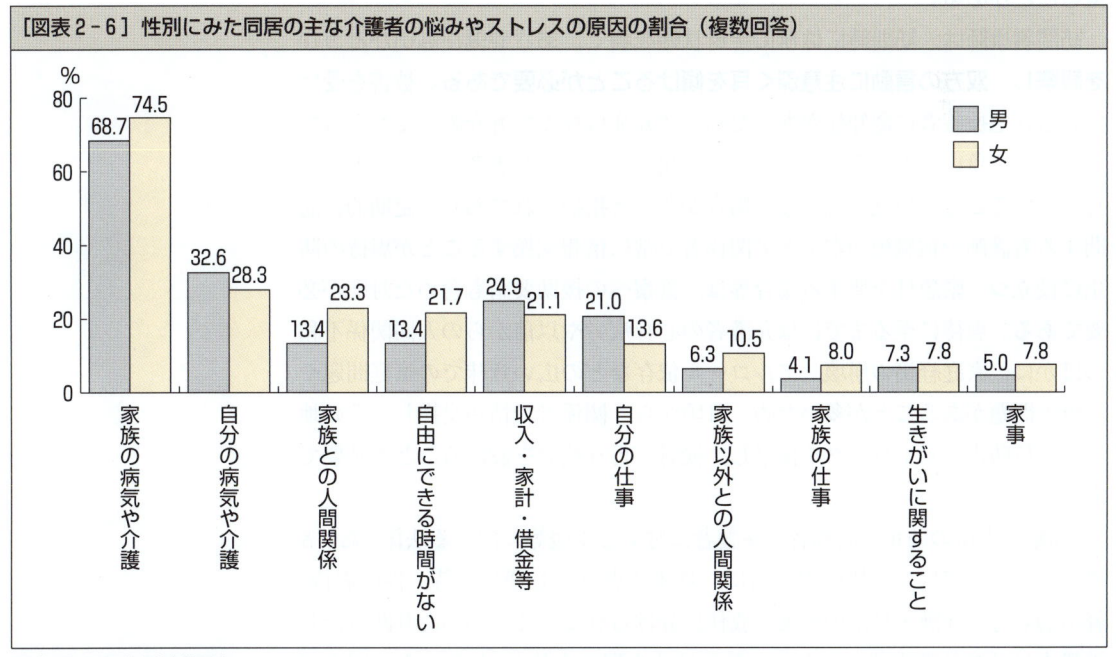

項目	男	女
家族の病気や介護	68.7	74.5
自分の病気や介護	32.6	28.3
家族との人間関係	13.4	23.3
自由にできる時間がない	13.4	21.7
収入・家計・借金等	24.9	21.1
自分の仕事	21.0	13.6
家族以外との人間関係	6.3	10.5
家族の仕事	4.1	8.0
生きがいに関すること	7.3	7.8
家事	5.0	7.8

平成22年国民生活基礎調査

か，介護者が気晴らしをする機会があるか，介護するための知識や技術が不足していないか，経済的な悩みはないかなどを，きめ細かく，訪問のたびに観察する。

高齢者虐待を防ぐための観察

在宅療養生活のなかでは毎日さまざまなことが起こる。例えば，家族は親身に介護をしているのに，在宅療養者から心無い言葉をかけられ，たまらなく憎らしく惨めな気持ちになったりすることがある。「自分は子どものころから十分な愛情をもらえた実感がないのに，どうして自分ばっかり親の世話をしなければならないのか」「兄弟姉妹や親せきに介護を押し付けられて不公平だ……」「介護をしなければならず，仕事ができない」などという感情が溜まるとストレスがこみあげ，ある日，暴言が止められなくなったり，思わず叩いてしまった手を止められなくなってしまうことが生じる。また，介護で仕事に就けないため金銭的な余裕がなくなり，親の貯金を了解なく使ってしまうということも起こることがある。さらには，介護に疲れ果てて世話をする気力が湧かなくなり，おむつや衣服を替えないまま放置したり，十分な食事を与えないままにしてしまうことも起こることがある。特に，認知症が進んでくると，物をなくしたり，やったことを忘れてしまったり，被害妄想が強くなったりして家族は振り回され，さらに認知症が進行してADLも低下すると，トイレやベッドの移動にも常に付き添わなければならない状況になる。こうした状態が長く続くと，**いくら恩のある親や夫（妻）や子どもであっても，顔を見るのも嫌になったり，憎らしさが募ってしまい，虐待に至ることがある。**

訪問看護師は，訪問時には常に全身状態を看て，あざや傷がないかどうかを観察し，双方の言動に注意深く耳を傾けることが必要である。被害を受けている在宅療養者に認知症があったり，認知症はなくても介護してもらっているという負い目があるため被害が表面化しにくく，介護者も自分が虐待を行っていることを自覚していない場合が多いと指摘されており，定期的に訪問する看護師や他職種の在宅ケア関係者で常に情報交換することが虐待の防止に役立つ。緊急性を要する場合等は，警察への援助要請も含めた対応が必要である。虐待に至るまでには介護者の心身疲労や以前からの人間関係不和のほかに，家庭経済の崩壊，アルコール依存などの広い意味での家庭問題や医療の問題があることが多いため，日頃から，関係者で情報交換し，その地域で虐待防止ネットワークを構築し，検討を行う機会を設けることが必要である。

「高齢者虐待の防止，高齢者の養護者に対する支援等に関する法律（高齢者虐待防止法）」では，虐待は内容別に，身体的虐待，心理的虐待，性的虐待，経済的虐待，介護・世話の放棄・放任に分けられている。叩いたり殴ったりの暴力は「身体的虐待」であり，暴言は「心理的虐待」，おむつや衣服を替

▶▶▶ 観察視点③

虐待発生の予防
長期にわたる介護負担感の蓄積や以前からの人間関係の不和などにより，家庭内で虐待が生じやすい状況になることがある。在宅療養者とその家族の言動や全身状態を注意深く観察し，家族の介護をねぎらいながら支援することで虐待を予防する。

[図表2-7] 高齢者虐待の定義

類型	定義
❶身体的虐待	高齢者の身体に外傷が生じ，または生じるおそれのある暴行を加えること。
❷心理的虐待	高齢者に対する著しい暴言または著しく拒絶的な対応その他の高齢者に著しい心理的外傷を与える言動を行うこと。
❸性的虐待	高齢者にわいせつな行為をすることまたは高齢者をしてわいせつな行為をさせること。
❹経済的虐待	養護者または高齢者の親族が当該高齢者の財産を不当に処分することその他高齢者から不当に財産上の利益を得ること。
❺介護・世話の放棄・放任	高齢者を衰弱させるような著しい減食または長時間の放置，養護者以外の同居人による❶〜❸に掲げる行為と同様の行為の放置等養護を著しく怠ること。

高齢者虐待の防止，高齢者の養護者に対する支援等に関する法律（平成17年法律第124号）

えないで放置するのは「介護・世話の放棄・放任」にあたるし，断りなく在宅療養者の貯金を下ろすのは「経済的虐待」に該当する[図表2-7]。養護者による虐待の種別では，身体的虐待が最も多く，ついで心理的虐待，経済的虐待と続いている[図表2-8]。しかし，実際には，身体的虐待があざや骨折などで一番発見されやすいため，件数として多くなっているのであり，心理的虐待，性的虐待は発見しにくいことに留意することが大事である。在宅療養者が「息子がとてもよくしてくれる」と話されているにもかかわらず，部屋中に物が散乱し尿臭が漂っていたり，両頬にあざがあるのに「自分がばかだから，柱にぶつけた」と言い，「息子が夜遅くに帰ってきてよくやってくれるの」と息子の素晴らしさを何度も繰り返し話される場合には，話されたその通りのこともあるし，虐待の始まりのこともあるので，十分な観察が必要である。特に，介護者が男性の場合には，注意して観察する。なぜなら，虐待者の被虐待高齢者との関係を見ると，息子が最も多く40％以上

[図表2-8] 虐待の種別・類型（複数回答）

	身体的虐待	介護等放棄	心理的虐待	性的虐待	経済的虐待	合計
件数	10,706	4,119	6,209	106	4,147	25,287
構成割合(%)	64.5	24.8	37.4	0.6	25.0	―

注：構成割合は，虐待判断事例件数16,599件に対するもの。
平成23年度高齢者虐待の防止，高齢者の養護者に対する支援等に関する法律に基づく対応状況等に関する調査

[図表2-9] 虐待者の被虐待高齢者との続柄

	夫	妻	息子	娘	息子の配偶者（嫁）	娘の配偶者（婿）	兄弟姉妹	孫	その他	不明	合計
人数	3,173	951	7,383	2,991	1,206	375	364	814	850	19	18,126
構成割合(%)	17.5	5.2	40.7	16.5	6.7	2.1	2.0	4.5	4.7	0.1	100.0

平成23年度高齢者虐待の防止，高齢者の養護者に対する支援等に関する法律に基づく対応状況等に関する調査

[図表2-10] 事実確認調査の結果

	件数	構成割合(%)
虐待を受けたまたは受けたと思われたと判断した事例	16,599	66.4
虐待ではないと判断した事例	4,360	17.4
虐待の判断に至らなかった事例	4,039	16.2
合計	24,998	100.0

平成23年度高齢者虐待の防止，高齢者の養護者に対する支援等に関する法律に基づく対応状況等に関する調査

であり,次いで夫,娘の順となっているからである[図表2-9]。介護者が男性である場合に虐待が起こりやすい傾向にあることに留意しながら,観察を行う。

　在宅での養護者による虐待件数は1万6000件を超え,虐待があったかどうかの事実確認が行われた件数は2万5000件となっている[図表2-10]。しかし,実際には,この調査以上の件数があるとみられている。**24時間家族が介護していることの大変さを思い,訪問時に家族の介護をねぎらいつつ,不足していることを家族とともに考えサポートしていく存在として訪問看護師がいることで,虐待の何割かは防げるものと考える。**

（水戸美津子）

感染予防のための観察

View Point 在宅でのケアは，在宅療養者が療養する場所（自宅）にケアを提供する人たちが出向いて行われるため，さまざまな感染症患者が入院している医療機関と比較して感染リスクは低いといわれる。しかし，在宅療養者は全身の免疫力が低下していることが多く，人工呼吸器やカテーテルなどを装着した医療依存度の高い人もいるため，在宅療養者とその家族を予防可能な感染から守ることは重要である。家族によるチューブ類等の不慣れな取り扱いや家族や訪問者によって外部から持ち込まれる病原菌からの感染は避けなければならない。

感染のリスク評価

訪問看護師が感染予防のためにリスク評価を行うにあたっては，感染が成立する以下に示す要素を理解したうえで，在宅療養者と家族に関連する感染リスクと在宅ケア活動に関する感染リスクを常に最小にするように努める。

感染成立に必要な要素として，❶感染の病因となる病原体，❷感染源の存在，❸病原体が排出される門戸（鼻腔や口腔，皮膚，カテーテル挿入口や接続部位など），❹感染経路（接触感染，飛沫感染，空気感染），❺病原体が侵入する門戸，❻感受性のある宿主がある。これらの，いずれかを阻止することで感染は予防される。

観察視点①
在宅療養者と家族のリスク
在宅療養者と家族が有する感染へのリスク評価を訪問初期から確実に行い，訪問時に観察項目の見逃しを防ぐことが重要である。

在宅療養者と家族

●在宅療養者の入院歴・既往歴の有無の確認●

感染が成立するための病原菌や感染源の有無を確認する。特に，在宅療養者本人が入院・入所中の感染症を自宅に持ち込むことがあるため，入院歴・既往歴の有無の確認はリスク評価するうえで必須である。MRSA（メチシリン耐性黄色ブドウ球菌）などの多剤耐性菌は，病院や施設への入院・入所により感染し保菌状態のまま在宅に戻ることがある。インフルエンザや感染性下痢症についても，入院していた病院で患者が発生していた場合には，在宅療養者本人においては潜伏期間中であったということもあるため，入院時の情

感染予防のためのフローチャート

感染のリスク評価

在宅療養者と家族

観察視点
- 入院，既往歴の有無
- 身体的・精神心理的側面
  皮膚・粘膜と全身状態
  認知状態，活動意欲，心理状態など
- 環境的側面
  住環境，同居家族，地域のサポート体制

在宅ケア活動

観察視点
- 医療に関連する側面
  医療的処置の有無
- その他のケアに関連する側面
  交通手段，地域特性
  個人情報の管理，スタッフの安全確保

感染予防のための調整

感染予防策の立案

観察視点
- 標準予防策の共通理解
- 個別性を尊重した感染予防策の策定
- 緊急事態への対応

感染予防策の実施

観察視点
- 感染予防策の実施状況
- 情報共有の状況
- 支援体制の状況
- 家族の状況（理解の程度，協力体制など）
- トラブル発生状況とその解決方法の実際
  （感染につながるおそれがある問題）

感染症発生時の対応

影響の把握と緊急処置

観察視点
【発生直後～数日間】
- 意識や循環状態，発熱や下痢による脱水の有無
- 清潔の保持
- 心理状況（不安や不穏な様子の有無）
- 家族などの支援状況

関係機関への連絡

再発防止のための支援

観察視点
【発生から数週間】
- 全身状態
- 心理状況（ストレスの有無など）
- 他への感染拡大の有無
- 家族の状況

2 在宅療養者の暮らしの観察

報を病院関係者や家族から聴いて観察と基本的な手洗い・うがいの徹底を本人と家族に説明しておくことが必要である。

また，空気感染である結核は若いときに発症し治癒していても，既往があると免疫力の低下により再燃する場合がある。そのため，既往歴を確認し，2週間以上続く咳や痰などの症状がないか観察することが必要になる。

●身体的側面●

病原体が侵入する（あるいは排出される）門戸として，鼻腔や口腔，皮膚，カテーテル挿入口や機器類の接続部位などに感染の危険がないかを確認する。特に，皮膚や粘膜に傷がないかどうかの観察は重要である。鼻腔からの経管栄養や胃ろう造設等により経口摂取がされず口腔の咀嚼機能や摂食・嚥下機能が使われなくなると，口腔粘膜は傷つきやすくなるだけでなく機能の廃用がすすみ，口腔内の感染や誤嚥性肺炎を起こしやすくなる。このため，舌苔の有無だけでなく口腔内の清潔状態を観察し，その清潔保持の仕方について家族に尋ね，不足があれば適宜家族と一緒に適切な方法を検討する。

また，身体機能の低下や全身状態の悪化などにより尿路感染症も生じやすい。排泄時のケアの方法や入浴等による陰部・肛門部を含めた全身の清潔の保持などについても細やかな確認を家族と一緒に行うことが必要である。この際に，在宅療養者本人の認知症状の有無とともに本人と家族の感染予防に関する理解力の程度を把握しておく必要がある。

●環境的側面●

在宅療養生活を送るうえでの物理環境としての住環境の清潔保持，同居家族の状況，地域のサポート体制に関する感染へのリスクを評価する。

【住環境の清潔保持】 感染予防の基本である，整理整頓・清潔・清掃の実施が常時されているかを確認する。匂いの有無の確認も必要である。そのうえで，適宜換気がされているか，温度や湿度の調整がされているかを観察し，必要に応じて本人や家族と相談し，温度や湿度の具体的な調整方法を検討する。

【同居家族の状況】 在宅療養者を介護する家族構成や介護力の状況，感染防止ケア能力の査定，家族の健康状態を確認する。特に，小さな子どもがいる家庭では，インフルエンザウイルスやノロウイルスを外での集団生活（保育園・幼稚園や学校など）から持ち込むリスクが高いので，手洗い・うがいの習慣を確認する。そのうえで，その家庭に適した予防方法を検討する。

【地域のサポート体制】 地域のケアサポート体制として，衛生材料の供給体制や日常の清潔ケアサービスの援助体制が十分かどうかの確認をする。その地域の市中感染症の流行状況も把握しておく。

在宅ケア活動

●医療に関連する側面●

医療的処置が多いほど，感染のリスクは高まる。医療器具の取り扱い時や創部のケア時の清潔操作には十分に注意するとともに，取り扱う人が感染経路とならないようにする。特に，医療機器類を装着している在宅療養者を介護する家族への清潔操作に関する知識の伝達と操作に関する手技の確認は，訪問看護師にとって重要な役割である。家族に手技の説明をする際には，具体的に写真や図を提示し，相手の理解の程度を確認するとともに**家族が相談しやすいような配慮**が必要である。

●そのほかのケアに関連する側面●

在宅ケアにかかわる者の共通認識として「できる限り，感染症のある患者への訪問は最後にする」ことである。これにより，ほかの在宅療養者への感染のリスクを下げることにつながる。

家族を含めて医療職以外の在宅ケアに従事する人たちは，感染予防の知識を有していないことが多いので，これらの人々の理解の程度について把握することが必要である。

そのうえで，これらの人々への具体的な支援の方法を検討する。

> ▶▶▶ **観察視点②**
> 在宅ケア活動のリスク
> 人の出入りが多いほど感染のリスクは高まるので，医療職だけでなく，介護スタッフ，ボランティア，サービス提供事業者などの教育背景等を把握し，必要に応じて助言を行う。

感染予防のための調整

在宅は病院や施設と異なり一つとして同じ環境はないため，その家庭に適した感染予防のための計画を立案し，実行することが必要である。また，本人を含めた家族の多くは，感染予防については素人である。そのため，感染予防策の計画の立案と実施にあたっては，写真や図などを用いた具体的な説明を行いながら協力体制を作り上げることが必要である。

感染予防策の立案

●標準予防策の共通理解●

在宅における標準予防策（Standard Precautions：スタンダード・プリコーション）は，原則的には病院や施設と同様である［図表2-11］。標準予防策は，血液，汗を除く体液，分泌物，排泄物，傷のある皮膚，粘膜には病原体が存在している可能性があるという前提のもとに策定されたものである。このことは，在宅療養者を含めて関係するすべての人が理解しなければならない。な

> ▶▶▶ **観察視点③**
> 感染予防策の立案・実施
> 在宅療養者とその家族への感染予防策に関する理解を促進し，個別性を尊重した計画，緊急事態への対応，地域資源の活用について検討し協力体制をつくる。

[図表2-11] スタンダード・プリコーション（標準予防策）に基づいた在宅における予防策

手指衛生 （手洗いまたは手指消毒）	●流水と石鹸（固形石鹸は細菌感染を受ける可能性もあるため，液体石鹸が望ましい）による手洗いが基本。擦式消毒用アルコール製剤は手指の汚れがひどいと効果が減弱する。また，指輪や時計ははずすこと。手洗いで使用するタオルは，使い捨てペーパータオルが望ましい。 ●訪問直後のケアに入る前と訪問終了時に行う。 ●ケアの前後に行う。 ●手あれには，クリーム等を使用し，手あれで傷等を作らないようにする。
防護用具の着用 （手袋，ガウン，マスクなど）	●手袋は，粘膜，損傷した皮膚，汚染物質に触れるときや，薬剤調整や清潔操作を行うときに使用する。 ●マスク・ゴーグル，フェイスシールド類は，体液・血液やエアロゾルなどが飛び散る危険性があるときに使用する。 ●ガウン，エプロンは，汚染物質に接触することが予想されるときに使用する。布製のものは望ましくない。ディスポタイプの非透過性のナイロン，ビニール製が望ましい。
適切な患者の配置	隔離の必要の有無。
器材の管理	汚染した器具が他の清潔な部位を汚染しないように取り扱う。
環境整備	●整理整頓。 ●悪臭がしない。 ●必要時消毒を行う。
リネンの管理	汚染されたリネン類が他を汚染しないように処理する。
鋭利な器具の取り扱い	使用後はリキャップ等をせずに，廃棄する。
呼吸器衛生・咳エチケット	●咳・くしゃみのときは口・鼻を覆う。 ●咳等のある者と1m以上距離をおく。 ●咳のある人にサージカルマスクを着用させる。
安全な注射手技	手袋をはめて清潔操作で行う。

ぜなら，このことを理解していないと訪問看護師がなぜケア時に手袋やマスクを装着するのかが理解できず，不安や不満が出るからである。契約時に，十分に説明する必要がある。訪問看護師は訪問時には，手洗い用の石鹸，ペーパータオル，速乾性手指消毒剤，使い捨てのガウン・マスク・ゴーグルを常に用意し，携帯する。

スタンダード・プリコーション（Standard Precautions）

1985年に米国CDC（国立疾病予防センター）が，病院感染対策のガイドラインとして，ユニバーサル・プリコーション（Universal Precautions）を提唱した。これは特に，AIDS対策（患者の血液，体液，分泌物は感染する危険性があるため，その接触をコントロールすること）を目的とした。スタンダード・プリコーション（Standard Precautions）は，すべての患者の血液，体液，分泌物，排泄物，創傷皮膚，粘膜などは，感染する危険性があるものとして取り扱わなければならないとして，1996年に策定された。

在宅療養者・家族と訪問看護師の双方を感染症から守るためには，口腔ケア，おむつ交換，陰部ケア，採血，注射，輸液の混注作業時に手袋を装着する。ピンホールができにくいことを考えると，コスト高ではあるが，未滅菌

のラテックス手袋の使用が望ましい。

　また，訪問看護師が感染源とならないために，日頃の健康管理が大切であり，具体的には疲労を残さないための睡眠時間の確保やストレス解消，健康的な生活習慣を維持すること，外出後のうがい・手洗い[図表2-12]の施行，積極的な予防接種を行うことなどが必要である。訪問時には，訪問用のバッグ類は，感染防護具を着脱する場所（通常は玄関）に置き，部屋のなかに持ち込まない工夫が必要である。

擦式消毒用アルコール製剤の使用方法
❶手を擦り合わせて手指消毒剤を擦り込む。
❷指の間によく擦り込む。
❸手の甲によく擦り込む。
❹片方の親指をもう一方の手のひらで握り，ねじるように擦り込む。両方行う。
❺片方ずつ手首を握り，手首全域をまわしながら擦り込む。薬液が乾燥するまで擦り込む。

●個別性を尊重した感染予防策の策定●

　在宅看護は小児から高齢者までをフォローし，多様な疾患や感染症に対応しなければならないことが多い。そのため，住まいの状況を含めて個別性の高い状況を十分に把握したうえで感染予防策を策定する。常に，発熱，嘔吐，下痢，腹痛，咳，咽頭痛・鼻水，発疹などの，感染症と考えられる症状がないかの観察が重要である。感染症が疑われる症状が出たときには，すぐに訪問看護ステーションへ連絡するように家族に説明をしておく。

●緊急事態への対応●

　緊急事態への対応も事前に準備しておくと，突発的な事態にも速やかに対応ができる。感染症が発症した際に受診可能な病院の確認や，届け出が必要な感染症についての知識を常に更新しておくことが必要である。

感染予防策の実施

●感染予防策の徹底●

　個々の在宅療養者に適した感染予防策が常に実施されているかどうかの検証を，訪問するたびに行う。不十分な点があれば，そのつど本人と家族に確認し，状況をアセスメントして，予防策の徹底を図る。特に，できるかぎり呼吸器感染症に罹患している家族が介護にあたらないように説明し，やむを得ず風邪気味の家族が介護する場合は，マスクを装着して介護にあたるように指導する。

▶▶▶ 観察視点④

感染予防策の共有
感染予防策の実施に際しては，計画した予防策が関係者すべてに理解され，情報が共有されることが必要である。

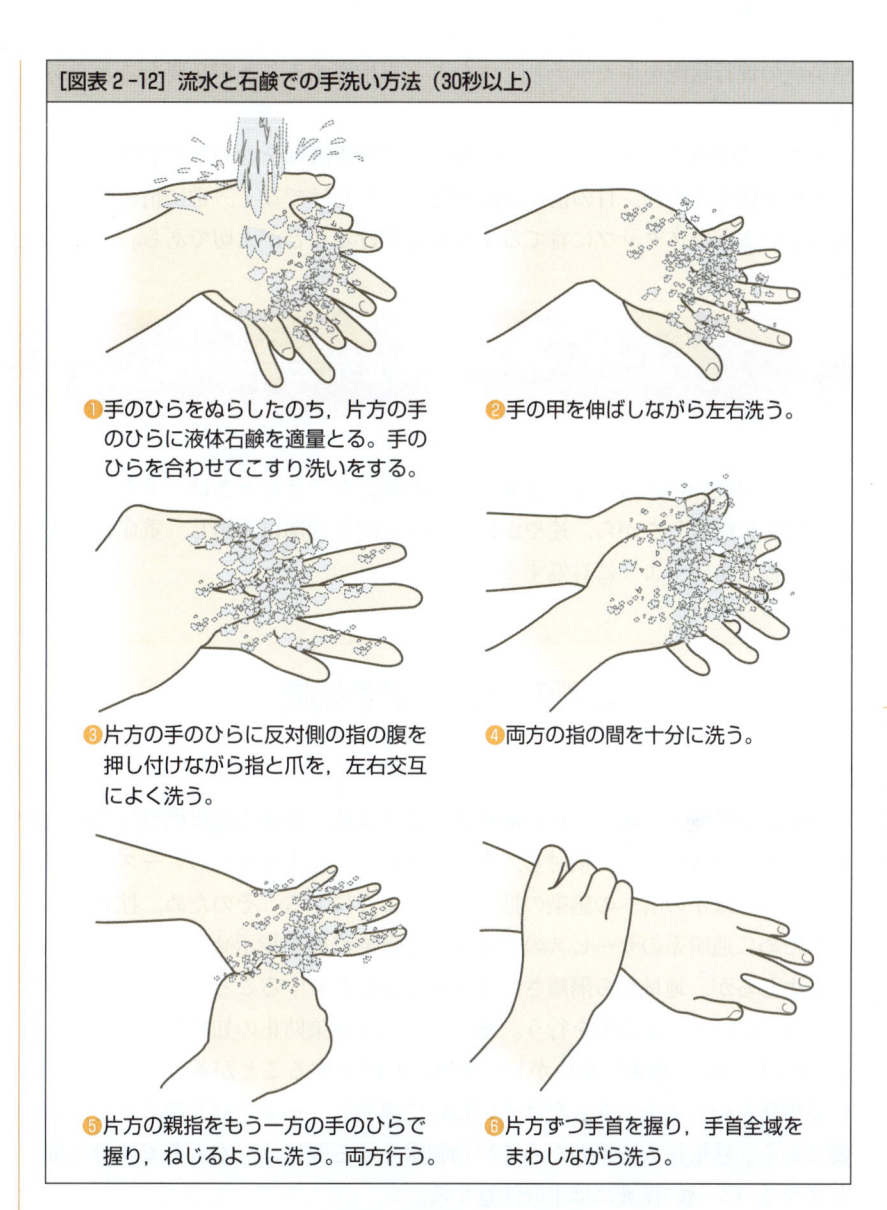

[図表2-12] 流水と石鹸での手洗い方法（30秒以上）

❶ 手のひらをぬらしたのち，片方の手のひらに液体石鹸を適量とる。手のひらを合わせてこすり洗いをする。

❷ 手の甲を伸ばしながら左右洗う。

❸ 片方の手のひらに反対側の指の腹を押し付けながら指と爪を，左右交互によく洗う。

❹ 両方の指の間を十分に洗う。

❺ 片方の親指をもう一方の手のひらで握り，ねじるように洗う。両方行う。

❻ 片方ずつ手首を握り，手首全域をまわしながら洗う。

●情報共有の状況●

　感染予防の実施には，在宅療養者にかかわる家族を含めたすべての人々が，情報を共有し共通認識をもって臨まなければ効果は望めない。また，感染予防に使用する物品類は十分な量を確保するように努める。また，1人の在宅療養者に多職種が介入していることが多く，感染症が発生した場合にはそれらの機関との迅速な連携が必要である。ときには家族から「ヘルパーの○○さんが汚い手袋を交換しないでケアしているが言えない」というようなことを相談されることもある。そのような際には，その機関の責任者に迅速に連絡し，対処することが必要である。

●スタッフ教育●

　訪問看護師は，常に，地域での感染情報をキャッチし，計画を修正することも必要である。例えば，在宅療養者が通所サービスを利用している場合，

感染症の流行状況をキャッチし，休むことを指導することが必要なこともある。

また，訪問看護ステーションの管理者は訪問看護師を含めた外的要因による感染を防ぐために，目の前の訪問家庭のことだけでなく，常に情報収集を怠らないようなスタッフに育てるように心がけることが大切である。

感染症発生時の対応

感染症の疑いのあるときや感染症発症の確認ができたときは，本人と家族の気持ちに配慮しながら，速やかに主治医と関連機関に連絡し，重症化とほかへの拡大を防ぐように対処する。

影響の把握と緊急処置

感染症が発症した場合，在宅療養者とその家族，介護支援専門員等の担当者と今後の対応について検討し，方針を決める。在宅療養者のニーズを尊重しながら，ほかの者への感染の拡大を防ぐようにする。そのため，拡大の防止のために通所系のサービスの一時中止や自宅待機を指示せざるを得ないことも生じるが，地域から隔離され疎外感を感じたりすることもあるため，本人や家族には十分な説明を行う。また，家族は感染防止の知識がないために「自分や他の人に感染しないか」と無用の心配をすることが多いので，正しい感染防止の方法をできるだけていねいに説明し，不安を取り除くことが必要である。感染拡大防止のために行動制限をする際には，本人と家族の人権とプライバシーの保護には十分注意する。

感染経路別の対処法について［図表2-13］に示した。感染症が発症した際には，標準予防策を徹底して行うことが必要である。

▶▶▶ **観察視点⑤**

感染拡大の防止
ほかへの感染拡大の防止のために通所系のサービスの一時中止や自宅待機を指示されると，地域から隔離された状況になり，疎外感を感じたりする。可能な限り訪問したり，電話で連絡をとるなどの配慮が必要である。

関係機関への連絡

他職種や他事業所への感染症発生に関する連絡には，家族の理解と協力が必要である。また，ヘルパーのなかには，感染者のところには行きたくないという人もいる。そのような場合には，安心して訪問できるよう適切なかかわり方を指導し調整する。

届出が必要な感染症が疑われる場合は，速やかに主治医に連絡する（感染症の予防及び感染症の患者に対する医療に関する法律による）。

▶▶▶ **観察視点⑥**

関連職種との連携
介護支援専門員等の関連職種と情報を共有し，必要時にはケアプランの見直しを提案することも必要である。

[図表2-13] 感染経路の種類

	伝播の方法	在宅でみられる感染症と対処法
接触感染	人や環境に直接、または間接的に接触して伝播する。手指、食品、器具を介して伝播する。	●感染性胃腸炎：ノロウイルスが多い。ほとんどが経口感染。感染力が強く、少量のウイルスでも感染する。潜伏期間は1～2日。おむつや嘔吐物の処理に注意が必要。主症状は、吐気、嘔吐、腹痛、下痢。通常は1～2日続いたあと治癒する。消毒にはアルコールは無効で次亜塩素酸を用いる。 ●疥癬症：ヒゼンダニが皮膚に寄生することで発生する。潜伏期間が長く、約1か月から2か月。通常の疥癬と重症の疥癬（ノルウェー疥癬）がある。通常の疥癬と重症の疥癬では感染力が大きく異なる。重症の疥癬は、激しい痒みを伴うことが多い。疥癬虫は皮膚から離れると比較的短時間で死滅する。熱に弱く、50℃、10分間で死滅する。ヒト─ヒト間の濃厚接触で感染し、衣類や寝具を介しての感染はほとんどない。通常の疥癬は標準予防策で十分である。 ●白癬症：真菌や皮膚糸状菌による。足白癬、頭部白癬、爪白癬、体部白癬、股部白癬、手白癬などがある。白癬菌に接触したと考えられるときには、24時間以内に洗い流す。外用抗真菌剤や経口抗真菌剤を用いる。 ●多剤耐性菌：メチシリンのみでなく多くの抗菌薬に耐性を示す黄色ブドウ球菌。MRSA（メチシリン耐性黄色ブドウ球菌）、VRE（バンコマイシン耐性腸球菌）、MDRP（多剤耐性緑膿菌）などがある。この菌自体は健康な人に感染しても問題はないが、高齢者や感染への抵抗力が低下している人、衰弱の激しい人、慢性疾患を抱えている人に感染すると、肺炎、敗血症、腸炎、髄膜炎、胆管炎などを発症する。
飛沫感染	咳、くしゃみ、会話などで発生する飛沫粒子により感染する。飛沫は空気中を浮遊しないので、通常1m程度の距離で落下する。	●インフルエンザ：インフルエンザウイルスによる。感染力が非常に強い。急に38℃から40℃の高熱が出るのが特徴。倦怠感、筋肉痛、関節痛などの全身症状が5日ほど続く。気管支炎や肺炎を併発しやすい。潜伏期間は1～5日（平均3日）。
空気感染	咳、くしゃみなどで、飛沫核（5μm以下）として浮遊し伝播する。空気中に浮遊し、空気の流れにより飛散する。	●肺結核：結核菌により、主に肺に炎症を起こす疾患。重症で排菌のある場合には入院が必要である。結核の既往があるときは免疫力の低下により再燃する場合がある。2週間以上続く咳や痰などの症状のあるときには、受診が必要である。

観察視点⑦ ◀◀◀

再発防止
感染症発症の原因を検証し、再発予防のための観察と対応を家族とともに実行できるように調整する。

再発防止のための支援

　再発防止のためには、家族の協力が重要である。今回の感染症発症の原因を家族とともに確認し、さらには、今回の発症後の対処へのねぎらいをしたうえで、再発防止の対策を一緒に考える。

　地域の流行感染症の動向について、国立感染症研究所のホームページなどで確認し、情報を把握して家族に対して感染予防を啓発することも必要である。

（水戸美津子）

事故防止のための観察

View Point　生活の場は，そこで生活する人の思いが強く反映されており，生活のしやすさなどは在宅療養者本人や家族以外による視点からは判断できない場合が多い。訪問看護師は，生活空間は生活者一人ひとりの身体機能や価値観の表れであると認識すべきである。事故防止のために制限や禁止を強いるのではなく，在宅療養者本人とその家族の希望や思いを尊重した対応を検討する必要がある。

事故防止のためのリスク評価─在宅における危険─

在宅療養者と家族

　一般家庭における事故のリスクは，人口動態調査から把握することができる［図表2-14］。家庭内における不慮の事故による主な死亡原因は，不慮の溺死および溺水，食物による窒息，転倒・転落である。これらの事故による死亡者の多くが65歳以上である。高齢者は，加齢に伴う身体的機能の変化によってさまざまな危険に曝されているといえる。**入浴や食事，歩行時は事故が起こりやすいため注意が必要である**。特に入浴時は，脱衣室や浴室の温度差による急激な血圧の変化により脳血管系疾患や心筋梗塞を発症するリスクが非常に高い。さらに，在宅では地震や水害等の自然災害に加え，交通事故や犯罪等に巻き込まれる場合がある。これらの危険に関するリスクは住宅の立地や構造，地域の特性などからある程度は想定できる。しかしながら，想定の範囲を越えた危険に対処することは難しいことも事実である。したがって，必要最低限で実現可能なレベルでの備えが必要であるといえる。
　在宅療養者は身体的側面や精神心理的側面，環境的側面に加え，医療に関連する事柄などが関連して，一般家庭より事故のリスクが高まっている。

●身体的要因に起因するリスク●

　身体的側面については，さまざまな疾病や後遺症による影響から，運動機能や感覚機能，認知機能が低下している場合がある。特に，**上下肢の運動機能や視覚障害がある場合は，玄関や廊下，部屋のなかでの転倒事故が起こり**

> ▶▶▶ **観察視点①**
>
> 事故発生のリスク
> 事故発生のリスクは，身体的・精神心理的・社会的側面からとらえる必要がある。また，安全に在宅ケア活動を展開するうえで，起こりうるリスクを想定することが大切である。

事故防止のためのフローチャート

事故防止のためのリスク評価

在宅療養者と家族

観察視点
- 身体的側面
  病状，バイタルサイン，身体機能，感覚機能など
- 精神心理的側面
  認知状態，活動意欲（生きがい），心理状態など
- 環境的側面
  同居家族，住環境，地域特性，支援体制（近隣住民，医療機関，関連機関）

在宅ケア活動

観察視点
- 医療に関連する項目
  人工呼吸器等の医療機器，輸液セット等の医療物品の使用
  麻薬等の薬剤の使用
- その他
  交通手段，地域特性
  個人情報の管理状態，スタッフの勤務体制など

事故防止のための調整

事故予防策の立案

観察視点
- 在宅療養者本人および家族の希望を踏まえた計画
- 事故予防策の理解と納得
- 緊急時の取り決め（利用可能な地域資源）
- 家族の状況（理解の程度，協力体制など）

事故予防策の実施

観察視点
- 事故予防策の実施状況
- 情報共有の状況
- 支援体制の状況
- 家族の状況（理解の程度，協力体制など）
- トラブル発生状況とその解決方法の実際（事故につながるおそれがある問題）

事故発生時の対応

影響の把握と緊急処置

観察視点
【発生直後〜数日間】
- 身体的側面
  意識や循環呼吸の状態，外傷や疼痛の有無
- 心理状況（不安や不穏な様子の有無）
- 生活動作の変化，家族などの支援状況

関係機関への連絡

事故要因の分析

観察視点
【発生から数週間】
- 日常生活動作の状況
- 心理状況（ストレスの有無など）
- 家族の言動
- 関係スタッフの言動
- 医療に関する項目
  追加された医療処置や事故予防策
- 変更のあったケア

再発防止のための支援

事故防止のための観察

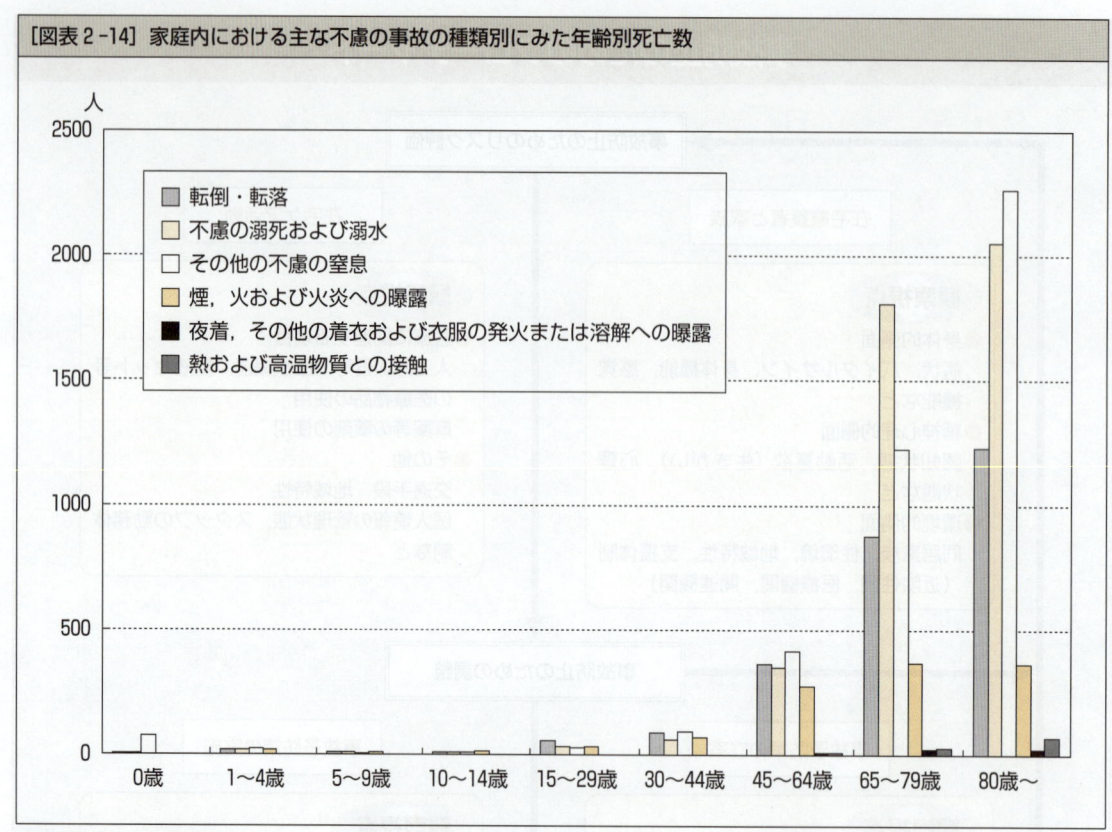

[図表2-14] 家庭内における主な不慮の事故の種類別にみた年齢別死亡数

凡例：
- 転倒・転落
- 不慮の溺死および溺水
- その他の不慮の窒息
- 煙，火および火炎への曝露
- 夜着，その他の着衣および衣服の発火または溶解への曝露
- 熱および高温物質との接触

（縦軸：人，0〜2500）
（横軸：0歳，1〜4歳，5〜9歳，10〜14歳，15〜29歳，30〜44歳，45〜64歳，65〜79歳，80歳〜）

平成22年度人口動態調査

やすい。さらに，空間や物の位置関係をとらえにくくなっている場合や自分自身の体力や身体状況を正しく認識していない場合は，リスク要因となる。ただし，自宅ではこのような障害やリスクがあったとしても，環境に慣れることで予防的な行動（危険回避行動）をとることができる場合がある。しかしながら，退院後間もない時期や外出先など環境が変化した場合は，転倒のリスクが高まるため，退院直後や外出した場合は注意が必要である。

また，外来受診後，自家用車で自宅まで帰ったところ，玄関先で転倒する場合がある。長時間の移動や外出が疲労につながり，結果として，ふだんは問題とならない低い段差でもつまずくことがあったり，バランスを崩すことがある。さらに，在宅でのリハビリテーション実施中や室内での移動の際などで訪問看護師などのスタッフがそばにいるときにも転倒事故が起こることが報告されている。つまり，**転倒事故は，在宅療養者の身体機能に加え，疲労状況や環境，ケア実践などの要因が複雑に関連して発生するといえる**。在宅療養者は常に転倒事故のリスクが高い状態なのである。

また，脳梗塞後の後遺症などにより嚥下機能が低下している場合は，食物による窒息や誤嚥のリスクが高い。**家族が食事介助中の注意点などを十分理解していない場合や介護力が十分でない場合には注意が必要である**。

●**精神的要因に起因するリスク**●

一方，精神心理的側面については，認知機能が低下している場合や心理的

▶▶▶ 観察視点②

転倒のリスク評価視点
- 過去1年に転んだことがある……………5点
- 背中が丸くなってきた……………2点
- 歩く速度が遅くなってきた……………2点
- 杖を使っている…2点
- 毎日5種類以上の薬を飲んでいる………2点

該当項目の合計が7点以上は「要注意」
（簡易式「転倒チェックシート」[*1]より）

2 在宅療養者の暮らしの観察

に落ち着かない場合がある。つまり，在宅療養者が自身の状況を正しく判断できないためにさまざまな危険に曝されることになる。例えば，熱湯など熱いものが入っているポットや鍋を触ったり，異物や家庭内の薬品などを間違って口にすることもある。タバコの後始末がきちんとできないこともある。

●環境に起因するリスク●

　環境的側面では，同居している家族や支援体制，住環境，地域特性がリスクと関係する。自宅で医療を受けている場合，その家族が何らかの形で介護に参加している場合が多い。家族の状況によっては，在宅療養者の身体状況に適した介護が実践できない場合もある。例えば，嚥下機能が低下している場合に食事介助が適切に行われないと，誤嚥のリスクが高まる。さらに，家族と在宅療養者との関係や，地域住民およびサービス提供者の支援の状況によっては虐待発生のリスクが高まる場合がある。また，一人暮らしの認知症高齢者では，詐欺などの犯罪に巻き込まれる危険がある。

　また，自宅内だけでなく，周辺地域における危険を考慮すべきである。仮に，認知機能が低下している人が一人で外出した場合では，外出後，帰宅できなくなったり，事故や事件に巻き込まれるリスクが高まる。自動車や自転車を運転する場合は，物損事故・人身事故を起こすことも考えられる。その場合，影響は甚大で，生命だけでなく経済的な負担を負うことになる。

在宅ケア活動

●医療に関連するリスク●

　人工呼吸器や在宅酸素療法用器具などの医療機器を使用している場合や，点滴による静脈栄養や胃ろうからの経管栄養や麻薬系薬剤による疼痛管理を実施している場合は，事故発生のリスクが非常に高くなる。万が一，医療機器が正常に作動しなかったり，点滴や栄養剤，医薬品が正しく使用されなかった場合は，呼吸機能や循環機能に直接影響し，命にかかわる事態に陥る。

　訪問看護師は，医療機器の作動状況や医薬品等の管理実態について把握する。また，在宅酸素療法を行っている在宅療養者とその家族には，火災を防ぐため，裸火（ストーブ，タバコ，ライター，ロウソク等）に近づかないように指導する必要がある。

　人工呼吸器を装着した状態での外出は，事故発生リスクが高まるため，特に注意が必要である。移動時は，チューブ類やバッテリーの充電状況を常にチェックする。また，手動換気のためのアンビューバッグなど応急処置に使用する物品の準備をする。

　さらに，気管切開をしている在宅療養者であれば呼吸器感染症，膀胱留置カテーテルを挿入中であれば尿路感染症，胃ろうを造設している者であれば

誤嚥性肺炎や腹膜炎の出現が考えられる。栄養状態が悪化している場合は，これらの感染症を起こすリスクがさらに高まる。

在宅の場合，多数の人が出入りするなどの住環境における衛生状態や限られた衛生物品，不完全な清潔操作などが関連するため，感染症が発生するリスクが高まる。

●その他のリスク●

一方，訪問看護師は，訪問看護ステーション等を拠点として在宅まで自動車や自転車を使っての移動が必要である。**安全運転を心がけたとしても，自動車や自転車が故障した場合は思わぬ事故につながる**。また，目的地までの道のりで交通事故をはじめとしたさまざまなトラブルに遭遇する危険性がある。さらに深夜の訪問が必要になった場合には，昼間とは違った問題が発生するおそれもある。

さらに，**在宅療養者の記録類の個人情報の取り扱いには注意が必要である**。ケア実践に必要な書類でも，訪問看護ステーション等の拠点から持ち出すことは，紛失や破損のリスクとなる。

> **午前中に事故が多発する傾向にある**
> 訪問看護ステーションを対象にした調査（※）によると，事故発生時間は9時から12時までが全体の半数となっている。その原因ははっきりしていないが，午前中の訪問は特に注意が必要であるといえる。
> ※全国訪問看護事業協会調べ

事故防止のための調整

事故防止策の立案

事故防止策を立案する場合は，**在宅療養者一人ひとりの状況を踏まえ，どのような事故が起こりうるのかを想像する**。また，**訪問看護の際におけるケア実践に関連する事故を防ぐための基本的な対策も立案する**。

在宅医療の場では，事故防止策を立案する場合は在宅療養者およびその家族との話し合いに基づくものでなくてはならない。したがって，**在宅療養者およびその家族が，立案した事故防止策について納得しているかどうかを確認する必要がある**。

訪問時に起こりやすい転倒事故を例に説明する。例えば，機能訓練を実施する部屋の室温が低い場合には，温度変化による循環動態の変調を回避するために，可能な限り暖房を使い部屋を暖めたり，衣類を追加するなどの工夫をする。さらに，バランスを崩すなど転倒につながるような出来事が起き

▶▶▶ **観察視点③**

事故防止策
事故防止策は，在宅療養者とその家族にとって実現可能であることと，当事者が納得した内容である必要がある。事故発生に関連する情報は関連職種間で共有できるような体制を整える。また，訪問看護師を含め関係する専門職のスキルアップも事故防止策の一つである。

[図表2-15] 緊急時の対応に必要となる情報

必要な情報（必ず確認する事項）	特別に必要な情報（必要に応じて確認する事項）
●かかりつけ医（主治医）およびその連絡先 ●ケアマネジャーおよびその連絡先 ●協力病院・病棟およびその連絡先 ●訪問看護ステーションおよびその連絡先 ●治療中の疾患，治療内容 ●使用薬・用量，服用上の注意 ●家族およびその連絡先 ●市町村担当者	●心臓ペースメーカーを装着している場合 　設定，形式，メーカー名，機器が故障した際の緊急連絡先 ●在宅酸素療法をしている場合 　投与酸素量，機器が故障した際の緊急連絡先 ●透析療法を受けている場合 　透析治療機関名，連絡先，透析間隔，体重，透析の条件など ●膀胱または直腸ストーマのある場合 　使用中のストーマ用具

[図表2-16] 事故防止のために調整が必要な地域の人的公的資源

民生委員，町内会，社会福祉協議会，警察（交番），消防署等の組織，市町村の医療介護福祉担当者

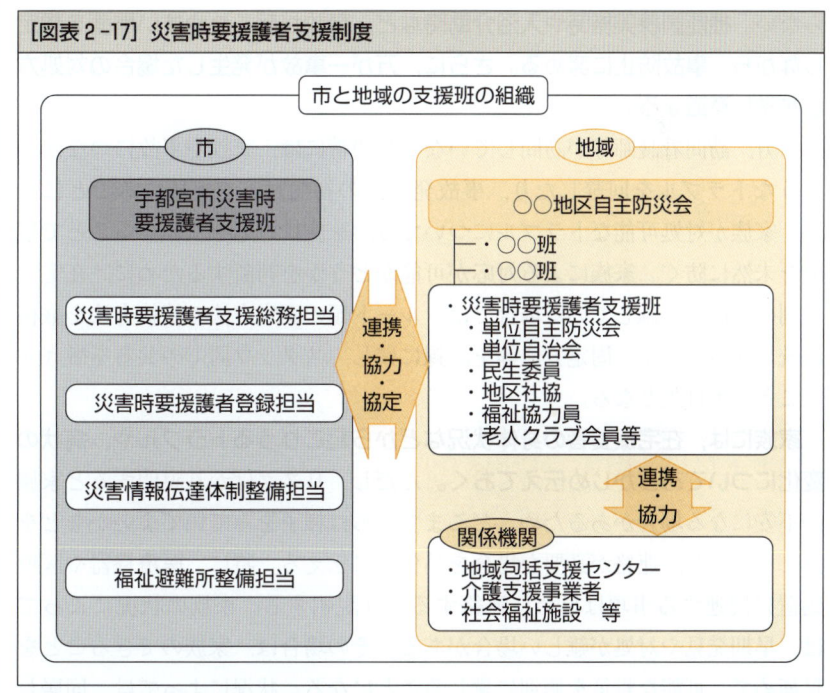

[図表2-17] 災害時要援護者支援制度

市と地域の支援班の組織

市
- 宇都宮市災害時要援護者支援班
- 災害時要援護者支援総務担当
- 災害時要援護者登録担当
- 災害情報伝達体制整備担当
- 福祉避難所整備担当

連携・協力・協定

地域
- ○○地区自主防災会
  - ・○○班
  - ・○○班
- ・災害時要援護者支援班
- ・単位自主防災会
- ・単位自治会
- ・民生委員
- ・地区社協
- ・福祉協力員
- ・老人クラブ会員等

連携・協力

関係機関
- ・地域包括支援センター
- ・介護支援事業者
- ・社会福祉施設　等

宇都宮市災害時要援護者対応マニュアル

　場合に対応したり，事故が起きた場合でも影響を最小限にするための工夫や準備を考えておく。対応策として，ケア中はいつでも外部と連絡がとれるように携帯電話がすぐに使えるようにすることが必要である。
　一方，家族が，事故につながるようなトラブルの第一発見者となったり，初期対応者となる場合がある。したがって，在宅では，**家族が介護している時間帯における事故防止のための計画が必要となる。家族の状況や介護力を見極め，考えうるトラブルの緊急性を考慮した具体的な事故防止計画を立てる**。緊急時の対応策として，訪問看護ステーション等による24時間連絡体制

や自治体等による緊急通報システムを利用することも検討する。また，必要事項を記入した表やカードを作成し，いつでも確認できるようにする［図表2-15］。

また，大規模な災害が起きた場合など，通常の支援体制が十分機能できない状況になると，近隣住民による支援が不可欠となる。そこで，**近所の住民など地域の人々とのかかわりを踏まえ，地域資源を活用した具体策も考える**。事故防止のために調整が必要な地域の人的公的資源を整理しておくことも重要である［図表2-16］。訪問看護師は，市町村で整備されている災害時要援護者支援制度等について理解しておくべきである［図表2-17］。

事故防止策の実施

●事故防止策の徹底●

訪問看護師が訪問している際は，事故防止策が確実に実施されなくてはならない。**機能訓練実施時や入浴介助時など，事故が起こりやすい場面を想定しながら，事故防止に努める**。さらに，万が一事故が発生した場合の対処方法を常に意識する。

一方，訪問看護師等が訪問していない時間帯には，家族が事故につながるようなトラブルを回避したり，事故発生時の初期対応を実施することになる。家族が対処可能なトラブルについては，家族に対応を依頼することで事故を未然に防ぐ。家族による対応が可能かどうかを判断するために，在宅で薬剤の点滴を実施している場合では，ルート類の固定方法や接続方法を厳格に統一することや，固定方法等を記録に残し，スタッフ間での共有を徹底することが不可欠となる。

家族には，在宅療養者の身体状況などから起こりうるトラブルや，病状の変化についてあらかじめ伝えておく。ただし，リスクばかり説明すると家族が不安になる場合があるため，どこまでならば様子をみていてよいかなどを詳しく説明し，連絡が必要な場合を具体的に伝える。特に，医療機器や医療処置に関連する事項は早めに連絡するよう説明する。家族の状況によっては，早期発見や対処が難しい場合がある。その場合は，家族のできることを見極めて，可能な対策を個別に講じることになる。状況によっては，同居していない家族にも協力を依頼する。

在宅療養者本人には，可能であればふだんの生活のなかで不便に感じていることや心配なことを話してもらうと同時に，事故につながらないような心がけを説明する。

また，**家族による虐待のリスクが高い場合では，介護負担軽減のための取り組みに加え，虐待を早期に発見するための観察が必要である**。

●スタッフ教育●

在宅医療を支えるスタッフ全員が安全に在宅の場に赴くことで，在宅での

医療やケアが確実に行われる。スタッフに対しては，在宅での事故防止に関する内容に加え，自動車等による移動中の事故に関する講習会等を実施する。また，在宅療養者との信頼関係とスタッフ一人ひとりの倫理観によって，在宅療養者とその家族の安全と，スタッフ全員の安全が守られているといえる。したがって，**看護師の倫理綱領や事業所の理念などを意識できるような取り組みや定期的な事故予防教育が必要である**。さらに，個人情報は事業所から持ち出さないこととするなど，**事故防止のための規定やマニュアルを整備し，遵守する**。なお，規定や業務マニュアルは定期的に見直し，不具合があれば内容を修正したり，付け加えたりする。

●情報の共有●

　在宅療養者とその家族を支えるすべてのスタッフが情報や問題意識，対策方法を共有し，事故防止策を実施する必要がある。この場合，チームワークを意識した取り組みが重要である。チームワークを円滑にすすめるためには，スタッフ各々が自分の専門性を十分に発揮しながら，異なる専門職同士で情報交換を行うことができ，それぞれの立場でさまざまな事柄に対して討議することが求められる。**訪問看護師は，サービス担当者会議等において，在宅療養者およびその家族の健康状態を含め，日頃の様子や予測される危険に加え，事故防止策の実施状況について説明する役割を担っている**。

特別な配慮が必要となるケースの場合

認知症の症状のある人が在宅で生活しているケースでは，特別な配慮が必要となる。自宅内外にどのような危険があるのかを把握して，具体策を立案する。例えば，認知症の人が自動車を運転することは非常に危険であるため，家族と相談しその人が運転できないように鍵の保管場所を変更したり，車を処分するなどの対応を検討する。

事故発生時の対応

観察視点④

事故発生時
事故発生時は，在宅療養者の生命と安全の確保が最優先となる。事故に関連する情報は，かかりつけ医や関係機関へ確実に伝える必要がある。

影響の把握と緊急処置

　事故発生時に最優先すべきことは，在宅療養者の生命と安全の確保である。事故による在宅療養者への影響を把握し，意識がなかったり，脈拍が触知できない場合は，一次救命処置を実施する。
　状況が落ち着いたら速やかにかかりつけ医に状況を報告し，応急処置の実施や医療機関への受診などについて相談する。状況によっては病院に救急搬送をする。救急車による搬送が必要な場合は，救急隊員に搬送先に加え基本情報やバイタルサインを伝える。さらに，あらかじめ準備してあった疾患や障害，内服薬などに関する情報を記載したカード（お薬手帳など）を活用し，

必要な情報も伝える。訪問看護師は，事故発生からできるだけ早い段階で，事故発生の経緯や具体的な影響を記録に残す。事故に関連した物品や資料等があれば保管する。

関係機関への連絡

事故が発生した場合は，まず自身の所属機関の管理者に報告する。管理者は担当医，保険会社，ケアマネジャー，市町村等に連絡する。あらかじめ準備してあった覚書等を活用し，関係各所への連絡が円滑かつ確実に実施できるようにする。

事故要因の分析

事故発生の状況については，事業所等の取り決めに則って報告書等を作成する。**報告書に基づき事故前後の内容を確認したり，原因の分析を行い，再発防止策の立案や既存マニュアルの見直しをする**。事故の状況や再発予防策，見直したマニュアルについては事業所内全員が把握できるようにする。

▶▶▶ 観察視点⑤

事故発生後
事故発生後は，事故発生要因を分析し，事故予防策の立案につなげる。訪問看護師は，家族に対して事故に関する説明や再発防止のための支援を行う。

[図表2-18] 高齢者の自宅における転倒予防のためのチェックリスト（抜粋）

床	□歩くときに家具がそばにあるか。 □カーペット類を敷いているか。 □本来床に置かないもの（紙や雑誌，箱など）があるか。 □紐や電源コードの類があるか。
階段	□階段のステップに物が置いてあるか。 □階段が壊れていたり，外れていないか。 □階段全体が明るく照らされているか。 □階段照明用のスイッチが階段の両端にあるか。（スイッチの位置がすぐにわかるような工夫があるか（光るなど）） □照明用のランプなどが切れていないか。 □階段に敷いたカーペットの破損は無いか。 □手すりが壊れていないか。手すりは両側にあるか。
台所	□ふだんよく使うものを高い戸棚に収納していないか。 □高いところの物をとるときに使う踏台は壊れていないか。
風呂場	□浴室や脱衣所の床は滑りやすくないか。 □浴槽から出るときやトイレの際に介助が必要か。
寝室	□枕もとに置いた照明までの距離は離れていないか。（夜起きたときにすぐに照明のスイッチを入れられるか） □トイレまでの廊下が暗くないか。

CDC：Check for Safty, A Home Fall Prevention Checklist for Older Adults, 2005.を一部改変

再発防止のための支援

　事故が発生した場合，在宅療養者本人や家族，担当者の間で今後の対応について検討し，方針を決める必要がある。**在宅療養者のニーズが最大限満たされるよう配慮しながら，事故の再発を防ぐためにケア方法の変更をしていく**。例えば，入浴中に意識消失を起こした在宅療養者に，自宅のお風呂に入りたいという強い希望があったとする。この場合，入浴を全面的に禁止するのではなく，入浴時の循環状態の変動を最小限にするために室温を高めたり，万が一意識消失しても呼吸は維持できるようお湯の量を少なめにするなどの工夫をする。

　ケアの方法を変更したり，家具など物を移動するなどの行為の目的は事故防止にあるが，あくまでもそこで生活する人の同意を得ることが最低限必要であることは言うまでもない。

（川上勝・水戸美津子）

引用文献

*1　鳥羽研二ほか：転倒リスク予測のための「転倒スコア」の開発と妥当性の検討，日本老年医学会雑誌，42(3), 346-352, 2005.

参考文献

◎1　NPO法人HAICS研究会PICSプロジェクト編著：訪問看護師のための在宅感染予防テキスト――現場で役立つケア実践ナビ，メディカ出版，2008.
◎2　日本看護協会：感染管理に関するガイドブック改訂版，日本看護協会，2004.
◎3　日本看護協会：看護業務基準集 2007年改訂版，日本看護協会出版会，2007.
◎4　甘利てる代：高齢者ケアの風景　高齢者とバリアフリー――介護予防の住宅を設計する女性建築士，COMMUNITY CARE, 13(2), 8-9, 2011.
◎5　中谷充志ほか：在宅における転倒した場所の追跡調査，奈良理学療法学，3, 71-72, 2009.
◎6　亀井智子ほか：都市部在住高齢者における転倒発生場所の現状からみた転倒予防教育プログラムの検討―東京都中央区2町の調査から，聖路加看護大学紀要，35, 52-60, 2009.
◎7　高村浩ほか：見逃せない！　6つのリスクマネジメント―訪問看護の現場から，COMMUNITY CARE, 8(10), 15-24, 2006.
◎8　水野優季ほか：ALS在宅人工呼吸療養者の外出時におけるリスクマネジメント，癌と化学療法，31（supplementⅡ），214-216, 2004.
◎9　西村敏樹：在宅高齢者医療における医療事故とリスクマネジメント，老年精神医学雑誌，17(9), 646-950, 2006.
◎10　岡田晋吾：高齢者医療事故に対する危機管理体制―在宅医療における危機管理体制，Geriatric Medicine, 46(2), 137-140, 2008.
◎11　和田忠志：高齢者の在宅医療，Modern Physician, 29(3), 363-365, 2009.
◎12　CDC：Check for safty A Home Fall Prevention Checklist for Older Adults, 2005. (http://www.cdc.gov/HomeandRecreationalSafety/images/CDC_Guide-a.pdf) 2011.11アクセス

◎13 高野憲城・青木佳史編：高齢者・障害者の権利擁護実務シリーズ①法律家と実務家が多くの裁判例をもとに記す，介護事故とリスクマネジメント，88-96，2004.
◎14 社団法人全国訪問看護事業協会編：そこが知りたい！ 事故事例から学ぶ訪問看護の安全対策，139-145，日本看護協会出版会，2006.
◎15 宇都宮市災害時要援護者対応マニュアル

3 日常生活活動を支える観察と看護

Introduction

　本章では，在宅における日常生活活動を支える，食事をすること，排泄をすること，清潔を保つこと，移動すること，コミュニケーションをとることを支援するためのアセスメントを中心に説明している。

　「食事をする」では，楽しみとしての「食べること」と生命を維持するための「栄養補給」のバランスを常にとるように観察を行い，支援することが重要であることを説明している。そのため，その人がどのような食生活をしているのかを訪問のたびによく観察し，そのうえで加齢や疾病による心身の影響をアセスメントすることが重要である。摂食・嚥下障害の具体的観察についても記述している。

　「排泄をする」では，排泄の援助は人としての尊厳が損なわれやすいため，排泄環境の観察，排泄パターンの観察，加齢や疾病による影響を踏まえた観察について説明している。また，排泄障害の具体的観察と看護について解説している。

　「清潔を保つ」では，栄養管理と同様に，清潔にしていることによる爽快感と感染予防の観点から説明している。そのため，その人がどのような清潔習慣を有しているのか，皮膚や粘膜はどんな状況であるのかなど，全身を観察することの重要性について言及している。

　「移動する」では，生活の自立を支えるためにADLおよび精神心理状況の観察の重要性と安全な環境の確保と社会的・情緒的支援のための観察の重要性について記述している。

　「コミュニケーションをとる」では，在宅療養者が自分の意思を伝え，相手の意思を受け取り，QOLを維持するために最も基本的で最も重要な観察と支援の方法について説明している。コミュニケーション能力の観察は，身体的側面と心理・社会的側面から説明し，コミュニケーション能力保持のための支援については，それぞれ聴覚障害レベル，言語障害レベル，精神障害レベル，認知症レベルにわけて説明している。

　フローレンス・ナイチンゲールは**「観察は雑多な情報や珍しい事実を積み重ねるためにするものではない。生命を守り健康と安楽とを増進させるためにこそ観察する」**（『看護覚え書』p.197）と述べている。在宅療養者の日常生活活動を支えるための観察と看護は，生命を守り健康と安楽（楽しみ）とを増進させるために必須の項目である。

食事をする

View Point　在宅療養生活における栄養管理の視点としては、生活のなかの楽しみとして「食べること」と生命を維持する「栄養補給」という二つの側面から在宅療養者を支援することである。加齢や疾病等の影響を受けながらも楽しく食事ができているか、摂食・嚥下の状態を観察しながら生命を維持するために安全で確実な栄養補給がされているかを確認したうえで、個々の家庭にあった方法で支援していくことが求められる。

食生活の観察

食べることの意味が満たされているか

観察視点①

楽しみという視点
病院では生命維持としての栄養管理が重視されるが、在宅では生活のなかでの楽しみとしての食事、生活リズムを整えるための食事という視点から観察し、支援することが必要である。

　人間は、視覚によって食事の色や形、内容を認識し、食器の音や咀嚼時に食物から発せられる音を聞き、匂いをかぎ、舌で味や食感を感じている。五感を働かせて食事を楽しんでいる。在宅療養生活において、食事は生命を維持するために食べるという生理的欲求を満たすだけでなく、可能な限り季節感を感じられる食事や嗜好食品を取り入れることによる喜びや楽しみという視点から食生活全般にわたって支援していくことが必要である。食事をすることを楽しいととらえているのか、食事動作などに苦痛を伴うために、つらい思いをしながら食べていないか、家族に遠慮しながら食事していないかなど、在宅療養者と家族が食べることをどのようにとらえているのかを観察し、把握する必要がある。経管栄養（胃ろうを含む）をしている場合には、食べたという感じを体験できるような工夫が可能かなどを観察し、アセスメントすることが大切である（水戸美津子編『新看護観察のキーポイントシリーズ　高齢者』214-220、中央法規出版、2011．参照）。

　さらに、食事は1日3回摂ることで生活リズムを整える役割もある。ベッドから離れて椅子に座って食事をとることは、誤嚥の予防や生理的な消化管運動を助けるばかりでなく、気分転換となり意欲の向上にもつながることを本人や家族が理解できるように支援する。その際に、食物の自力摂取は生きる力につながるが、ときには頑張りすぎたり、うまくいかないことで、意欲の減退につながる可能性もあることを考慮する。

「食事をする」のフローチャート

```
                        食事をする
                    ┌───────┴───────┐
               食生活の観察         摂食・嚥下障害の観察
```

食生活の観察

- 食べることの意味が満たされているか

  観察視点
  病院では生命維持としての栄養管理が重視されるが，在宅では生活のなかでの楽しみとしての食事，生活リズムを整えるための食事という視点から観察し，支援することが必要である。

- 食生活・食習慣の観察

  観察視点
  在宅の場では，誰が食事を作っているのか，どこの部屋で誰と食事をしているのかなどの食習慣や食事パターン，嗜好について，また，食中毒を引き起こす危険性はないかなどを観察することが必要である。

- 加齢による全身への影響の観察

  観察視点
  加齢に伴い食物摂取過程が変化し，さらには消化吸収機能の低下や口渇中枢の反応が鈍くなることなどにより，食事を楽しむことが難しくなっていないかどうかを観察する。

摂食・嚥下障害の観察

- 全身状態の観察

  観察視点
  摂食・嚥下障害がないかどうか，体重減少や全身状態，さらには脱水による傾眠傾向などがないかどうかを観察する。

- 食物形態の選択

  観察視点
  摂食・嚥下障害がある場合，食べやすい食物の選択は重要である。形状，量，嗜好が嚥下能力に適しているかどうか，食欲を刺激する内容であるかどうかを観察する。

- 自助具の必要性と選択

  観察視点
  食事の自助具は，適切な用具を選択し，障害があっても残存機能を十分に発揮し，より豊かな食生活を送ることができるように援助していくことが重要である。

　在宅療養者が高齢の場合には，一般的に視覚・嗅覚・味覚等感覚器の機能低下により，食事の際の情報の入力が低下するため，食事をおいしく摂取できなくなる。つまり，食物の盛りつけがよく見えない，香りを楽しむことができない，味覚の機能が落ちて味がうすく感じられるなどということが生じる。そのうえ，言語機能も低下し，楽しく会話できないことなどが生じる。このような状況を本人や家族とともに認め合ったうえで，個々のケースに合った支援方法をとることが求められる。

食生活・食習慣の観察

> **観察視点②**
> 食生活・食習慣
> 在宅の場では，誰が食事を作っているのか，どこの部屋で誰と食事をしているのかなどの食習慣や食事パターン，嗜好について，また，食中毒を引き起こす危険性はないかなどを観察することが必要である。

　在宅における食生活および食習慣は，それぞれの家庭で異なっている。食生活は，居住地域による食文化の影響や，その人がどのような生活を送ってきたのかという，社会・文化的背景の影響を強く受ける。そのため，食生活全般を通じた観察が必要である。例えば，朝食はパンあるいはおかゆだけという人もいれば，昼は菓子パンだけという人から，三食すべてご飯と味噌汁を食べる人までさまざまである。さらには，レトルト食品などの加工食品で食事を済ませている人から，三食すべて家族が手作りしている家庭までさまざまある。

　そのため，食事ごとの内容・種類，食物形態，嗜好品に関して観察することが必要である。さらに，調理は誰が担当し，食事の買い物は誰がしているのかを把握しておく。在宅療養者本人はどこの部屋で誰と食事をしているのか，食中毒を引き起こす危険性はないかなども観察することが必要である。特に，介護者が高齢の場合には，食品の保管状況が十分に安全かどうかを確認することが必要である。食中毒に関する観察と助言は重要なことであるが，**指示的な口調になると家族によっては神経質になりすぎて介護負担感が増大したり，食事を作ることに拒否的になったりすることもあるので注意が必要である**。家族の在宅生活を支えるモチベーションを常に維持するようにサポートするのも訪問看護師の重要な役割である。家族が工夫しながら食事を作っている場合には，家族へのねぎらいの言葉がけを忘れてはならない。食生活の観察は，本人や家族から聴き取るだけでなく，ときには食事時間に合わせた訪問を計画することが望ましい。

加齢による全身への影響の観察

> **観察視点③**
> 加齢による影響
> 在宅療養者の多くは高齢者である。高齢者は加齢に伴い食物摂取過程が変化し，さらには消化吸収機能の低下や口渇中枢の反応が鈍くなることなどにより，食事を楽しむことが難しくなっていないかどうかを観察する。

●加齢に伴う食物摂取過程の変化●

　高齢者は嚥下反射が低下し，いわゆる「むせ」が多くなり，水分の多い食物や飲み込みにくい食物の摂取を自然に自制するようになる。

　さらに，加齢により唾液分泌の減少，歯牙の欠損，舌・口唇・頬の筋力低下による咬筋力の低下などが生じることで，咀嚼機能も低下する。歯牙の欠損については，義歯の装着により改善できるが，長期にわたり装着していない場合，歯肉の萎縮により義歯が合わなくなることもある。このため，食べにくい点はないかを観察し，義歯の装着状態を確かめる必要がある。必要に応じて訪問歯科診療を依頼する。

●加齢に伴う消化吸収機能と食欲の低下●

　加齢がすすむにつれて，各種消化酵素は減少し，食物の消化吸収を阻害す

る。このため，消化管内の食塊停滞時間が延長し，胃のもたれや腹部膨満感等の胃周辺部の不快感が現れたり，胃噴門部の括約筋の低下も加わり胃から食道への食物の逆流を起こしやすくなる。逆流性食道炎を起こしやすくなるため，食事摂取後は少なくとも1時間以上は臥位にならないように助言しておく。唾液分泌も低下していることが多いため，食事前にお茶などで口をゆすぐことは咀嚼による食塊の吸収を助け，嚥下をスムーズにすることを本人や家族に伝えることも必要である。安全・安楽を守るためにも，消化吸収のよい食品を選択し，水分摂取のタイミングを図るように助言する。積極的な水分摂取は口腔内の清潔保持とともに食欲増進にもつながり，さらには便秘の予防にもつながることを本人や家族に説明し協力を得るようにする。特に，一般に高齢者は，口渇中枢の機能が低下するために喉の渇きを感じにくいため，容易に脱水に陥りやすいことも説明しておく。

加齢とともに五感機能の低下あるいは喪失があり，視力低下や老人性難聴，嗅覚異常，知覚・味覚異常などにより食欲は一般的に減退する。訪問時には，食事の摂取量についても把握しておくことが必要である。

摂食・嚥下障害の観察

全身状態の観察

▶▶▶ **観察視点 ④**

全身状態
摂食・嚥下障害がないかどうか，体重減少や全身状態，さらには脱水による傾眠傾向などがないかどうかを観察する。

摂食・嚥下は一連の動作であり，食物の認知から口腔・咽頭・食道から胃に至るまでの過程である［図表3-1］。

食物を認識してから食塊形成するまでの過程を一般に「摂食期」と呼ぶ。さらに摂食期は，視覚により食物を認知する先行期と，咀嚼により口腔内で食塊を形成するまでの準備期に分類される。経口から摂取された食物は，まず口腔内でよく噛み砕かれ，唾液と混ぜ合わされることによって飲み込みやすい形状の食塊へと変化する。この運動を咀嚼という。咀嚼運動を経て食塊となった食物は食道を通り，胃へ送られる。この過程が嚥下運動である。嚥下期は口腔期，咽頭期，食道期の3相に分けられる。摂食・嚥下のそれぞれの過程での観察視点と援助方法については［図表3-2］に示した。

摂食・嚥下障害はさまざまな疾患が原因で生じ，❶器質的疾患（解剖学的な構造上の変化），❷機能的原因（解剖学的には問題はないが，動きに異常があることによって生じる），❸心理的障害（認知症やうつ病による食物認知障害）の三つに大別される。

摂食・嚥下障害により食事摂取が十分にできない状態が続くと，血中アルブミンが減少し，低たんぱく血症となる。その結果，膠質浸透圧が維持できなくなり，浮腫が生じる。血漿たんぱくは多種類のたんぱく成分から成り立っており，その総和を総たんぱく（TP）という。これは膠質浸透圧を維持し，体液の移動に関係する。血漿たんぱくは，アルブミン，グロブリン，

[図表3-1] 摂食・嚥下の機序

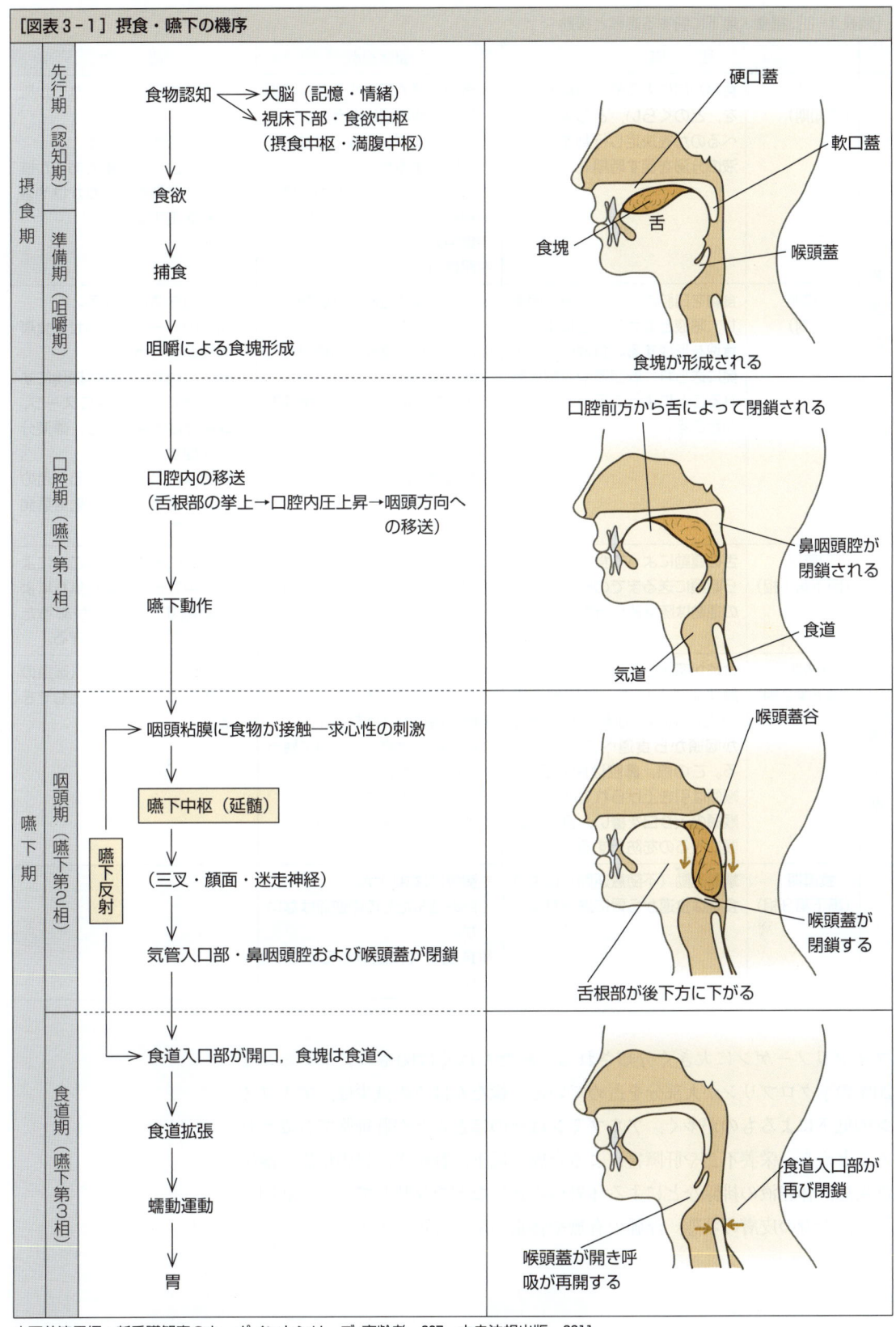

段階		過程	図
摂食期	先行期（認知期）	食物認知 → 大脳（記憶・情緒） 　　　　　↘ 視床下部・食欲中枢 　　　　　　（摂食中枢・満腹中枢） ↓ 食欲 ↓ 捕食	硬口蓋／軟口蓋／舌／食塊／喉頭蓋
	準備期（咀嚼期）	↓ 咀嚼による食塊形成	食塊が形成される
嚥下期	口腔期（嚥下第1相）	↓ 口腔内の移送 （舌根部の挙上→口腔内圧上昇→咽頭方向への移送） ↓ 嚥下動作	口腔前方から舌によって閉鎖される／鼻咽頭腔が閉鎖される／食道／気道
	咽頭期（嚥下第2相）／嚥下反射	→ 咽頭粘膜に食物が接触─求心性の刺激 ↓ 嚥下中枢（延髄） ↓ （三叉・顔面・迷走神経） ↓ 気管入口部・鼻咽頭腔および喉頭蓋が閉鎖	喉頭蓋谷／喉頭蓋が閉鎖する／舌根部が後下方に下がる
	食道期（嚥下第3相）	→ 食道入口部が開口，食塊は食道へ ↓ 食道拡張 ↓ 蠕動運動 ↓ 胃	食道入口部が再び閉鎖／喉頭蓋が開き呼吸が再開する

水戸美津子編：新看護観察のキーポイントシリーズ 高齢者，207，中央法規出版，2011．

[図表3-2] 摂食・嚥下に関する過程と援助

	段階		観察視点	援助
摂食期	●先行期 （認知期）	食物が口に入る前の時期で，何を，どのくらい，どのように食べるのかを決定し行動する。だ液の分泌を促す時期。	●食物を見て反応するか，意識レベルや表情はどうか。 ●口唇にスプーンなどが触れると開口するか。 ●コミュニケーション力，聴力 ●視野 ●集中力 ●記憶力	●献立の内容に誤りがないか確認する。 ●食事内容を説明する。 ●嗜好に合った食事であるか確認し，必要時はふりかけや香辛料を工夫する。
	●準備期 （咀嚼期）	食物を口腔内にとりこみ，咀嚼し，唾液と混ぜることによって食塊を形成する。食塊は口腔の奥に送られ，軟口蓋や舌根に触れることによって反射的に嚥下が起こる。	●舌の乾燥や舌苔はないか。 ●1回の食物摂取量 ●口に入れた食物は口角からこぼれないか。 ●十分な咀嚼が行え，食塊は形成されているか。 ●咀嚼できるか。 ●開口障害はないか。 ●姿勢・体位	●口腔内を清潔にする。 ●相手のペースに合わせて食事の援助を行う。 ●嚥下しやすい口腔内環境にするために，1口目にスープ，味噌汁などを摂取し，唾液分泌を促す。 ●食物は舌の上にのせる。舌の奥にのせると嘔吐反射を誘発するので注意する。
嚥下期	●口腔期 （嚥下第1相）	舌の運動によって食塊を口腔から咽頭に送るまでの時期で，この運動は随意的に行われる。	●舌の動きに異常はないか。 ●口腔内に食物が貯留していないか。	●咀嚼時に声をかけることにより集中できず，また焦りにより誤嚥する可能性があるため，声はかけずに見守る。
	●咽頭期 （嚥下第2相）	食塊が咽頭の入り口の粘膜に接触することによって反射運動（不随意運動）が起こり，食塊が咽頭から食道へ送り込まれる。この際，鼻腔は閉じられ，喉頭は引き上げられて喉頭蓋が喉頭の入り口を覆い，食物が喉頭に入るのを防止する。	●嗄声の有無 ●咳嗽反射の有無 ●嚥下時のむせはないか。 ●嚥下後に食物が口腔内に残っていないか。 ●鼻腔から出てこないか。 ●呼吸状態の変化はないか。	●飲み込みを観察する（喉頭の動きによって知ることもできる）。
	●食道期 （嚥下第3相）	蠕動運動（不随意運動）により食塊は食道から胃に送られる。	●胸焼けはないか。 ●飲み込んだものの逆流はないか。 ●食後すぐに臥床していないか。	

　フィブリノーゲンに大きく分類される。総たんぱくは60％のアルブミンと20％のγグロブリンが大部分を占めている。総たんぱくの減少は，アルブミンの低下によるものが多く，アルブミンはそのほとんどが肝細胞で合成されることから，栄養不良や肝障害による合成の低下，腎疾患，胃腸疾患，滲出性疾患，体腔液の排除などによる体外への喪失などを反映している。訪問時には，全身の皮膚の状態，浮腫の有無や体重の増減を把握する。

> **観察視点⑤** ◀◀◀
>
> 食物形態
>
> 摂食・嚥下障害がある場合，食べやすい食物の選択は重要である。形状，量，嗜好が嚥下能力に適しているかどうか，食欲を刺激する形態であるかどうかを観察する。

食物形態の観察

　食物の形態や盛りつけは食欲にも影響するため工夫が必要である。また，咽頭を刺激する冷たいものや，食塊をつくりやすい粘り気のあるもの，表面が滑りやすい喉ごしのよいものは，誤嚥を防ぐだけでなく食欲を増す効果もあることを説明し，種類や購入方法を説明し家族の協力が得られるようにする。また，やや濃い目の味つけのほうが口腔内の感覚器に強く働きかけ，刺激を伝えやすくしたり唾液の分泌を促進するので食塊が形成されやすく，嚥下しやすくなる。ただし，**酸味の強い食品やさらさらした液体，滑りのよすぎる食品は，咽頭反射の遅延のある者にとって誤嚥やむせを誘発するため，避けたほうがよい**。可能な限り嗜好に合わせた食事内容を検討する。

　固形物が摂取しにくいときは，ほうじ茶，白湯，氷など好みのものを摂取し，脱水予防につとめる。お茶やみそ汁などの液体物は誤嚥やむせの原因となるため，とろみをつけるとよいこともある。市販の各種とろみ剤を家族にすすめることもよい［図表3-3］。若い頃に食べていた煮物，その土地特有の食べ物（おやき，ほうとうなど）なら食べてみたいと思うこともあるため，過去にさかのぼって好みを聞きながら，食欲を高めることも必要である。脂っこい食べ物や甘いおやつなどは，胃液の分泌を増進させてしまうため，胃の炎症を悪化させる。さらには，高齢者に多くみられる逆流性食道炎の既往のある人はそのような食品は避けたほうがよいことを説明し，できるだけ白身魚や鶏のささ身など，たんぱく質が豊富で脂肪が少ない食物を摂取するように助言する。また，嘔気がある場合は，ゼリーや果実等口当たりのよいものが摂取しやすい場合もある。最近は，リキッド状の高カロリー高栄養食によって合理的にカロリーや栄養を摂取できる食品の開発が進んでいるので，咀嚼に問題がある場合には，それを利用するのもよい。

［図表3-3］とろみ剤の一例

商品名	製造・販売
とろみファイン	キユーピー
つるりんこ	クリニコ
トロメイクSP	明治
トロミーナⅠ	ウエルハーモニー
トロミアップエース	日清オイリオ
ハイトロミール	フードケア

自助具の必要性と選択

　食事動作を補助することを目的としたさまざまな自助具がある。その人の障害の程度に合わせて家族と相談しながら選択する［図表3-4］。

　食事環境も大切である。食事をする際の姿勢としては，誤嚥を防ぐという観点から，ベッド上では，できるだけ90°に近づけるように起こしたほうがよいが，不可能な場合であっても30～60°くらいの仰臥位にはするように家族に説明する［図表3-5］。椅子で食事をしている場合は，椅子やテーブルの高さが適切か，安全・安楽に食事しているかを観察し，必要時には環境を

[図表3-4] 食事の自助具

スプーンホルダー

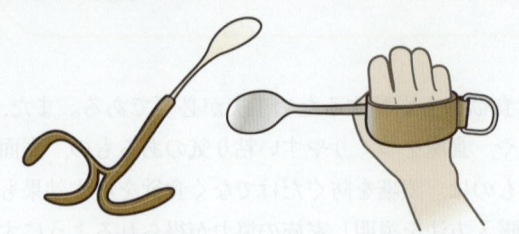

●対象：手指に握る力のない人
　手指に握る力のない人でもスプーンやフォークを使えるよう，手に固定する道具。手首が安定しない人には，手首を固定するためのカフを工夫する。

食器

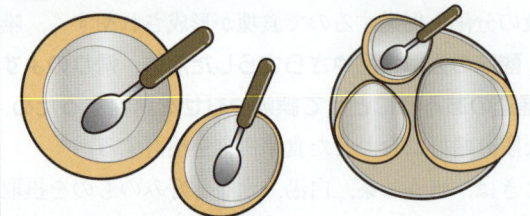

●対象：食器が持てない・押さえられない人
　片側の縁が高くなっている，すくいやすい皿やボールなどの食器を用いると便利。底は滑りにくい加工がしてあったり複数の食物を入れられるように分かれているものもある。（これらの食器は，通称「すくいやすい皿」や「リハビリ食器」と呼ばれている。）

持ちやすい箸

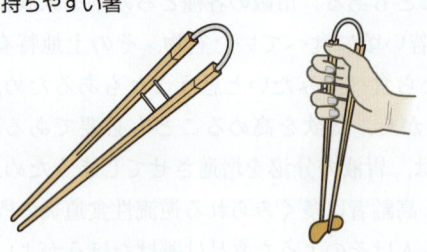

●対象：箸を自由に使えない人
　2本の箸をバネで固定しているので，ばらばらにならない。2本の箸の間にささえを入れているので，どのような握り方でも使うことができる。

皿ガード

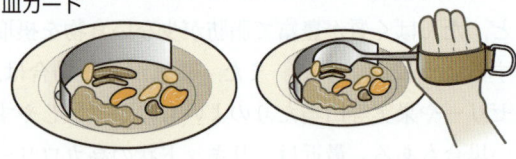

●対象：スプーン，フォークの操作が十分できない人
　ガードを皿に取り付けると，スプーン等で食物をとる時の壁になり，物がとりやすくなる。吸盤で取り付けるため，いろいろな皿に使える。小型なので，外食時にも携帯できる。

すべり止め付きマット

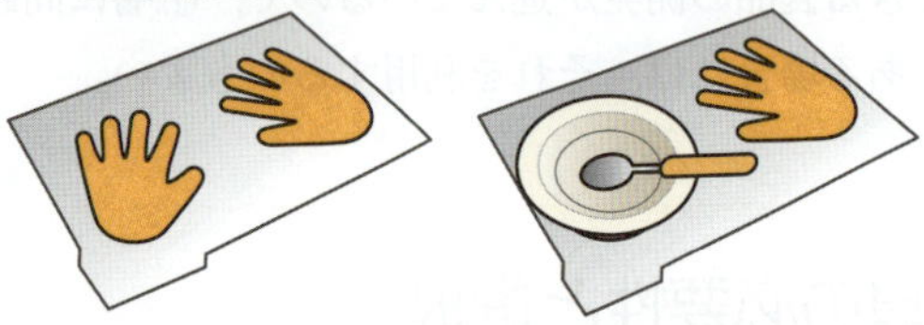

●対象：片手動作の人
　食器の下に敷いて，器が滑るのを防ぐ。食器が安定するので，片手で食事をすることができる。

コップホルダー

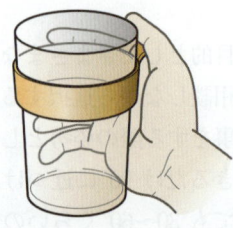

●対象：コップを握ることが難しい人
　手のひらにホルダーを掛けることによって，握らなくてもコップを持つことができる。マジックテープでコップに巻きつけるので，コップの大きさを問わず使用できる。

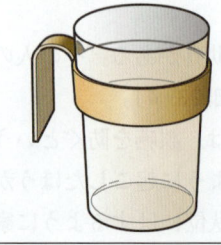

水戸美津子編：新看護観察のキーポイントシリーズ　高齢者，212，中央法規出版，2011．

[図表3-5] 食事の姿勢

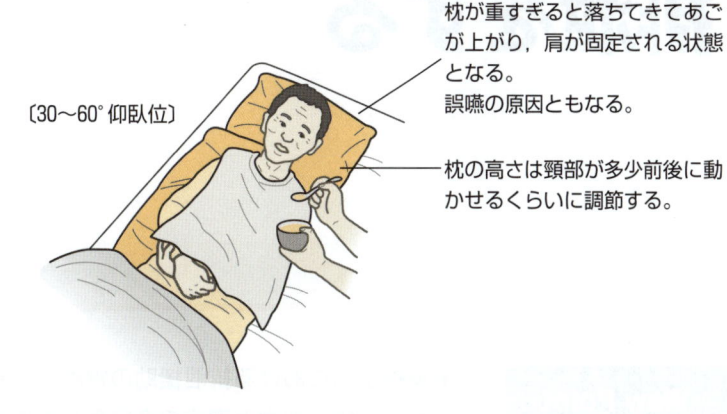

〔30～60°仰臥位〕

枕が重すぎると落ちてきてあごが上がり、肩が固定される状態となる。誤嚥の原因ともなる。

枕の高さは頸部が多少前後に動かせるくらいに調節する。

〈ベッド上の場合〉
片麻痺のある場合は，患側に枕を入れてやや挙上する。健側から介助する。

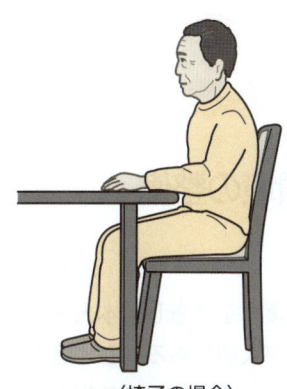

〈椅子の場合〉

❶ テーブルは肘がつく自然な高さ
❷ 椅子はかかとのつく高さ
　（この高さにすると自然に前かがみになるため飲み込みやすくなる）
❸ テーブルと体幹はこぶし1つ程度離す。

＊適した姿勢はあごを引き，背すじを伸ばす。なるべく自分で食べられるようにセッティングする。

水戸美津子編：新看護観察のキーポイントシリーズ 高齢者，211，中央法規出版，2011.

観察視点⑥ ◀◀◀

食事の自助具の工夫
食事の自助具は，適切な用具を選択し，障害があっても残存機能を十分に発揮し，より豊かな食生活を送ることができるように援助していくことが重要である。さらには，食事環境を整えることも重要である。

整える。食事中に話しかけることによって，高齢者は食事を急いで飲み込もうとしたり，注意力がそがれて誤嚥する可能性もあるため，食事中はむやみに話しかけず，見守ることが大切である。食事に対する満足感の有無を確認する。

（水戸美津子）

排泄をする

> **View Point**　在宅療養生活における排泄援助の視点としては，在宅療養者の尊厳を保つこと，本人の残存能力と家族の介護負担を考慮すること，感染管理（清潔保持）をふまえた支援をすることである。

排泄状況の観察

排泄に伴う環境の整備

　在宅療養者の思いや自立度，家族の介護力を考慮し，本人・家族と一緒に排泄に伴う環境の整備を考えていくことが大切である。在宅療養者が「トイレで排泄する」ことを望むときには，安全に心身ともに負担なくトイレまで行くことができるように，居室とトイレとの位置や距離を確認し，段差をなくす，手すりをつける，適度な明かりを確保するなどの環境整備を行うことが必要である。また，冬季には，トイレの寒さが理由でトイレまで行く意欲をなくすこともあるため，温度管理にも気をつける。急激な温度変化は，脳血管障害を引き起こしやすくする。また，排泄には臭気の処理の問題もある。適切な排泄の援助や廃棄方法などに問題が生じている可能性はないかを観察する必要がある。排泄に伴って出る汚物の廃棄方法について，住んでいる街のゴミ処理の基準も確認し，随時情報提供を行う必要がある。ゴミの廃棄の際に，汚物から出る臭気を気にして，過剰に分別を行う家族もいる。臭気に関しては十分な配慮が必要である。これらの住環境の整備はすぐにできることではないため，入院中から退院後の生活を考え，環境を整えていくことが必要となる。介護保険による住宅改修のための資金の一部の補助の活用などを積極的に助言していく。在宅療養者のベッドの周囲に，排泄に必要な物品がどのように置かれているのかを観察する。ポータブルトイレやおむつ，尿器などの整理整とんの様子を観察する。訪問看護師は，在宅療養者への直接的な観察だけではなく，五感を働かせ，排泄に伴う環境整備の状況から在宅療養者と家族がどのような生活をし，どのような価値観で生きているのかを感じ取る力が求められる。

▶▶▶ **観察視点①**

排泄に伴う環境整備
在宅では，在宅療養者の尊厳を保ちながら，家族の介護負担をできる限り軽減し，排泄に伴う環境を整えていく視点が必要である。

「排泄をする」のフローチャート

排泄管理

排泄状況の観察

排泄に伴う環境の整備

観察視点 ①
在宅では，在宅療養者の尊厳を保ちながら，家族の介護負担をできる限り軽減し，排泄に伴う環境を整えていく視点が必要である。

排泄に伴う介護の状況

観察視点 ②
在宅の場では，排泄援助を，誰が，どのような頻度で，どのような方法で行っているかを把握し，調整することが大切である。

加齢による影響

観察視点 ③
加齢に伴い，排泄に伴う機能が低下することによって，在宅療養者自身が尊厳を保つことが難しくなっていないかを観察する。

排泄障害の観察

排泄方法のアセスメント

観察視点 ①
在宅療養者がどのようなプロセスで排泄障害を生じているかを把握し，在宅療養者本人と家族の目標を共有し，排泄方法を一緒に考えていく姿勢が大切である。

便秘と尿失禁の観察

観察視点 ②
在宅療養者に起こりやすい排泄障害として，便秘と尿失禁があげられる。訪問看護師は，排便コントロールと，尿失禁のタイプを見極めた援助が必要である。

排泄用具の管理と選択

観察視点 ③
在宅では在宅療養者本人の健康管理を中心に，環境や家族の経済状況も考慮して，使用する排泄用具を判断する視点が大切である。また，訪問看護師がいない時間帯もトラブルなく経過できるように予測的視点でかかわることが重要である。

観察視点② ◀◀◀

排泄に伴う介護の状況
在宅の場では，排泄援助を，誰が，どのような頻度で，どのような方法で行っているかを把握し，調整することが大切である。

排泄に伴う介護の状況

　排泄は，人間の体内の老廃物を排出し，ホメオスタシスを保つための重要な生体反応である。健康成人の1日の尿量は約1000〜1500mL，1回の尿量は250〜300mLである。排尿回数は昼間4〜6回，夜間0〜1回が目安とされている。便は食物を食べてから24〜72時間で排出され，1日1〜2回が目安となる。排泄の回数やパターンは個人差も大きく，状況に左右されること

も多い。ストレスや緊張により交感神経が刺激され，血流量が増えることにより，尿の生成が促進され，頻尿や尿失禁に繋がる。介護者から嫌な顔をされるのを苦痛に感じていると，尿意や便意があるのに我慢してしまうこともある。

　排泄介助は，時間を決めて介入できるものではない。在宅療養者のタイミングで排泄がなされ，そのつど援助が必要となる。つまり，家族にとっては，24時間にわたり頻回のケアが必要となるものである。在宅療養における家族の介護負担の研究は多く行われており，菊池ら[*1]は，在宅重度要介護高齢者の排泄介助における家族の負担について，調査対象の約70％が身体的負担を，約50％が精神的・経済的負担を感じていると述べている。尿失禁，下痢，便秘など何らかの排泄障害が生じると，排泄介助に要する時間も回数も増え，介護負担は増える。排泄障害が生じている原因を特定し，援助の方向性を導くために，在宅療養者の排泄パターンを把握することが必要となる。食事時間との関係，食事内容，水分量，排泄時間・回数・量，緩下剤の内服時間と反応時間など，排泄に関する記録を記載してもらう。その記録をもとに，訪問看護師やヘルパーなどの訪問時間を調整し，在宅療養者本人，家族と一緒に援助計画をたてていく。排泄の回数や量，主に介助しているのは誰かなどを把握することで，過度に介護負担が生じていないかを常に配慮する必要がある。なかなか排便コントロールの調整ができない在宅療養者の場合は，訪問看護師が訪問した際に，浣腸や摘便などを行い，排便を促すこともある。

加齢による影響

【排便に伴う機能の低下】 高齢者は一般的に活動量が低下しているうえに，腸管運動機能の低下，粘液分泌の低下，排便反射の低下[*2]などから便秘になりやすい。また，加齢に伴う消化吸収機能の低下や味覚の変化により，食事内容の変化や食事量自体も低下することから，そもそも便量が少なくなる。一般に体内の水分量は体重の約60％を占めているが，加齢により細胞内液量が減少するため約50％になり，脱水が起きやすい原因となる。便を生成する過程で水分の再吸収が促進され，便自体が固くなる。介護者への遠慮などからくるストレスなども便秘の原因としてあげられる。高齢者が便秘に至る要因を［図表3-6］に示す。高齢者は慢性的に緩下剤を服用していることが多く，便通の調整について検討する。

【排尿に伴う機能の低下】 尿の濃縮機能が低下し，尿量は増加するが，膀胱は萎縮し，膀胱容量の減少，膀胱の弾力性の低下[*2]があるため，頻尿が起こりやすい。男性の場合，前立腺肥大があると下部尿路の通過障害が起こり排尿困難が生じる。女性の場合は，骨盤底筋群の筋力低下により腹圧性尿失禁が起こりやすい。

　全般的に筋力が低下し，手指の巧緻性も低下する。そのため，日常生活に

▶▶▶ **観察視点③**

加齢の影響
加齢に伴い排泄に伴う機能が低下することによって，在宅療養者自身が尊厳を保つことが難しくなっていないかを観察する。

伴う運動，動作が緩やかになる。尿意を感じてからすぐに排尿したくても，動作が追いつかず，間に合わないこともある。トイレで下着をおろす動作やトイレットペーパーで拭く動作に必要な大腿部の筋力，つまり両足で踏ん張る力が低下することによる転倒の危険がある。また，視力も低下し，明暗順応の減退[*2]がみられることから，夜間排尿時，適切な照明がなければ，転倒の危険性がある。

【免疫機能の低下】高齢者は，免疫力が低下しているため，感染しやすい。膀胱留置カテーテルを装着している場合は，特に感染管理が重要である。感染を起こさないためには，十分な尿量を確保するため，最低1日1リットルの水分摂取が必要であるが，尿失禁をしている場合，自分で水分を制限してしまうこともある。また，高齢者は喉の渇きを感じにくいため，なかなか水分を摂取することが困難である。

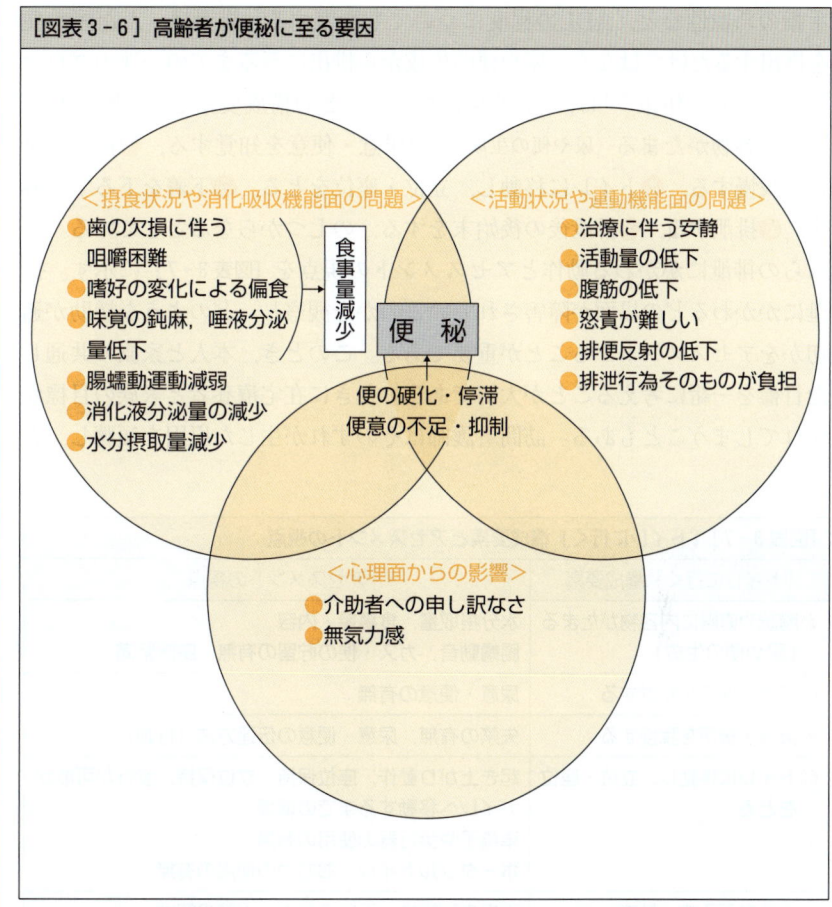

[図表3-6] 高齢者が便秘に至る要因

〈摂食状況や消化吸収機能面の問題〉
- 歯の欠損に伴う咀嚼困難
- 嗜好の変化による偏食
- 味覚の鈍麻，唾液分泌量低下
- 腸蠕動運動減弱
- 消化液分泌量の減少
- 水分摂取量減少

食事量減少

便秘

便の硬化・停滞
便意の不足・抑制

〈活動状況や運動機能面の問題〉
- 治療に伴う安静
- 活動量の低下
- 腹筋の低下
- 怒責が難しい
- 排便反射の低下
- 排泄行為そのものが負担

〈心理面からの影響〉
- 介助者への申し訳なさ
- 無気力感

水戸美津子編：新看護観察のキーポイントシリーズ 高齢者，116，中央法規出版，2011．

排泄障害の観察と看護

排泄方法のアセスメント

> **観察視点④**
>
> 排泄方法のアセスメント
> 在宅療養者がどのようなプロセスで排泄障害を生じているかを把握し、在宅療養者本人と家族の目標を共有し、排泄方法を一緒に考えていく姿勢が大切である。

最初に，腹部のフィジカルアセスメントを行う。腹部の場合は，視診と聴診を行ってから，打診と触診の順に行う。これは打診と触診を行うことで腸へ刺激が与えられるためである。腸蠕動音の確認，ガスや便の貯留，腹水の有無，異常な膨隆の有無などを観察する。尿の排出障害があり，膀胱に溜まっている場合，恥骨上部に緊満がみられる。

次に，排泄機能や排泄障害の有無だけではなく，移乗動作，衣服の着脱，手指の巧緻性など，ADLの程度についても観察する。排泄は，ただ尿や便を排出するだけではなく，尿や便の生成から排出に至るまでの一連のプロセスからなる。伊東[*3]は、「トイレに行く」ことの構成要素を、❶膀胱や直腸に内容物がたまる（尿や便の生成），❷尿意・便意を知覚する，❸排尿・排便を我慢する，❹トイレに移動し，立位・座位をとる，❺下着を下ろす・外す，❻排泄する，❼排泄後の後始末をする，の七つからなるとしている。これらの排泄にかかわる動作とアセスメントの視点を［図表3-7］に示す。排泄にかかわるどの場面が障害されているのかを観察し，どのような援助が適切かをアセスメントすることが重要である。このとき，本人と家族の共通した目標を一緒に考えることが大切である。ときに在宅療養者と家族の目標がずれてしまうこともある。訪問看護師はそのずれが生じた原因を傾聴し，在

［図表3-7］「トイレに行く」構成要素とアセスメントの視点

「トイレに行く」構成要素	アセスメントの視点
❶膀胱や直腸に内容物がたまる（尿や便の生成）	水分摂取量，食事量・内容 腸蠕動音，ガス・便の貯留の有無，膀胱緊満
❷尿意・便意を知覚する	尿意・便意の有無
❸排尿・排便を我慢する	失禁の有無，尿意・便意の伝達方法（行動）
❹トイレに移動し，立位・座位をとる	起き上がり動作，座位保持，立位保持，歩行が可能か トイレへ移動するまでの環境 車椅子や歩行器の使用の有無 ポータブルトイレ，おむつの使用の有無
❺下着を下ろす・外す	手指の巧緻性，下肢の筋力，上肢の筋力 座位保持，立位保持が可能か トイレの環境（手すりの有無），位置
❻排泄する	排泄時間，量，性状 残尿感・残便感の有無
❼排泄後の後始末をする	手指の巧緻性，下肢の筋力，上肢の筋力 トイレの環境（トイレットペーパーの位置）

伊東美奈子：実践につながる看護形態機能学視点のヘルスアセスメント，日常生活行動，トイレに行く①おしっこをする，Nursing Today, 27（5），86-87，2012．を一部改変

宅療養者と家族それぞれが，現在，できる範囲で最大限の力を発揮できるように，どのような排泄方法を望んでいるのか，それを妨げる現在の障害は何かを一緒に考えていくことが大切である。

観察視点⑤

便秘と尿失禁
在宅療養者に起こりやすい排泄障害として，便秘と尿失禁があげられる。訪問看護師は，排便コントロールと，尿失禁のタイプを見極めた援助が必要である。

便秘と尿失禁の観察

●便秘●

　正常な排便では，食物を食べてから24～72時間で便が排泄される。排便は，食事や水分量の影響を受けやすい。直腸に便が溜まると，排便反射が起こり，排便がなされる。

　在宅療養者は膀胱直腸障害や加齢に伴う機能低下，活動量の低下による腸蠕動運動の減少から便秘になりやすい。できる限り食事内容の調整や腹部マッサージ，腰背部温罨法など，自然な排泄を促す方法を試みるが，排便コントロールが困難な場合は，緩下剤の調整，浣腸，摘便などを行う。

　グリセリン浣腸の薬理作用として，「腸管壁から水分を奪取することによって局所を刺激すると共に便を軟化，排便を促進する」[*4]ことや，「直腸粘膜を刺激して直腸の蠕動運動を活発にし，直腸粘膜上皮細胞からの粘液分泌を促す」[*5]作用があるといわれている。グリセリン浣腸は直腸内にチューブを挿入するため，直腸穿孔を起こさないように，直腸の解剖学的弯曲を理解し，左側臥位で行うことが原則である。日本看護協会の「緊急安全情報（2006年3月）」では，立位で浣腸を行ったことによる直腸穿孔の事故が繰り返されていることが注意喚起されている。コラム「医行為ではないとされている排泄に関連する行為」にあるように，2005年に厚生労働省医政局長より通知が出され，条件つきで「市販のディスポーザブルグリセリン浣腸器を用いて浣腸すること」は医師や看護師ではなくても実施可能とされた。しかし，上記のように直腸穿孔などの事故が起こっていることも考慮し，その適応や適切な実施方法について，訪問看護師が判断し管理を行う必要がある。

医行為ではないとされている排泄に関連する行為

2005年に出された「医師法第17条，歯科医師法第17条及び保健師助産師看護師法第31条の解釈について（通知）」（平成17年7月26日医政発第0726005号）では，排泄に関連するものとして，以下の3点があげられている。
- ストマ装具のパウチにたまった排泄物を捨てること（肌に装着したパウチの取り替えを除く）
- 自己導尿を補助するため，カテーテルの準備，体位の保持などを行うこと
- 市販のディスポーザブルグリセリン浣腸器（※）を用いて浣腸すること
　　※挿入部の長さが5から6センチメートル程度以内，グリセリン濃度50％，成人用の場合で40グラム程度以下，6歳から12歳未満の小児用の場合で20グラム程度以下，1歳から6歳未満の幼児用の場合で10グラム程度以下の容量のもの

排泄をする

摘便は，訪問看護のなかで行われることの多い手技である。日本看護科学学会において，「摘便」は，身体機能への直接的働きかけに分類されており，「手指・用具を用いて直腸および肛門部に溜まっている便塊をかき出すこと」と定義されている。看護基礎教育の場では，ほとんど演習や実習で実施されていない項目であり，臨床に出てから修得することの多い技術である。

山田ら[*6]は，摘便に関する臨床研究がほとんどないことを挙げ，エキスパートナースの摘便手技に関する記述の共通項として，「❶肛門周囲をマッサージして弛緩させること，❷十分な潤滑油を用い，直腸肛門と便表面の滑りをよくすること，❸示指の手掌側を直腸背面（仙骨尾骨側）に向け，尾骨側に肛門を広げ，示指爪側に便を乗せて便を誘導すること，❹可能であれば，座位で重力と腹圧を利用して自己排便を誘発すること，❺座薬や浣腸を併用することが，安全・安楽な摘便に寄与する可能性がある」と整理している。

浣腸や摘便などを行う前には，腹部のフィジカルアセスメントを行い，ガスや便の貯留状態を確認し，終了後にも実施評価を行うことが基本である。

●尿失禁●

正常な排尿では，200mL程度以上膀胱に尿が溜まり，膀胱内圧が上昇すると，膀胱の伸展による刺激が大脳に伝達され，尿意が生じる。同時に排尿中枢にも刺激が伝わり，骨盤神経を刺激し，膀胱平滑筋の収縮，内尿道括約筋の弛緩が起こる。大脳皮質からも陰部神経に刺激が伝わり，外尿道括約筋の弛緩が起こることによって排尿が生じる。正常な排尿では，尿意を感じても，排出するのを我慢することができる。これは，外尿道括約筋が随意筋であり，意識的にコントロールできるからである。

国際尿禁制学会では，尿失禁を「不随意に尿がもれる状態をいい，それが社会的，衛生的に問題となる状態であり，客観的に尿もれを認める状態」と定義されている。尿失禁は，蓄尿機能障害として，腹圧性尿失禁，機能性尿失禁，切迫性尿失禁，反射性尿失禁に分類される。尿排出機能障害として，溢流性尿失禁が分類される［図表3-8］。在宅療養者にとって，尿失禁を繰り返すことは，自尊心を深く傷つけるものである。訪問看護師は，どの尿失禁のタイプかを判断し，どのようなケアができるのかを見極め，援助することが必要である。

排泄用具の管理と選択

●膀胱留置カテーテル管理●

膀胱留置カテーテルを留置している在宅療養者および家族には，感染防止のための知識をもってもらうことが必要である。入院中であれば，医療者が媒介となり他患者に感染させる危険性があったり，免疫力が低下している患者も多いため，厳重な感染管理が行われる。しかし，在宅では在宅療養者の

▶▶▶ **観察視点⑥**

排泄用具の選択
在宅では在宅療養者本人の健康管理を中心に，環境や家族の経済状況も考慮して，使用する排泄用具を判断する視点が大切である。

[図表3-8] 排尿機能障害と代表的な尿失禁のタイプ

蓄尿機能障害	大脳，脳幹，脊髄において蓄尿のための中枢神経は複数あり，蓄尿機能は，膀胱収縮の抑制と内・外尿道括約筋の収縮でコントロールされている。	腹圧性尿失禁	咳やくしゃみをしたとき，重いものを持ち上げたときなど一過性に腹圧が上昇する際にみられる尿失禁のこと。尿道の異常（膀胱頸部の可動性による膀胱頸部下垂，膣前庭部粘膜の萎縮，膀胱瘤や子宮脱の合併）があり，膀胱の能動的収縮を伴わない。原因として，便秘，肥満，前立腺手術後（尿道括約筋障害）があるが，高齢者の場合には，骨盤底筋群の機能低下によることが多い。腹圧のかかる動作で尿失禁があるかどうか確認する。
		機能性尿失禁	身体機能障害，精神機能障害，高次脳機能障害等によりトイレの場所がわからない，トイレまで間に合わない，ズボンを下ろす前に尿が漏れてしまうなどによる尿失禁。下部尿路機能障害はない。原因として，ADLの低下，認知能力の低下等がある。ADLの低下のある高齢者の多くに機能性尿失禁がみられる。
		切迫性尿失禁	蓄尿時に不随意的に膀胱収縮し，急に尿意を生じ（尿意切迫感），尿意と同時に我慢できず尿漏れしてしまうこと。原因として過活動膀胱，下部尿路閉塞（前立腺肥大症），尿路感染等があり，脳血管障害，パーキンソン病等の中枢神経系の基礎疾患をもつ高齢者に多い。気温の変化，排水・流水の音，体動などにより誘発されることがある。
		反射性尿失禁	尿が溜まると尿意に関係なく不随意的に尿が漏れる状態のこと。切迫性尿失禁と同様に膀胱の無抑制収縮によるもの。原因として脳・脊髄障害（中枢性神経障害）の基礎疾患がある。失禁量は多くないが，残尿量が多いのが特徴。
尿排出機能障害	大別して尿道通過障害，膀胱収縮障害がある。尿道通過障害の主な原因には，前立腺肥大，前立腺がん，尿道狭窄等がある。膀胱収縮障害の原因には，腰部脊椎管狭窄症，加齢に伴う排尿筋（平滑筋）の変化等がある。尿排出障害を起こすと排尿時間の延長，尿に勢いがない，尿失禁があり，残尿量が多くなる。放置すると尿路感染や残尿の逆流による腎機能障害をきたすことがある。	溢流性尿失禁	尿閉状態となり，尿があふれ出てしまう状態のこと。残尿量が多い。特に高齢男性は，加齢に伴い前立腺が肥大することにより生じることが多い。

水戸美津子編：新看護観察のキーポイントシリーズ 高齢者，102，中央法規出版，2011．

尿が適切に排出されること，清潔に管理できることを目標とする。移動時にルートを引っ張り誤抜去しないように気をつけたり，折れ曲がってしまうことで閉塞しないようにしたり，逆流を防止するためにバッグを在宅療養者より上にあげないことが感染防止となることを在宅療養者および家族にわかりやすく説明する。また，腎不全や心不全の既往がないかを確認し，水分制限がなければ尿量を確保するために水分摂取量を保てるように，その人にあった方法を具体的に提案することが大切である。訪問看護師は訪問時に陰部洗浄を行い，陰部の観察を行う。膀胱留置カテーテルの交換は，訪問看護師が担うことが多いが，前立腺肥大のある男性の場合は，挿入時に尿道損傷のおそれがあるため，かかりつけの医師と適切に役割分担することが必要である。

[図表3-9] 生活動作別の排泄にかかわる用具

レベルA：移動ができる人の用具

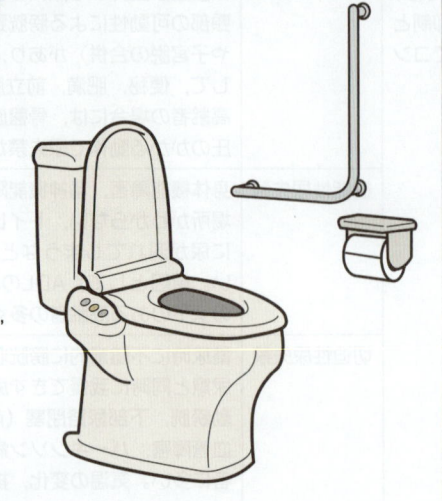

便器・便座，トイレ用手すり，
ペーパーホルダーなど

レベルB：座ることができる人の用具

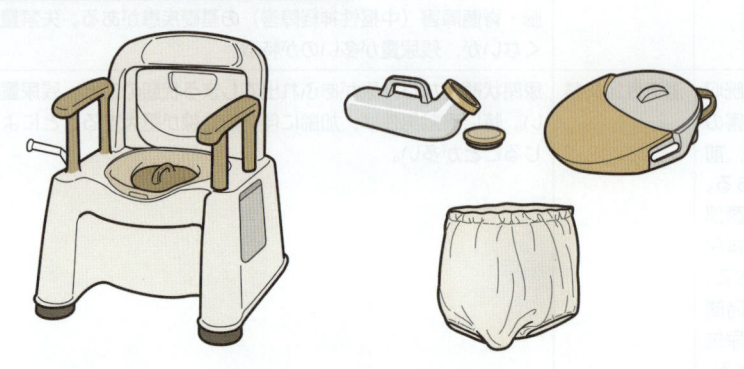

ポータブルトイレ，差込便器，手持ち式収尿器，失禁パンツ，紙おむつなど

レベルC：寝たきりで座れない人の用具

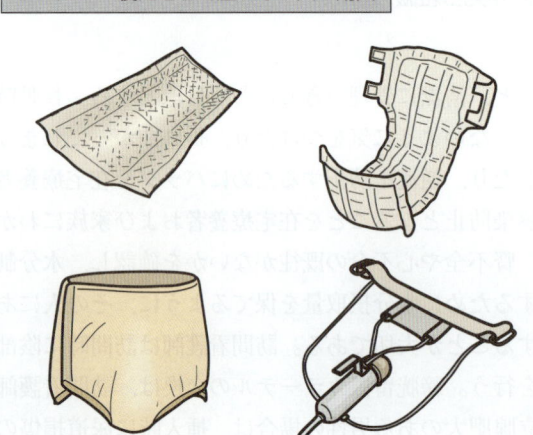

おむつ，パッド，おむつカバー，装着型収尿器など

NPO法人日本コンチネンス協会ホームページより一部改変

●排泄にかかわる用具の工夫●

　NPO法人日本コンチネンス協会のホームページ（http://www.jcas.or.jp/-index.html）では，使用者の生活動作別に3種類に分け，排泄用具の選び方，使い方が掲載されている[図表3-9]*7。また，実際に販売されている製品情報は，テクノエイド協会の福祉用具データベース，タイス（TAIS）で検索することができる（http://www.techno-aids.or.jp/）。

　在宅では，病院のように排泄用具や必要な物品がすべてそろっているわけではない。経済的な理由も考慮し，物品を選択していく必要がある。ポータブルトイレや便器・尿器など，介護に伴う物品については，購入方法について情報提供を行う。おむつを使用する場合は，市町村によって補助がある場合もあるので確認し，情報提供を行う。排尿量が多い場合，おむつから漏れるのを防ぐため，女性の場合は，尿取りパッドを扇子折にして陰部にあて，その上からおむつをつけると，漏れにくい。男性の場合は，尿とりパッドを陰茎に巻きつけるなどの工夫が必要である。介護者へ説明するときには，実際に使用する物品を用いて行うことが望ましい。

●その人の予後を考えたケア●

　在宅看護において，排泄援助の方向性には，大きく二つのパターンが考えられる。一つは，在宅療養者のADLの自立に向けて機能回復していく場合である。機能回復に向けては，他職種と連携し，訪問リハビリテーションを取り入れるなど，日常生活動作が少しでもできるように，機能訓練を行っていく。もう一つは，ALSなどの疾患や高齢化に伴って，だんだんと機能低下が起こり，要介護度が高くなっていく場合である。在宅療養者がどの段階にいるのか，的確に判断し，先を予測してかかわることが必要である。在宅療養者本人の目標，例えば「最後までトイレで排泄したい」という思いをできる限り尊重できるように援助を行いたい。

　病院であれば，何か変化があれば24時間いつでも対応できる。しかし在宅では，訪問看護師が訪問する回数は週に1～2回であり，それ以外の時間に何かが起これば，家族が対応せざるを得ない。訪問看護師が不在時に膀胱留置カテーテルが閉塞したり，緩下剤により大量の排便があったりして，家族の不安や介護負担を増大させることをできる限り防がなければならない。ナイチンゲールは，「自分の不在から生じ得る不都合を解消するために，いかに手立てを講じるか」*8を考えることが看護者としての責任だと述べている。次の訪問までに起こり得ることを予測して対応する力が求められる。

（高山詩穂・水戸美津子）

清潔を保つ

View Point　在宅療養生活における清潔援助の視点は，「皮膚・粘膜の正常な生理機能の保持増進を行う」ことと，在宅療養者が「生活のなかで爽快感を得ることができ，生活のなかでの楽しみを感じられる」ことが重要である。さらに，これらを達成するための「環境を整える援助」が必要である。

全身および口腔の清潔状況の観察

清潔にすることと楽しみ

　全身および口腔を清潔にする目的は，一般的に表面に付着した汚れを除去し，皮膚・粘膜の正常な働きを保持増進することである。清潔にすることは，社会生活を営むうえでの礼儀と捉えられており，その方法や頻度は，国や地域の文化や個人の習慣により異なる。日本人にとっては古くから公衆浴場（銭湯）や温泉に親しみ，入浴を行うことは生活のなかでの楽しみとなっている。身体を清潔に保持することは，人間の基本的欲求の一つであり，清潔にすることにより，爽快感が得られ，精神的な安定や日々の活力を得るとともに，その人らしく社会のなかで生活が営めるのである。
　在宅療養者にとって，全身および口腔を清潔にすることは，「皮膚・粘膜の正常な生理機能の保持増進を行う」ことと，在宅療養者が「生活のなかで爽快感を得ることができ，さらに，生活のなかでの楽しみを感じられる」という意味がある。

▶▶▶ **観察視点①**

清潔にすることと楽しみ
皮膚・粘膜の正常な生理機能の保持増進が行われているか，清潔にすることにより爽快感を得ることができ，さらには生活のなかで楽しみを感じられているか観察を行う。

清潔習慣の観察

　清潔の一連の行動は，日常生活において習慣化された行動であり，それらの清潔行動は，個人の価値観や好みによって個々に獲得されている。一般的な清潔行動（入浴の場合）を〔図表3-10〕に示した。在宅療養者は，疾病や障

▶▶▶ **観察視点②**

清潔習慣
今までの清潔習慣の方法はどうであったのか，あるいは，どのように家族とともに清潔習慣を獲得しているのかを観察する。

「清潔を保つ」のフローチャート

```
                    清潔を保つ
           ┌───────────┴───────────┐
   全身および口腔の清潔状況の観察    清潔保持の困難に伴う観察と看護
```

全身および口腔の清潔状況の観察

清潔にすることと楽しみ

観察視点
皮膚・粘膜の正常な生理機能の保持増進が行われているか，清潔にすることにより爽快感を得ることができ，さらには生活のなかで楽しみを感じられているかを観察する。

清潔習慣の観察

観察視点
今までの清潔習慣の方法はどうであったのか，あるいは，どのように家族とともに清潔習慣を獲得しているのかを観察する。

皮膚・粘膜の観察

観察視点
全身の皮膚・粘膜の機能が正常に保たれているか，皮膚や口腔粘膜のトラブルの発生がないか，異常の早期発見のための観察を行う。

清潔保持の困難に伴う観察と看護

全身状態の観察

観察視点
清潔保持を困難にしている要因と身体状態を観察し，在宅療養者や家族の個々に応じた清潔援助を行う。

清潔環境の観察

観察視点
安全・安楽に清潔援助が行える住宅構造かどうかの評価を行い，必要時は住宅改修や福祉用具の検討を行う。

家族の介護負担の把握

観察視点
在宅療養者や家族の負担の程度を把握し，施設利用などの社会資源を用いながら清潔保持を行う。

［図表3-10］一般的な清潔行動（入浴の場合）

1. 居室から脱衣所まで移動する
2. 服を脱ぐ
3. 浴室に入る
4. 浴室の椅子に座る
5. シャワーヘッドまたは桶を持ち，身体・髪に湯をかける
6. 石鹸剤を手に取り，タオルなどを用いて泡立てる
7. 泡立てた石鹸剤を身体・髪につけ洗う
8. シャワーヘッドまたは桶を持ち，石鹸剤を取り除く
9. 椅子から立ち上がる
10. 浴槽に入る（浴槽を跨ぎ，浴槽に浸る）
11. 浴槽から出る（浴槽から立ち上がり，浴槽を跨ぐ）
12. 脱衣所に出る
13. 身体・髪を拭く
14. 服を着る
15. 身だしなみを整える
16. 水分補給をする

害により獲得してきた清潔習慣を行えなくなった者，あるいは生まれたときからの障害により自ら清潔習慣を獲得することが困難である者など，そのありようはさまざまである。両者において，今までの清潔習慣の方法はどうであったのか，あるいはどのように家族とともに清潔習慣を獲得しているのかを観察する。

▶▶▶ **観察視点③**

清潔習慣の方法
- 清潔の回数・頻度
- 使用物品（タオル・スポンジなど）
- 入浴時間，湯温
- 身体を洗う順番

など

皮膚・粘膜の観察

●全身の皮膚・粘膜の構造と機能の観察●

　皮膚は体表を覆っており，表面から表皮，真皮，皮下組織の3層からなる。加えて，皮脂腺・汗腺といった皮膚腺と毛・爪などの附属器から構成されている［図表3-11］。

　皮膚は，外的刺激から身体組織を保護する作用，体温を調節する作用や水分・塩類を排泄する作用などを担っている［図表3-12］。

　正常な皮膚表面は，適度な弾力が保たれ肌理（きめ）が整っている。清潔援助時は，全身の皮膚の状態を観察し，発赤や褥瘡などの異常の早期発見に加え，打撲や傷の有無など虐待が疑われるようなことがないか観察する［図表3-13］。異常がみられた場合は，関連要因の除去に努め，医師に相談し適切な検査と治療を開始する。

▶▶▶ **観察視点④**

皮膚・粘膜
全身の皮膚・粘膜の機能が正常に保たれているか，皮膚や口腔粘膜のトラブルの発生はないか，異常の早期発見のための観察を行う。

●粘膜の構造と機能の観察●

　粘膜は，体腔の内面を覆っており，表層から粘膜上皮，粘膜固有層，粘膜下層からなり，身体外部との開口部位で粘膜から皮膚へと自然に移行する。粘膜は器官を保護し，粘液を分泌して潤し，物質を吸収する働きをしてい

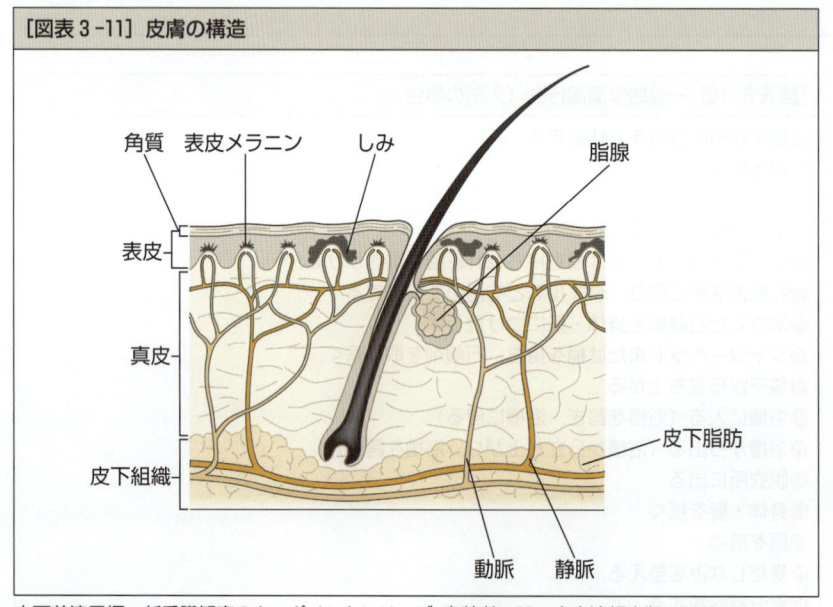

［図表3-11］皮膚の構造

角質　表皮メラニン　しみ　　　　脂腺

表皮
真皮
皮下組織
　　　　　　　　　　　　　　　皮下脂肪
　　　　　　　　　　　動脈　静脈

水戸美津子編：新看護観察のキーポイントシリーズ　高齢者，38，中央法規出版，2011．

[図表3-12] 皮膚の機能

皮膚の機能	内容
バリアー機能	外部からの水分，化学物質，細菌，紫外線などの外的刺激の体内への侵入を防御するとともに，体内からの構成成分（水分）の喪失を防御する。皮膚の表面は脂腺で生成された脂質（皮脂膜）で覆われており，この皮脂膜のpHは4.5〜6.5と弱酸性を保っており，アルカリ性を中和する能力（中和能）をもつ。皮脂膜の酸性と角質により細菌増殖を阻止している。
知覚機能	触覚，温覚，冷覚，痛覚，圧覚が分布している。
体温調節機能	体温上昇時には汗腺から汗が分泌され，この汗の蒸発により熱の放散を促し，体温上昇を防いでいる。
排泄・分泌機能	皮脂腺からの皮脂，汗腺からの汗により皮膚や毛髪の表面は乾燥せず，柔軟性が得られる。
経皮吸収機能	皮膚の表面から，種々の化学物質が皮膚のなかに吸収される。

松尾聿朗編：ナースのための皮膚科学 第2版，南山堂，32-34，1999．および真砂涼子：清潔・衛生（香春知永，齋藤やよい編：看護学テキストシリーズNiCE 基礎看護技術，237，2009．南江堂所収）より許諾を得て抜粋改変し転載

[図表3-13] 皮膚の観察視点（異常な状態）と関連要因

皮膚の観察視点（異常な状態）	関連要因
皮膚の痒み，搔破痕，湿疹病変の有無（皮脂欠乏性皮膚炎） 皮疹は見られないが，痒みや搔破痕がある（老人性皮膚搔痒症）	●室内の乾燥の程度 ●熱すぎる湯の使用 ●石鹸剤の頻繁な使用 ●タオル（特にナイロン）類での強すぎる洗浄 ●電気毛布の長時間の使用
陰臀部に紅斑・びらんの有無（おむつ皮膚炎）	●おむつ交換の頻度 ●陰部洗浄時の強すぎる洗浄
境界がはっきりとした発赤，水疱様の皮疹の有無（接触皮膚炎）	●介護用品，衛生材料，外用薬，消毒薬，化粧品などの原因物質の有無
消褪しない紅斑の有無 発赤，びらん，潰瘍などの皮膚損傷の程度（褥瘡）	●局所が圧迫されている時間 ●骨突出の程度 ●栄養状態 ●体位変換時のずれや摩擦など
打撲や傷の有無（打撲・傷）	●家族の介護負担による虐待の有無 ●認知機能の障害による自傷行為の有無
ストーマ面板・胃ろうチューブと皮膚の接触部における発赤，発疹，びらんの有無（ストーマや胃ろうによる皮膚障害）	●排泄物（便や消化液）の漏れの有無 ●機械的刺激（強くひっぱるなど）の有無 ●ストーマや胃ろうのサイズの不一致 ●頻回な洗浄
足趾のチアノーゼ，冷感，痺れ，疼痛，足背動脈の消失，乾燥（閉塞性動脈硬化症：ASO）	●動脈硬化を起こしやすい危険因子の有無
潰瘍，壊疽（糖尿病性潰瘍・壊疽）	●糖尿病の既往 ●暖房器具による熱傷の有無 ●爪切りや靴ずれなどによる機械的刺激
強い痒み，皮疹（疥癬トンネル）の有無（疥癬）	●施設利用の有無（1か月以上前）
爪が厚くもろくなり，白色，黄色，黒色を呈する 足趾間の表皮剥離，痒みの有無（白癬）	●施設利用の有無（バスマットの共有など） ●趾間の浸軟（水分の不十分な拭き取りなど）
赤く細かい発疹，白く浸軟して表皮剥離，水疱や膿疱の有無（皮膚・カンジダ症）	●おむつの交換頻度 ●下痢の有無

る*9。

　口腔は消化管の入り口であり，唾液とともに食物を咀嚼し，嚥下により咽頭，食道へと送り込んでいく。また，口腔は鼻腔とともに気道の入り口でもあり，喉頭蓋および食道入口部付近で嚥下ルートと気道が交差する。摂食・呼吸機能は生活上欠かせないものであり，特に高齢者においては口腔・咽頭の機能保持は重要となる。

　口腔の構造は口唇（上唇，下唇），舌，頬粘膜，口蓋（軟口蓋，硬口蓋），歯など，多くの部分から構成されている［図表3-14］。各部位はすべて口腔粘膜で覆われており，その働きとして，保護作用，知覚作用，分泌作用などを担っている［図表3-15］。

　正常な口腔粘膜は湿潤しており，舌苔（ぜったい）などはない状態である。軟口蓋の色はピンク色で硬口蓋は薄いピンク色を呈す。食事摂取の状況とあわせて口腔内の状態［図表3-16］を観察し，異常の早期発見と予防に努める（口腔ケアの方法は後述参照）。

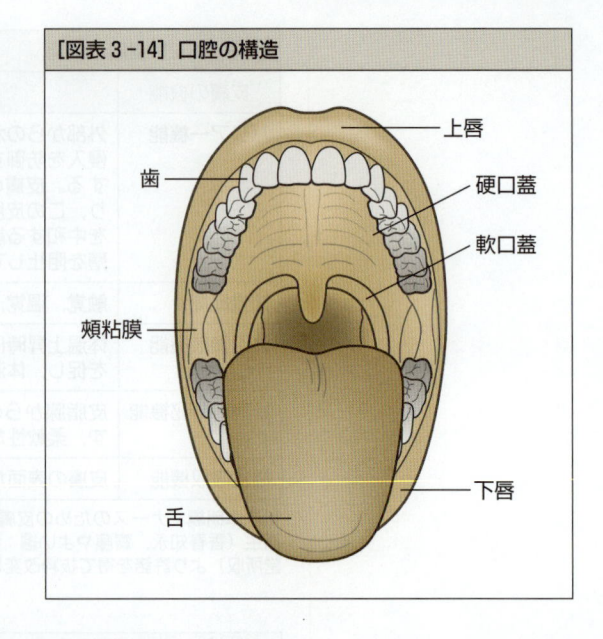

［図表3-14］口腔の構造

- 上唇
- 歯
- 硬口蓋
- 軟口蓋
- 頬粘膜
- 下唇
- 舌

［図表3-15］口腔粘膜の機能

口腔粘膜の機能	内　　容
保護作用	咀嚼などの刺激に対する潤滑剤の役目をする。口腔内に存在する微生物の組織内侵入を阻止している。
知覚作用	舌には味覚の受容器（味蕾），温覚，触覚，痛覚が分布しており，食物の食感や味わいを享受し咀嚼運動や嚥下反射などが調整されている。
分泌作用	耳下腺，顎下腺，舌下腺（大唾液腺）のほかに，多くの小唾液腺の開口部から唾液を分泌し，粘膜表面を湿潤させている。

岡崎美智子他編：根拠がわかる在宅看護技術（第2版），メヂカルフレンド社，183-187，2010．を一部引用

［図表3-16］口腔の観察内容

- 歯牙の欠損の有無
- 義歯の有無，総義歯または部分床義歯
- 齲歯の有無，場所
- 軟口蓋・硬口蓋・舌の色
- 汚染物の付着の有無と程度
- 食物残差の有無，残差場所（麻痺の有無）
- 乾燥の有無と程度
- 舌苔の有無と程度
- 開口の状態

清潔保持の困難に伴う観察

> **観察視点⑤**
>
> **全身状態**
> 清潔保持を困難にしている要因と身体状態を観察し，在宅療養者と家族のそれぞれに応じた清潔援助を行う必要がある。

全身状態の観察と看護

●清潔保持を困難にしている要因●

【認知機能】認知機能の評価を行い（水戸美津子編『新看護観察のキーポイントシリーズ 高齢者』361-382，中央法規出版，2011．参照），清潔援助の協力が得られる場合は在宅療養者の自立を促進する方法で行う。身体や脳の障害部位と残存機能を評価し，残存機能に合わせた環境設定を行うことで，在宅療養者，援助者がともに気持ちよく清潔にすることができる。

【骨格，骨格筋，関節機能】骨格，骨格筋，関節の障害部位と残存機能の評価を行い，残存機能に合わせた環境設定や援助を行う必要がある。

●身体状態の観察●

【皮膚・粘膜の正常からの逸脱】皮膚・粘膜が正常な状態か，正常から逸脱していないかを観察する［図表3-13］。

【バイタルサイン】清潔援助前にバイタルサインを測定し，全身状態と合わせて清潔援助が実施可能かどうか評価を行う。一般的に疾患発症直後や発熱時，全身の衰弱状態にある場合は入浴を見合わせるが，皮膚汚染の状態によっては清拭または更衣のみ行うなど，臨機応変に対応する。家族等の介護者には，どのような状況のときに清拭をしたらよいのか，個別に合わせて具体的に助言する。

【健康への回復過程に応じた援助または苦痛の軽減に応じた援助】在宅療養者が現在どのような経過にあるのかを評価し，それぞれに応じた清潔援助を行う。

- 健康への回復過程に応じた援助……在宅療養者が治療の回復過程にある場合，全身のADLを把握し，より本来の健康な状態に近づけるよう援助を行う。例えば，清拭や部分浴であれば仰臥位よりも座位で行う，片麻痺があっても，用具を工夫して自分で洗浄する，入浴中は関節可動域訓練をとりいれるなどである。
- 苦痛の軽減に応じた援助……在宅療養者が少しの動きでも苦痛を感じる場合は，入浴ではなく部分浴をとりいれたり，清拭であれば一度にすべて行うのではなく，毎日少しずつ部位を変えて行う。また，必要時は援助者2名で行い，苦痛の軽減に努める。

●在宅療養者や家族のそれぞれに応じた清潔援助のための観察●

前述の全身状態の観察から，清潔援助の方法（入浴・清拭）と頻度を選択する。皮膚の正常な状態の保持・増進には適切なスキンケアが不可欠であ

る。スキンケアの原則は，❶汚れを正しく取り除き（洗浄），❷正常な生理機能を賦活維持し（保湿），❸種々の刺激から皮膚を守る（保護）ことである[*10]。皮膚の状態に応じたスキンケアを行う必要がある。

【清潔援助のための観察】

- 入浴……在宅の脱衣所や浴室は一般的に寒暖差があるところが多いことから，脱衣所や浴室の温度環境を観察し，寒暖差がある場合はヒーターを設置したり，あらかじめ浴室を蒸気で温めておくなどするように助言する。入浴時の清潔行動の観察視点は後述する（[図表3-19] 参照）。

- 清拭……療養場所での作業領域の確保が行える環境かどうかを観察し，プライバシーを保護するためのカーテンや襖・障子などを確認する。家庭内にどのような物品があるかを確認する。また，湯を汲む環境（湯温の設定温度等）や移動距離を確認し，湯の準備は家族が行うのか，訪問看護師が行うのかをあらかじめ決めておく。湯が冷めにくいよう，大きめの洗面器やバケツを準備してもらうことが望ましい。主な使用物品は，防水シート（新聞紙），洗面器（バケツ），タオル，バスタオル，湯（50～60℃）あるいは電子レンジで温めたタオル，必要時に石鹸剤・保湿剤，着替えなどである。

  清潔の援助は，「爽快感を得，生活のなかでの楽しみが感じられる」視点が重要である。清拭中は，在宅療養者に冷感を与えないよう，湯温の管理に気を配る。清拭後，速やかに水分を拭きとらないと，気化熱の発生により冷感を与えてしまうため，バスタオルなどで速やかに乾拭きを行うとともに，保温する。

  70℃前後の湯に浸したバスタオル（フェイスタオルを重ねたものでもよい）を背部などに5～10分ほど貼用する熱布浴は，入浴ができなくても温タオルで蒸らすことで入浴同様に身体が温まり，リラックスできる。この際，援助者はやけどしないように厚手のゴム手袋等を使用して，タオルをしぼる。療養者の皮膚に当てる前には必ず援助者の上腕内側で温度確認をし，療養者がやけどをしないよう十分注意する。

  また，清拭の際は適度な圧を加え清拭することにより，全身の血流循環が促進され，マッサージ効果を得ることができる。場合によって，清拭後にオイルなどを使用してもよい。

- 洗浄……脂性の汚れは石鹸剤の泡を用いることで落ちるが，その多くはアルカリ性であるため，皮膚がアルカリ性に傾きやすい。石鹸剤を用いた場合は十分な拭き取りやすすぎが必要である。また，石鹸剤を用いると汚れと同時に皮脂膜も失われるため，皮脂成分がとられすぎないよう使用頻度を考慮する。あらかじめ泡が出てくるタイプの石鹸剤や，弱酸性の石鹸剤も流通しているので，状態に合わせて使用するとよい。

- 保湿……保湿剤によるスキンケアは，洗浄後皮膚が乾燥する前にすぐに行う必要がある。角質層の保湿物質を補充する方法として，保湿剤・皮膚軟化剤が含まれた乳液，クリーム，ワセリン，オイルなどを使用する。油脂性軟膏はワセリンやプラスベースに代表されるもので，痂皮の軟化，皮膚柔軟性に優れ刺激も少ないが，べたつきが強く，長期・多量の使用によ

[図表3-17] 口腔内の状態による物品の選択

口腔内の状態	物品
自歯が残っている，含嗽ができる	歯ブラシ，ガーグルベースン
易出血状態，炎症や腫脹がある，含嗽ができない，自歯が無い	柄付きスポンジブラシ 口腔用ウェットティッシュ
人工呼吸器装着中，唾液が口腔内に貯留しやすい	吸引器付き歯ブラシ 吸引器付きスポンジブラシ

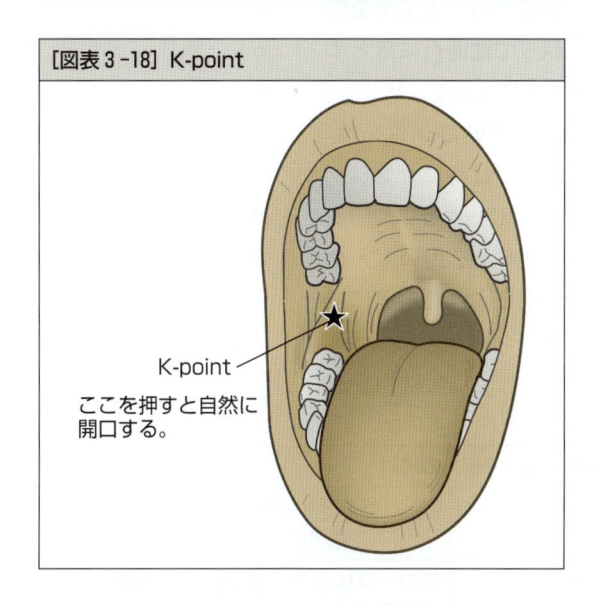

[図表3-18] K-point

K-point
ここを押すと自然に開口する。

り，皮膚浸軟となりやすい。乳剤性軟膏には親水軟膏（ヒルドイド・ザーネ），吸収軟膏（ヒルドイドソフト）があり，水で洗い流せ，べたつかず，皮膚への浸透性も高いため使用しやすいが，界面活性剤により刺激となることも稀にある[10]。

● 保護……皮膚に密着した被膜を形成することで，皮膚に加わる刺激から皮膚を保護する。皮膚被膜剤は皮膚を薄膜状に被覆する薬剤で，サニーナ®やソフティ®などのオイル製剤は，その撥水作用により皮膚を保護する作用があり，失禁があるおむつ着用者などに使用される[10]。

【口腔ケア】毎日の口腔ケアは，口腔粘膜の働きを保持増進するとともに，口腔内を刺激することにより，嚥下機能や構音機能の改善につながる。毎日3回以上の口腔ケアを行うことが望ましいが，家族の介護負担と在宅療養者の口腔内の状態 [図表3-16] から評価し，個々に応じた方法と頻度で行う。経口摂取を行っていない在宅療養者にも，上記目的を達成するためには必ず口腔ケアを行う必要がある。誤嚥予防や嚥下機能の改善目的によっては食前に口腔ケアをとりいれる。口腔ケアでは，在宅療養者の口腔内の状態によってどの物品を用いるかを判断する [図表3-17]。

奥歯の上面の溝，歯と歯肉の境，歯間は汚れが残りやすいため，念入りにブラッシングを行う。また，口腔内のマッサージを行うように，歯肉や硬口蓋にもブラッシングを行う。スポンジブラシを用いる際は，誤嚥をしないよう水分をしっかりと切ってから行う。

舌苔がある場合，無理に剥がそうとせず，口腔内乾燥用の保湿・湿潤ジェルを塗布し，浸軟させてから舌ブラシなどで数回に分けて取り除くと効果的である。

口腔内の乾燥が著明な場合，口腔内乾燥用の保湿・湿潤ジェルを用いる。

洗口液は市販の口臭予防・保湿作用のあるものを用いてもよい。それ以外には，緑茶やウーロン茶（カテキンの抗菌作用），レモン水（酸味による唾液分泌促進）などを目的に応じて用いる[11]。

人工呼吸器装着中の場合は，カフ圧を確認してから口腔ケアを行う。その理由は，気道内に挿入したチューブのカフ上部に口腔内の細菌が貯留し，下気道に流入することによって肺炎となる（人工呼吸器関連肺炎：VAP）ためである。

開口困難な場合は，口角から口腔粘膜に沿って示指やブラシなどを入れ，臼後三角後方の下顎骨内面（K-point）を押すと自然に開口する [図表3-18]。

また開口器，バイトブロックなどを併用して行うとよい。

【義歯の取り扱い】義歯は，歯が無い部分を補うもので，総義歯（全部の歯を失った場合に使用）と部分床義歯（自分歯が7本以上残っている場合に使用）の2種類があり，どちらも取り外し可能である。義歯は高価なものであり，破損すると新しい義歯を作成することになり，経済的負担が増すため取り扱いには十分注意する。

義歯は，長い間装着しないと口腔内の形状と合わなくなるため，日中は装着しておくように助言する。洗浄する際は，流水で歯磨き剤をつけずにブラッシングを行う。歯磨き剤には研磨剤が混入されているため，人工歯を傷つけやすく，この傷が細菌繁殖の温床になりやすい。誤って洗面台に落とすと割れてしまうため，洗面器などを受け皿にして洗浄するとよい。

義歯床（合成樹脂製のピンク色の部分）の素材に使用されているレジンは，水分や細菌などを吸収しやすい素材となっている。高齢者では特にカンジダ菌が繁殖しやすい。義歯は，口腔粘膜に接する内側（粘膜面），クラスプ（金属部分）などが汚れやすいため，歯ブラシまたは義歯用ブラシを用いて入念にブラッシングを行う。就寝時は取り外し，義歯用洗浄剤を入れた溶液に浸して細菌の繁殖を予防する。

[図表3-19] 清潔行動と住宅構造の観察視点と住宅改修や福祉用具（一例）の検討

清潔行動の観察視点 （入浴の場合）	住宅（物品）構造の 観察視点	必要な住宅改修（住）や 福祉用具（福）の一例
❶脱衣所まで移動する。 　移動介助の有無・方法	障害物や段差の有無	スロープなどの設置（住），移動用シートの利用（福）
❷服の着脱 　服の着脱動作の安定性	脱衣所の広さ	腰掛椅子の設置（福）
❸浴室への出入り 　移動動作の安定性	浴室の扉の構造，浴床の材質	手すりの取り付け（住），引き戸への変更（住），滑りにくい床材への変更（住），滑り止めマット（福），すのこ（福）
❹浴室の椅子での座位から立位 　立位から座位動作への安定性，座位時の安定性	座位時の座面の高さ	手すりの取り付け（住），入浴グリップの利用（福），入浴椅子の利用（福）
❺シャワーヘッドまたは桶をもち，身体・髪に湯をかける（石鹸剤を取り除く）。 　つかむ動作，湯をかける動作が可能か	シャワーヘッドの位置，シャワーヘッドの材質・形状，桶の材質・形状	介助用シャワーヘッドの利用（福），介助用手桶の利用（福）
❻石鹸剤を手に取り，タオルなどを用いて泡立てる。 　つかむ動作，泡立てる動作，在宅療養者の残存機能	タオルの位置，形状	手袋型のスポンジ（福），ゴムひも付きタオルの利用（福）
❼浴槽への入出（浴槽を跨ぎ，浴槽に浸る） 　浴槽を跨ぐ動作，浸る動作，浴槽から出る動作の安定性	浴槽の高さ，広さ，材質	浴槽内椅子（福），滑り止めマット（福），入浴グリップ（福），入浴ボード（福）の利用

観察視点⑥ ◀◀◀
清潔環境 在宅療養者と援助者が安全・安楽に清潔援助が行えるか，在宅療養者の動作の安定性や残存能力と住宅構造を観察し，必要時は住宅改修や福祉用具の検討を行う。

清潔環境の観察

●住宅構造と社会資源の活用●

前述の清潔行動（入浴の場合）の視点から，安全・安楽に清潔援助が行える住宅構造かどうか観察を行い，必要時は在宅療養者の残存能力と介護者の介助量に合った住宅改修や福祉用具導入の検討を行う**[図表3-19]**。住宅改修は，在宅療養者の体格に合った規格とする。福祉用具はさまざまなタイプのものがあり，在宅療養者の動作や残存能力に合ったものを選択する。

観察視点⑦ ◀◀◀
家族の介護負担 在宅療養者や家族の負担の程度を把握し，施設利用などの社会資源を用いながら清潔保持を行う必要がある。

家族の介護負担の把握

清潔援助は，援助者の身体的な負担が大きいことから，家族の身体的負担を観察し，どの程度の介入が必要かを見極める必要がある。家族の表情や言動，家族自身の年齢（高齢化），疾患（持病や腰痛など）を観察し，必要であれば介護士と協働で行ったり，デイサービスの入浴サービスなど社会的資源を用いながら清潔保持を行う。

（滝恵津・水戸美津子）

移動する

View Point

日々の生活は，ADL（日常生活動作）を基本に「起き上がる」「食事をする」「洗面する」「衣類を着脱する」「トイレで排泄する」「入浴する」といった繰り返し行われる生活行為で構成されている。脳血管障害，神経筋疾患，脊髄疾患などで体幹や四肢に障害がある場合は自力でできないことがある。自立を促し介護負担を軽減するための支援につなげるためには，ADLの自立度を【できている（どうやってできている）】【介助を必要としている（どのような介助）】【まったくできない（どうしてできないのか）】を観察し，ADLの自立度に影響する四肢・体幹の関節可動域や筋力の程度を評価する。訪問看護師は，在宅療養者とその家族の潜在的・顕在的ニーズを把握し，機能障害，生活支障があっても社会的存在として生活できるよう支援する。

運動器官および精神・心理的状況の観察

運動器官の観察

▶▶▶ **観察視点①**

運動器官の観察
四肢・体幹の関節可動域や筋力の保持の程度を評価し，自立の促進と介護負担軽減のための支援につなげる。

●四肢・体幹の関節可動域の観察●

関節の拘縮は骨格筋，皮膚，腱，関節包，滑膜，靱帯など，関節周囲に存在する軟部組織の器質変化に由来した関節可動域制限である。関節の構造を[図表3-20・21]に示す。関節可動域制限の発生に関連する要因として，年齢，罹患期間，ADL能力，麻痺・痙縮，痛み，浮腫，環境等の影響がある。これらは，事前に他職種や関連機関からの情報や記録から把握できることもある。訪問時に，日常生活動作（排泄，移動，食事動作）と姿勢，臥床時および座位時の体位や姿勢（良肢位の保持の有無，筋緊張や異常反射の有無），入浴や清拭，衣類の着脱時の関節拘縮，関節可動域の程度と痛みの有無（安静時，運動時の違いなど），家族が行っている介護状況も含めて観察し把握する。痛みや浮腫があり可動域制限がある場合は，主治医に報告し診察を受ける。

●筋力の観察●

骨格筋は身体を動かし，姿勢を維持し，関節を安定させる。筋肉は廃用性筋萎縮，上下位運動ニューロン障害，筋および筋接合部障害が原因で低下す

「移動する」のフローチャート

```
移動する
├── ADLおよび精神・心理的状況の観察
│   ├── 運動器官の観察
│   │   【観察視点】
│   │   四肢・体幹の関節可動域や筋力の保持の程度を評価し，自立の促進と介護負担軽減のための支援につなげる。
│   │
│   └── 在宅療養生活への意欲の観察
│       【観察視点】
│       在宅療養者が自らの意思で生活の目標やそのための行動を決めることを支援するとともに，意欲的に行動できる精神・心理状態かどうかを観察する。
│
└── 安全な環境の確保と社会的・情緒的支援
    ├── 生活環境の観察
    │   【観察視点】
    │   在宅療養者が生活している空間と，機能障害を補助してくれている人や用具を把握して，障害への適応状況を評価し，自立のための環境を整える。
    │
    ├── できる活動への支援
    │   【観察視点】
    │   在宅療養者の機能障害の程度を観察し，能力を確認する。できる活動にするために機能強化と環境調整を行う。
    │
    └── 社会復帰への支援
        【観察視点】
        在宅療養者が主要な生活領域や家庭，地域社会に参加するためには，どのような環境が必要なのかを把握し，環境整備を行う。
```

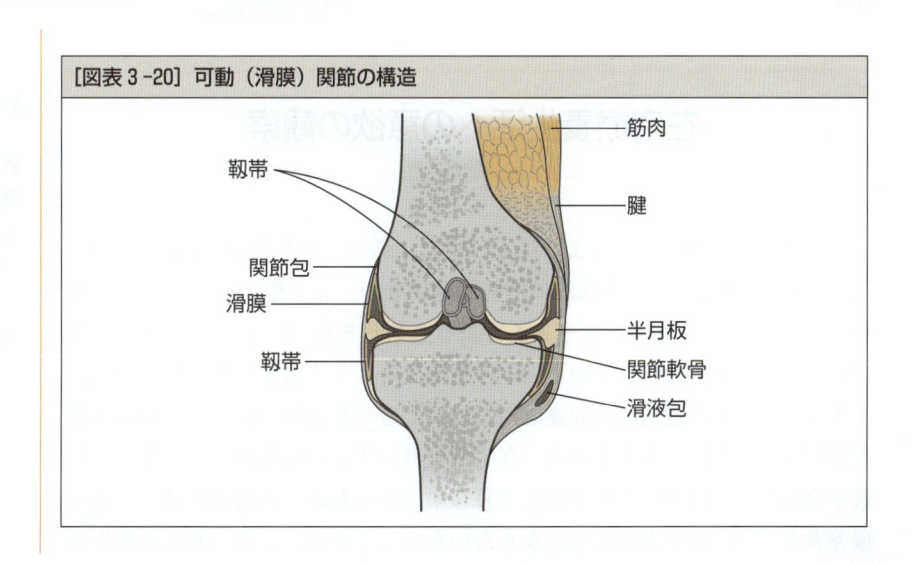

[図表3-20] 可動（滑膜）関節の構造

- 筋肉
- 靱帯
- 腱
- 関節包
- 滑膜
- 半月板
- 靱帯
- 関節軟骨
- 滑液包

在宅看護 | 125

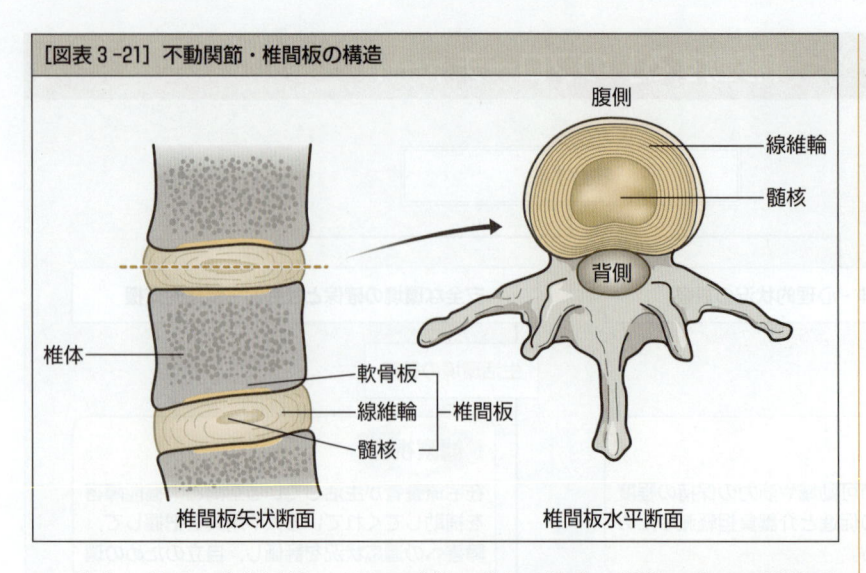

[図表3-21] 不動関節・椎間板の構造

（図中ラベル）
- 腹側
- 線維輪
- 髄核
- 背側
- 椎体
- 軟骨板
- 線維輪
- 髄核
- 椎間板
- 椎間板矢状断面
- 椎間板水平断面

る。筋力の低下は歩行困難や上肢や手指の動きの障害，関節の痛みや関節可動域制限の原因となりADLの自立度の低下につながる。筋萎縮の程度は，触れたり，在宅療養者本人に力を入れさせて，その動きや硬さで確認できる。筋力の程度は屈曲・伸展（肘関節を曲げる，のばす），外旋・内旋（上腕を横にあげる，脇腹につける），回外・回内（つま先を外に向ける，内に向ける）する方法や，徒手筋力テスト[図表3-22]で評価する。さらに，トイレや洗面，食事，更衣や散歩といった生活行為の状況や家族の介助の様子を観察し評価する。筋力の低下を認めた場合は，筋力強化のための運動を行う必要があるが，在宅療養者のなかには家族への気兼ねがあったり冬季などで寒いと1日の大半を臥床のまますごす人がいるので，起床や就寝，食事時刻や1日の過ごし方を把握し，長時間の臥床の場合は離床することを促す。

[図表3-22] 徒手筋力テスト（Manual Muscle Test：MMT）

5（normal）	最大の抵抗と重力に抗し，運動域全体にわたって動かせる。
4（good）	ある程度の抵抗と重力に抗し，運動域全体にわたって動かせる。
3（fair）	抵抗を加えなければ重力に抗して，運動域全体にわたって動かせる。
2（poor）	重力に抗さなければ，運動域全体にわたって動かせる。
1（trace）	筋の収縮がかすかに認められるだけで，関節運動は起こらない。
0（zero）	筋の収縮が認められない。

在宅療養生活への意欲の観察

▶▶▶ 観察視点②

意欲の観察
療養者が自らの意思で生活の目標やそのための行動を決めることを支援するとともに，意欲的に行動できる精神・心理状態かどうかを観察する。

入院中の患者が「歩けるようになって家に帰りたい」という目標をもち，「足の力をつけたい」と意欲的に機能訓練に励む。在宅療養をしている母親が，「左手でも包丁をもって子どもが好きな料理を作り，子どもが喜ぶ顔を見たい」と意欲的に利き手でない左手を使えるように訓練したり生活の工夫をする。こうした意欲は目的達成のためにとるべき行動や行為を，自らが考え選択することにより生まれる。在宅療養者の生活の目標は，人としての尊厳や役割をもつ社会的な存在として暮らすことである。訪問看護師は，在宅療養者が「○○ができるようになりたいから○○する」と意欲的に活動を開

始するまでの経過に寄り添い行動を支援する。しかし，在宅療養者本人にやる気や目指すことがみられない場合もある。在宅療養者の家族は，「頑張れと言っているのに，まったくやる気がなくて困る」と，介護負担から介護意欲を消失することもある。療養生活は長期に渡るため，家族の介護意欲を保てるよう日々の労をねぎらう。また，在宅療養者には焦らないよう助言する。

●精神状態の観察●

在宅療養者の身だしなみ，行動のスピードや行動しているときの態度や様子から注意力や集中力を，話す声の調子，表情や会話の内容から感情の表出具合や感情の不安定さを，会話の内容や様子から幻覚妄想の有無や見当識，記銘力，記憶の保持力，想起の程度を観察する。観察の結果，抑うつや認知症が疑われる場合は，専門医の受診を勧める。そして，家族や周囲の援助者に，在宅療養者への接し方の指導を行う。

在宅療養者がなかなか行動を起こせなかったり，思考や行動が遅い場合は，精神や心理状態に何らかの問題を抱えていることがある。訪問看護師は，訪問時に本人の外見や行動や態度，発言から精神・心理状態を観察し，精神活動の評価を行い，精神疾患が疑われる場合は医療機関につなぐことが必要である。

不安や恐怖がある場合は，消極的な行動になる。感情や意思，人格を外部から観察することは困難であるが，心理的な問題は身体的反応や言動を観察することで把握することができる。顔のゆがみから身体の痛みなどの苦痛を，眼球の細やかな動きから不安の感情の有無をみる。「頭が痛い」「寂しい」「苦しい」などの言葉から苦痛を察知する。症状や言動として現れているその背景にある問題は，医師の診察が必要なことなのか，カウンセリングが必要なことなのか，訪問看護師がゆっくり話を聴くことで解決することなのかどうかをアセスメントし，適切な対応をとる必要がある。

安全な環境の確保と社会的・情緒的支援

観察視点③

生活環境の観察
在宅療養者の生活行為が行われている空間，機能障害を補助している人や用具を把握し，障害への適応状況を評価し，自立のための環境を整える。

生活環境の観察

在宅療養者が生活する住居の玄関，廊下，居室，トイレ，洗面所，浴室の位置や構造は，移動や排泄，清潔などのADLに大きく影響する。廊下や玄関，トイレ，浴室は，在宅療養者が転倒しやすい場所である。転倒をきっかけに活動しなくなることで，筋力低下や関節の拘縮が悪化し，ADLが低下することもある。廃用性の呼吸障害，循環障害の発症のリスクが高まり，家族の介護にかかる時間の増加や在宅療養の継続が困難となる場合もある。**住居での在宅療養者の動きを生活動線で観察する。**安全に移動できるために整えられた住環境や介助具は，在宅療養者の動作の自立を助け，介護負担の軽

減につながる。また，在宅療養者にとって「介護を必要としない」という経験は，特定の行動や問題解決をうまくできるという個人の確信である自己効力感を高めるので，住環境を整えることは在宅療養者の生活の自立には大変重要なことである。

●住環境・福祉用具●

　在宅療養者に実際の生活行為を行う場所へのアプローチを再現してもらい，その状況をみることで住環境を観察，評価する。寝室，居間，トイレ，浴室，洗面所，台所，食堂の広さや出入り口の幅，扉の種類，手すりの有無，冷暖房の有無，室内の明るさ，室内の温度，家具の配置，玄関と室内外との段差の程度を，在宅療養者の目線で確認する。在宅療養者が居間への移動のときに「つまずかないかと足元を気にする」，居間から立ち上がるときに「柱につかまり立ち上がった」，トイレのドアのところで「車椅子から降り介護者が在宅療養者を抱えて便器に移乗させた」などの状況を観察し，本人や家族からも聴き取り，家屋構造や設備上の問題点をあげる。そして，段差があれば段差をなくし，トイレのドアを車椅子が通れるように開き戸から引き戸にし，立ち上がりのために立ち上がり棒を設置するなど住環境を整える。経済面に配慮して，公的な住宅改修や福祉用具の給付やレンタルの活用を提案する。在宅療養者の機能障害を補い，自立を助け，介護量を減らすための環境整備と用具を提案するなどの支援が必要である。

●家族介護力・友人等の情緒的支援●

　ほとんどの場合，在宅療養に家族介護は必要不可欠である。訪問看護師は介護力の程度を把握し，家族の問題を家族が解決できるよう援助することが大事である。介護力を家族の人数や生活状況，キーパーソン，家族関係，支援してくれる家族以外の人の存在，直接的な介護の実行状況を観察し評価する。家族の介護力は，家族の介護に関する知識や技術，社会資源を獲得することや介護を後押ししてくれる情緒的支援者の存在があることで高まる。訪問看護師は家族の介護力量形成のために，在宅療養者と家族を支援する。

●その地域での制度・サービス●

　在宅療養者と家族が，機能障害や介護の必要から地域で孤立することがある。特に，男性介護者は，責任感からか在宅療養者の介護を他者に任せることが苦手な傾向がある。男性に限らず家族も在宅療養者と同様に社会的活動から遠のいてしまう。地域には，在宅療養生活を支える公的な支援システムと，人との絆や善意で成り立つ，在宅療養者と家族の状況を理解し，支援してくれるボランティア組織がある。また，在宅療養者や家族のセルフヘルプグループもある。同じ境遇の自助グループは，在宅療養者や家族が自らの課題に向き合い解決する力量形成の助けを得ることができる場である。訪問看護師は，在宅療養者と家族と地域とのかかわり具合いを観察し，孤立している場合は援助を受けることができる組織とつながれるよう調整する。

●価値観やライフサイクル●

　生活の質を評価する基準は人により異なる。例えば，「1日ただ座ってテレビを観ているだけで幸せ」と思う人や「家にいてボーッと時間を過ごすのは退屈だ」と思う人がいる。**訪問看護師が在宅療養者や家族に対し「こうあるべきである」と指示しないようにする。**在宅療養者と家族が大切にしていることや生き方を，表情や発言や暮らし向きから観察し，どのような価値観や人生観をもっているのかを把握する。そして，個別性を重視したその人らしい自立を支援することが大切である。

できる活動への支援

> **観察視点④**
> 能力評価と環境調整
> 在宅療養者の機能障害の程度を観察し，能力を確認する。できる活動にするために機能強化と環境調整を行う。

　機能障害のある在宅療養者に「できる活動」は，残っている能力と，杖や手をひいてもらえれば歩けるなど，人の介助や機能を助ける物があればできる能力を使い，活動することである。「できる活動」への支援はまず，在宅療養者の機能障害の程度，行動の観察や，医師や理学療法士の評価に基づき能力を評価することから始まる。そして，「できる活動」にするための機能強化や，介助があればできる行動の実行のために環境調整を行う。

●自他動運動●

　在宅療養者の能力を評価したうえで，できている活動と介助があればできる活動を積極的に行うことを勧める［図表3-23］。座位保持をする能力があるにもかかわらず，ベッドで寝ていることが多い在宅療養者には，日中椅子に座ってテレビを観ることを提案する。肘や肩関節に拘縮がないのに顔を拭いてもらっている人には，洗面所で自分で顔を洗うことを提案する。手すりがあれば歩けるのであれば，手すりをもって歩くことを勧めるなど，日常的に自らが生活行為を行うことをこつこつと積み重ねる。さらに残存機能の強化と筋力，関節可動域制限を予防するために，訪問リハビリテーションや通所リハビリテーションを活用して自他動運動の指導を受け実施する。その自他動運動は，日常的な運動プログラムとして自宅でも実施する。

●環境調整●

　在宅療養者の心身機能や本人を取り巻く環境を整え，社会資源を活用することで，生活の自立を図ることができる［図表3-24］。高齢者が骨折したことをきっかけに，自立した歩行が困難となり，自宅での閉じこもり状態となることがよくある。一例として骨折前には週1回必ず通っていた街角サロンにも行かなくなり，友人が訪ねても「今日は具合が悪いから」と顔も見せない。家族はこのまま自宅で閉じこもりの生活をおくるのかと心配し，訪問看護ステーションに「リハビリをして欲しい」と訪問看護を申請した。訪問看護師は在宅療養者の身体機能を観察し，日常的に移動動作に介助を必要とす

[図表3-23] 生活行為で関節を動かす自動運動のポイント

行　為	関節を動かすポイント
食事行為	●姿勢体幹を真っ直ぐにして股関節・足関節を90度に保つ。 ●障害程度により自助具等を用いると摂取行動が関節を動かす。
排泄行為	●排泄に関連する一連の動作はあらゆる関節を動かすので自動運動になる。 ●物的な環境を整備し，トイレで排泄できるようにする。
清潔行為	●入浴は浴室への移動，更衣は衣類の着脱で関節を動かすので自動運動になる。 ●入浴は温熱刺激により筋緊張が和らぐので，関節運動の際の痛みの軽減になる。
移動行為	●歩行は股関節，膝関節の屈伸運動を行っているので，自動運動になる。

[図表3-24] 活動に関連する環境項目

環境	項　目	物　品・サービス
物的	屋内外 日常生活用具 福祉用具	玄関，階段，段差，手すり，スロープ，ドアの形態，車椅子，ベッド，各種リフト，歩行補助具，各種自助具，トイレ，入浴関連用具（立ち上がり介助，椅子）
人的	手段的支援 情緒的支援	家族，訪問系介護サービス，通所系介護サービス，短期入所系介護サービス，訪問看護，訪問リハビリテーション，通院，訪問診療，家族，友人，介護サービススタッフ，医療系サービススタッフ
社会保障	制度	年金保険，雇用保険，労働者災害補償保険，生活保護法，児童福祉法，介護保険法，障害者総合支援法，成年後見制度

る状態と評価した。介護保険制度の要介護認定の申請をすることを本人と家族に勧め，申請した結果，要介護1と認定された。「自力で歩行して街角サロンに通える」ことを目標に週2回の通所リハビリテーションと週1回の訪問看護サービスを利用することになった。通所リハビリテーションで能力を評価し，示された筋力強化の運動プログラムを通所と自宅で訪問看護師と実施した。安全に外出できるように玄関の段差をなくし，通所リハビリテーションでは他者からの励ましや機能が改善することが励みとなり，安定した歩行ができるようになった。転倒への不安はなくなり，街角サロンに通う自信がついた。このように，在宅療養者の活動制限は社会的支援と物理的な環境の調整を行うことで解消することができる。

社会復帰への支援

　在宅療養者は，脳血管疾患や神経難病，認知症など，年齢も心身機能の障害程度もさまざまである。したがって，**在宅療養者の社会復帰とは，職場復帰などの仕事や経済生活への参加だけではなく，家庭生活において役割をもつこと，家族や他者との関係性のなかで自身の役割や生きがいをもつことや場所への参加である**。地域にある自助グループでは，メンバー間の相互作用

▶▶▶ 観察視点⑤

活用できる社会資源の把握
在宅療養者が主要な生活領域や家庭，地域社会への参加のためには，どのような環境が必要であるのかを把握し，環境整備を行う。

[図表3-25] 社会復帰に関連する環境項目

環境	項目
物的	自然環境，道路状況，交通状況，公的機関へのアクセス
人的	手段的支援者として，問題解決のための制度活用をニーズに応じて調整してくれる人や，制度等の情報を提供してくれる人（公的な相談機関の職員等）情緒的支援者として安心，信頼を与えてくれる人，気持ちの整理をしてくれる人，共通の問題や課題を抱えているグループやグループのメンバー
社会保障	一定の地域にある施策や仕組みや制度

で助ける立場や助けられる立場を経験することがある。訪問看護師は，在宅療養者とその家族の潜在的，顕在的ニーズを把握し，機能障害，生活支障があっても社会的存在として生活できる場を調達する必要がある。

●環境整備●

機能障害がある在宅療養者が社会生活を営むには，本人や家族の努力では解決できない困難なことがある。車椅子を自走し移動することができる在宅療養者でも，1人で駅まで行き電車に乗り目的地に到達することはなかなか実現しない。車椅子で外出できる道路などの物理的環境が整っていることや，車椅子を押して介助をしてくれる人がいなければ目的地には行けない。本人や家族は「どこに相談したら，支援を得ることができるのか」と情報をもっていないことが多い。訪問看護師は「この問題はここに相談する」「このことはこの機関に支援を求める」など，自立や参加を支援してくれる社会資源に関する知識をもつことが必要である [図表3-25]。そして，本人，家族が活用し環境を整えることができるように支援することが大切である。

●関係職種との連携協働●

疾患や障害のために入院治療を行っている人にとっての社会参加や社会復帰は，住み慣れた我が家で入院前の生活をすることである。退院した在宅療養者は，病気や障害を抱えながらも家庭復帰ができ，本人や家族の状況で地域社会とのかかわり方はさまざまではあるが，参加しながら生活している。そして在宅療養者は，保健・医療・福祉の専門職で構成された在宅ケアチームの支援をうけ，在宅生活を継続している。在宅ケアチームは，在宅療養者の生活目標を達成するための支援内容と担当者を定め，ケアを行っている。ケアチームのメンバーは多職種で構成されることが多い。そのため，在宅療養者の病状悪化や介護力の低下をタイムリーに把握することができない事態が発生することがある。そこで，訪問看護師は，日頃から予防と予測の視点をもって心身状態を観察し，主治医に報告，アセスメントした結果をケアメンバーやケアマネジャーと共有する機会（カンファレンス）をもつことが大切である。それぞれのメンバーの役割を確認し合い，協働することで，在宅での療養の継続を支援する必要がある。

（小林れい子・水戸美津子）

コミュニケーションをとる

View Point　コミュニケーション能力の保持は，在宅療養者が自分の意思を伝え，そして相手の意思を（特に大切な家族から）受け取り，QOL（生活の質）を維持するという点では人間にとって最も重要な機能保持である。そのため，在宅療養者にどのようなコミュニケーションの能力が残っており，どのような工夫や支援を行えば少しでもコミュニケーションが成立し，維持できるのかを訪問時によく観察し，的確に支援することが重要である。

コミュニケーション能力の観察

身体的側面

●言語的・非言語的側面からの観察●

コミュニケーション能力は，訪問時の玄関先での挨拶から始まり，ケアを終了し玄関を出るまでの限られた時間のなかで把握しなければならない。

玄関先では，必ず声をかけ，問いかけに対して返答される在宅療養者および家族の返事を確認し，その際に声の大きさ，声の明るさなどから現在の家族の雰囲気を察することができ，この時点から観察が始まる。

返答があってから在宅療養者のいる部屋に進み，在宅療養者，家族に再度挨拶をし，在宅療養者の目の表情をしっかり読み取り，真剣に聴くという態度を示すことがコミュニケーションをスムーズにし，信頼関係を築くケアの第一歩である。

コミュニケーションは，言語的コミュニケーションと非言語的コミュニケーションとからなる。言語的コミュニケーションを行う際は，言葉を明確に，声の大きさに留意し，在宅療養者，家族の会話を途中でさえぎることなく，最後まで聴きとることが重要である。在宅療養者，家族が日々の生活のなかで使用している言葉を理解し，否定せず，大切にすることが重要である。非言語的コミュニケーションの場合は，アイコンタクトを忘れず，手を休め向かい合って話を聴く姿勢を伝えることが大切であり，表情やしぐさを観察し，話の内容を理解しているか否かを判断し，進める。

日常生活のなかでは，コミュニケーションの障害をもつ在宅療養者が，起

▶▶▶ **観察視点①**

身体的側面
コミュニケーション能力は言語的側面と非言語的側面の両面から観察する。視覚，聴覚などの感覚器官，表情や目の動き，全身の動きと反応などを観察する。

「コミュニケーションをとる」のフローチャート

```
コミュニケーションをとる
├── コミュニケーション能力の観察
│   ├── 身体的側面
│   │   【観察視点①】
│   │   コミュニケーション能力を観察する際には，言語的側面と非言語的側面の両側面から観察する。そのため，視覚，聴覚などの感覚器官，表情や目の動き，全身の動きと反応などを観察する。
│   └── 心理・社会的側面
│       【観察視点②】
│       在宅生活で社会との交流が乏しくなり，コミュニケーションをとる相手が減少していないか，介護者からの影響でコミュニケーション能力が低下していないかを把握し，調整することが大切である。
└── コミュニケーション能力保持のための支援
    ├── 聴覚障害レベルに合わせた支援
    │   【観察視点③】
    │   訪問時は，聴き取ろうとするコミュニケーション能力を意識して，会話のスピードや声の大きさを在宅療養者に合わせ，コミュニケーション確立に向けたかかわりが必要である。
    ├── 言語障害レベルに合わせた支援
    │   【観察視点④】
    │   訪問時は，言語の理解力を高め，在宅療養者が言語機能障害を受容できるように，家族も交えて支援を行うことが重要である。
    └── 精神障害レベルに合わせた支援
        【観察視点⑤】
        精神障害者においては，急性期を過ぎると在宅での療養が主となる。精神障害をもつ在宅療養者への支援は，在宅療養者自身の抱える問題と家族の抱える不安や思いへの支援が必要である。
```

き上がり，移乗，食事，読む，見る，更衣，入浴という行動を行う際に，言葉なしで行為が行えることは少ない。その行為を行う際に，非言語的コミュニケーションとして使われる表情，アイコンタクト，ジェスチャーなどを適切に読み取り受け取ることが求められる。

コミュニケーション能力は，❶口調は弱いか強いか，❷話し方に抑揚はあるか，❸明瞭さと簡潔さは保っているか，❹文脈にはつながりがあるか，❺話のタイミングと関連性はあるか，などを観察する。ケアを行う際は，一方的に行うのではなく，視線を合わせ，声かけをし，声かけに対しての返答をキャッチし，理解度を受け止めコミュニケーションを繰り返すことが，コミュニケーション能力を低下させないための重要なかかわりである。

●加齢に伴う視覚・聴覚の変化とコミュニケーション●

【視覚の障害におけるコミュニケーション】人は外界からの情報の70～80％を視覚から得ているため，視覚に障害が起こることで日常生活や社会生活に多大な影響をきたすことになる。特に，障害の発生年齢によって生活経験が異なり，生活するうえでの困難も異なってくる。一般的には，受障年齢が高いほど喪失感が大きく，精神的な支援が必要となる。

高齢者は，視力・色覚の変化や涙液の調節の不具合，眼瞼下垂などのさまざまな眼の障害に伴い視覚異常をきたしやすい。眼球の断面図を［図表3-26］に示す。角膜と水晶体に栄養を補給する眼房水は，排出力が低下するため貯留し眼圧が上昇し緑内障を引き起こすことになる。視力が，機能的な加齢変化によって低下し，光の散乱が増加するため羞明感を生じ，遠近の調節具合による老視となり，遠視化，乱視化も進行し，多くの場合は白内障を引き起こしやすくなる。加齢に伴う外観上の変化には，目尻の皺や皮膚のたるみ，老人性眼瞼下垂などがあり，視野が狭まり前方上方が見えにくくなる。

視覚に障害が生じると，聴覚や触覚からの情報が重要になる。会話をするときに会話に集中できるよう，周囲の状況，特に騒音などに配慮する。特に外出・移動のときの援助にあたっては，利用者も緊張し，生命の危険につながるので，十分に注意を払う。説明に際しては「ここ」「あそこ」などの不明瞭な表現を避け，「右の方向に……」「3歩歩くと……」など具体的な表現を用い，在宅療養者の表情，行動を観察し，話すスピード，歩数なども考慮し，その場を離れるときは「ここを離れます」などと声かけをし，周囲の様子を伝え，安全であることを告げるなどの声をかけることが必要である。

【聴覚障害におけるコミュニケーション】難聴には，伝音性難聴と感音性難聴とがある。耳の構造と区分を［図表3-27］に示す。

伝音性難聴には，外耳道における音の伝達・増幅機能を妨げる耳垢や異物による塞栓，炎症による外耳道の狭窄などがある。難聴の出現した在宅療養者のなかには，耳垢（空気中のほこり，アポクリン腺からの分泌物，皮膚の残骸などがたまったもの）が障害し，難聴を引き起こしていることもある。

感音性難聴には，内耳におけるリンパ液振動の障害，内耳有毛細胞の障害，聴覚経路の障害があり，これらは，リンパ液の振動を妨げる感染，有毛細胞の働きを妨げる音響外傷，薬剤の聴器毒性，聴覚経路を妨げる加齢，脳血管疾患，腫瘍，外傷などがある。

初回の訪問時に，聴力を確認するために，訪問看護師の立ち位置，声のする方への頭部の動き，目線などを観察し，左右の聴力をアセスメントする。難聴でコミュニケーションが図りにくいとい

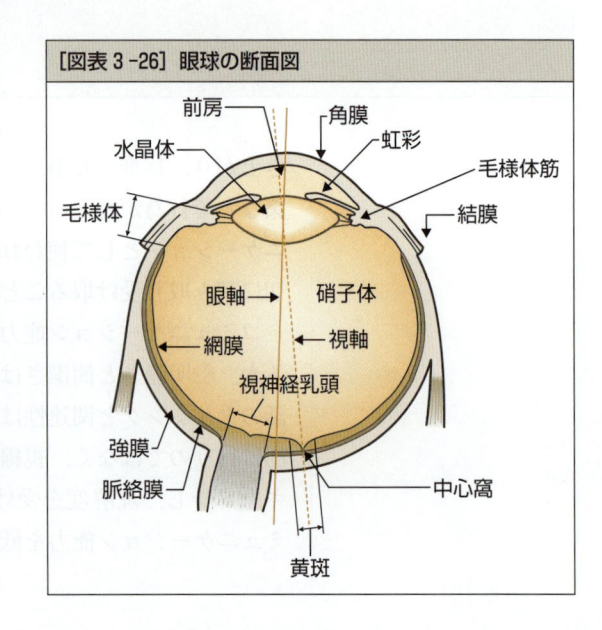

［図表3-26］眼球の断面図

う苦痛を味わうことは，自らの会話を減少させることにつながるので，声かけ，受け答えをていねいに行い，不満の残らないようなかかわりをすることが重要である。

　聴力の低下している人や補聴器をつけた人が聴き取りやすい話し方は，顔を見て話す，ゆっくりと自然なめりはりをつける，単語単位・文節単位で区切って話す，文の最後まではっきりと話すことなどを心がけてかかわることが重要である。

　耳鳴りは，聴覚経路における障害といわれているが，メカニズムは解明されていない。加齢とともに出現する症状でもあり，睡眠不足や過労によっても出現する。したがって，在宅療養者を介護する家族に出現することもあるので，家族の介護の様子を観察することも必要である。耳鳴りによる苦痛は，イライラ，怒り，疲れなどストレスを溜めることになる。このような状態が継続することで聴き取りが困難になり，集中力の低下を招き，在宅療養者は，人とのかかわりをさらに消極的にし，家族の場合は，介護への意欲が失われる可能性もあることから，声をかけた際には，必ずアイコンタクトで返答を待つことを心がけ，好きな音楽を流す，鳥のさえずりのCDを流すなど，趣味を提案するなどして，環境調整を図る支援も重要である。すでに耳鳴りの疾患を治療中の場合は，治療を中断しないよう支援することが重要である。

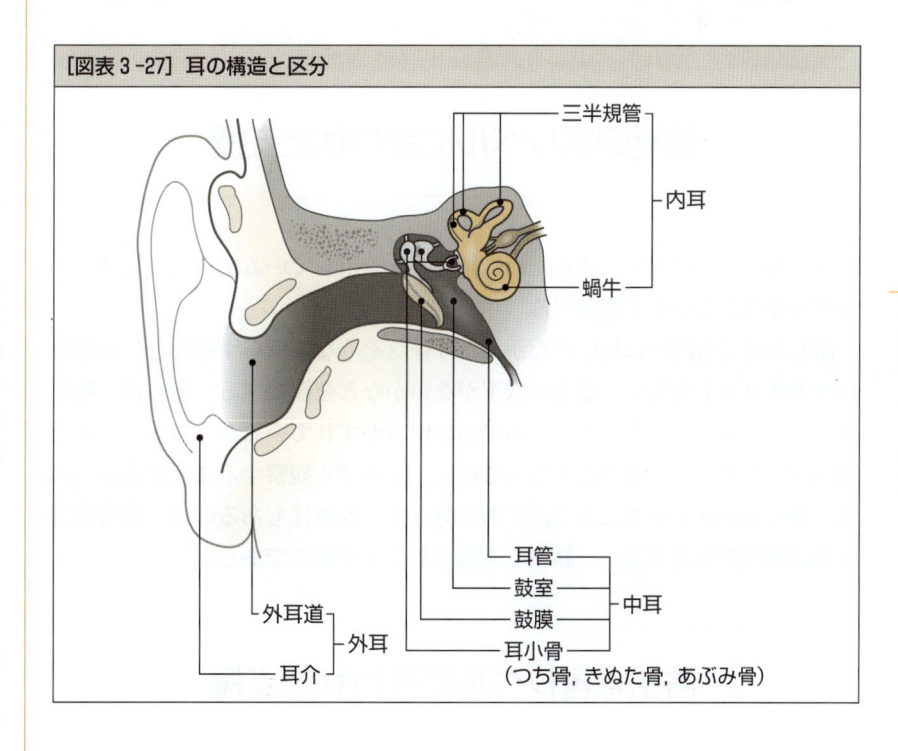

[図表3-27] 耳の構造と区分

心理・社会的側面

　在宅療養者と家族がこれまで生活している地域の生活文化，生活習慣，教育，医療福祉サービスなどの環境に関する情報を知り，これまでの生活環境を断ち切ることなく支援していくことが求められる。
　在宅での療養は長期に及ぶことが多いので，在宅療養者と家族などの価値観や，どのような療養生活を過ごしたいのか，またどのように自宅での最期を迎えたいのかを，訪問時に在宅療養者や家族とコミュニケーションを図り，把握していく必要がある。それぞれの家族の価値観（健康，物や金銭，時間）を把握し，日々の生活のなかから生きることをどのように考えているのか，日々の生活のなかから死を迎えることをどのように考えているのかを日頃から話せる関係をつくり上げることが求められる。それぞれの在宅療養者，家族には，個々に異なるコミュニケーションスタイルがあり，家族の関係性，協力者の人数，それぞれの在宅療養者を介護する考え方が，一致しているのかなどを把握し，家族の考え方を尊重することが重要である。

▶▶▶ **観察視点②**

心理・社会的側面
在宅生活で社会との交流が乏しくなり，コミュニケーションをとる相手が減少していないか，介護者からの影響でコミュニケーション能力が低下していないかを把握し，調整することが大切である。

コミュニケーション能力保持のための支援

聴覚障害レベルに合わせた支援

　在宅療養者が聴力を高めるために補聴器を着用している場合は，機械のトラブルなどがないかを確認する。
　話しかけても即座に反応がなかったり怪訝そうな表情をする場合には聴力のアセスメントを行い，聴力の低下がないかなどを観察する。さらに，聴こえていてもよく聴き取れないために話の内容がずれていることもある。また話の内容を変えてしまうこともあるので，注意深く観察することが求められる。聴く力が低下することで話す力も低下する可能性もあるので，聴力障害と言語障害の経過を追い，観察し支援することが重要である。

▶▶▶ **観察視点③**

聴力障害レベル
訪問時は，聴き取ろうとするコミュニケーション能力を意識して，会話のスピードや声の大きさを在宅療養者に合わせ，コミュニケーション確立に向けてかかわることが必要である。

言語障害レベルに合わせた支援

　言語障害は，脳内出血，クモ膜下出血，頭部外傷，脳梗塞，一過性脳虚血による運動障害によって出現する構音障害（発音・発声困難）と，感覚障害によって出現する失語症（言語理解困難，表出困難）に分けられる。
　在宅療養者が，こちらの質問に適切に答えるが，発音がおかしいため聴き

▶▶▶ **観察視点④**

言語障害レベル
理解力の低下がないかを観察し，障害にあわせたコミュニケーション方法を相手の反応を観察しながら工夫する。

取りにくい場合は，構音障害が考えられる。一方，質問の理解ができなかったり，発話が出にくかったり，錯誤，何度繰り返しても途切れ途切れの会話になる場合は，失語症として考え対応する。

訪問時には，在宅療養者の表情を観察し，言葉が出るまで時間がかかるときは，道具を使用するなどして，話すことが楽しく，苦痛にならないように工夫する支援が必要である。道具には，筆談や要約筆記（話されている内容を要約して文字として伝える），特に中途障害者は，手話による細かい情報の伝達が難しいため，この方法が有効である。また発声の機能に障害がある場合は，トーキングエイド（キーボードを押すことによって音声が出る機器）やコミュニケーションボード（文字盤など非電子的なもので，よく訴える内容を文章として書き込んでおく方法）などがある。

言語はある程度理解できるが，言語の表出が困難な場合は，訪問看護師は，理解しやすい平易な言葉，あるいは日常的に在宅療養者が使用している言葉を使い，在宅療養者が話すスピードに合わせ，忍耐強く聴く姿勢が求められる。言語が理解できない場合は，長時間かけて一つのことを聴き続けるのではなく，訪問時の状況や療養者の状態から発したい言語を察し，話の意味をこちらが言葉に言い換え問いかけることも重要な支援である。

言語障害を受け入れられない在宅療養者に関しては，話すことが困難であっても，人が集い，顔を合わせ楽しい時間が過ごせるという実感を在宅療養者がもてるように，家族が一堂に集まることや交代で在宅療養者を訪問することなどを家族へ提案し，そのような場を設定することも支援として重要である。

精神障害レベルに合わせた支援

精神障害をもつ在宅療養者においても，服用方法が正しく，コンプライアンスが良好である在宅療養者は，比較的落ち着いた生活を送っている。訪問時には，在宅療養者が，訪問看護師と視線を合わせることを拒否していないか，他者を拒んでいる状態でないかを判断し，在宅療養者の行動を観察し声をかけるタイミング，声かけの量を考える。また，在宅療養者自身から情報が聴取できない場合は，在宅療養者と家族とのコミュニケーションでは，どんなことが話せているのか，どのようなことに拒否反応を示すかなどを家族から聴取し把握することが重要である。

観察視点⑤ ◀◀◀
精神障害者・家族の不安への支援
精神障害者においては，急性期を過ぎると在宅での療養が主となる。精神障害をもつ在宅療養者への支援は，療養者自身の抱える問題と家族の抱える不安や思いへの支援が必要である。

訪問時に身に付ける訪問看護師の構え

❶**在宅療養者の尊厳を大切にするコミュニケーション**

　訪問時に配慮しなければならないことは，まず最初に在宅療養者の顔をみることである。24時間介護をしている家族から情報を聞くことは，一度に情報収集ができ，容易なことである。しかしどのような障害をもっている在宅療養者においても，家族から情報を得る前に，在宅療養者とアイコンタクトで視線を合わせ，話す準備ができたことを受け止めることができた段階で声をかけていくことがかかわりを深めることへの第一歩である。

❷**専門職者としての行動とコミュニケーション**

　援助の関係において，看護師の言語的行動と非言語的行動が在宅療養者，家族に，大きな影響を与える。専門職としての外見，ものごし，行動は，信頼に値するという感覚と能力を確立するのに重要である。ケアリングの関係におけるコミュニケーションで重要なことは，①専門職としての倫理意識，②礼節，③秘密厳守，④信頼，⑤必要なときに即座に対応できることがあげられる。

❸**異文化に合わせたコミュニケーション**

　日本人は，察する文化の生活をしてきた高齢者がほとんどであることから，積極的に自らのことを話すことをしない傾向にあるのでこちらで観察し（察して）在宅療養者，家族の内面を言葉にして表出することへの働きかけが求められる。

（熊谷祐子・水戸美津子）

引用文献

＊1　菊地有紀，薬袋淳子，島内節：在宅重度要介護高齢者の排泄介護における家族介護者の負担に関する要因，国際医療福祉大学紀要15（2），13-23，2010．

＊2　宮崎和子監，水戸美津子編：看護観察のキーポイントシリーズ高齢者（改訂版），中央法規出版，2006．

＊3　伊東美奈子：実践につながる看護形態機能学視点のヘルスアセスメント，日常生活行動，トイレに行く①おしっこをする，Nursing Today，27（5），86-87，2012．

＊4　グリセリン浣腸液50%「ヨシダ」添付文書，吉田製薬株式会社，2009．

＊5　勝健一：グリセリン浣腸「オヲタ」を用いた浣腸手技，テイコクメディックス，2008．

＊6　山田正巳，田中靖代：特集便秘ケアを極める―患者の安全・安楽を重視したアセスメントとケア，安全で苦痛の少ない摘便法，EBNURSING，9（3），26-33，2009．

＊7　NPO法人日本コンチネンス協会，http://www.jcas.or.jp/-index.html，2013年2月9日閲覧

＊8　フロレンス・ナイチンゲール：看護覚え書―対訳，うぶすな書院，1998．

＊9　香春知永他編：基礎看護技術，南江堂，236-247，2011．

＊10　佐藤明代：ケアにつなげる創傷ケア用品の上手な使い方（第12回），ナーシングトゥデイ，2006．

＊11　藤野彰子監：看護技術ベーシックス（改訂版），医学芸術社，232-239，2012．

参考文献

◎1　松尾聿朗編：ナースのための皮膚科学（第2版），南山堂，32-34，1999．

◎2　石川治編著：Q&A高齢者の皮膚疾患とケア，中外医学社，56-135，2009．

◎3　草間幹夫：【消化・吸収・排泄イラストレイテッド　病態生理とアセスメント】消化・吸収・排泄系の構造と機能，口腔・咽頭の構造と機能，月刊ナーシング，10-11，2009．

◎4　岡崎美智子他編：根拠がわかる在宅看護技術（第2版），メヂカルフレンド社，183-187，2010．

- ◎5 水戸美津子編：新看護観察のキーポイントシリーズ 高齢者，中央法規出版，2011.
- ◎6 櫻井尚子，渡部月子：在宅看護論―地域療養を支えるケア，メディカ出版，2012.
- ◎7 林克郎，酒井桂太：日常生活活動学・生活環境学（第4版），医学書院，2012.
- ◎8 沖田実：関節可動域制限―病態の理解と治療の考え方，三輪書店，2012.
- ◎9 稲川利光：リハビリテーションビジュアルブック，学研メディカル秀潤社，2012.
- ◎10 及川忠人，金城利雄：新体系看護学全書別巻11リハビリテーション看護，医学書院，2007.
- ◎11 上田敏：ICFの理解と活用，きょうされん，2005.
- ◎12 小野浩一：行動の基礎，培風館，2012.
- ◎13 藤崎郁：フィジカルアセスメント完全ガイド（第2版），学研，2012.
- ◎14 パトリシア・A・ポッター，アン・グリフィン・ペリー著，井部俊子監修：看護の基礎―実践に不可欠な知識と技術，エルゼビア・ジャパン，2007.
- ◎15 太田喜久子編著：老年看護学―高齢者の健康生活を支える看護，医歯薬出版，2012.
- ◎16 坂田三允総編集：精神看護と家族ケア，中山書店，2005.
- ◎17 坂田三允総編集：精神科訪問看護，中山書店，2009.
- ◎18 新体系看護全書―別巻8機能障害からみた成人看護学④，メヂカルフレンド社，2010.

④ 医療処置管理を支える観察と看護

Introduction

　本章では，訪問看護師が在宅でよく遭遇する医療機械の管理と医療的処置の際の観察と看護について解説している。実際に訪問する前の準備の仕方，訪問時の観察の視点，訪問看護ステーションに戻ってからの事後処理と他職種との連携の仕方について，実践の現場の知恵とコツが記述されている。

　「機械や器具を必要とする在宅療養者の看護」では，在宅でよく遭遇する人工呼吸器，吸引器，在宅酸素機器を装着している在宅療養者の管理について説明している。訪問前には在宅療養者に装着されている機械・器具の種類や設定条件を再確認し，訪問時のトラブル等に対処できるようにあらゆる状況を想定して準備してから訪問することが必要である。訪問時には前回訪問時からの機械・器具類の不具合や介護上の困りごとの有無，皮膚との接触面の観察と家族の負担などの観察が必要になる。訪問後は，機械・器具類の設定条件等を写真とともに記録して，他職種との連携を図る工夫をすることなどが記述されている。

　「ルートやカテーテルを必要とする在宅療養者の看護」では，中心静脈栄養法，経鼻経管栄養法，胃ろうによる経管栄養，尿道留置カテーテルを取り上げている。訪問前には挿入されているルートやカテーテル類の種類・部位等を確認し，準備して訪問する。訪問時は適切な管理がされているか，管の留置部分の皮膚の状態を観察する。訪問後は訪問中の観察とアセスメント等を記録し，今後の方針を確認することなどを説明している。

　「褥瘡ケアを必要とする在宅療養者の看護」では，創部の観察，全身状態の観察，栄養状態の観察，日常生活動作や1日のすごし方の観察の実際と，具体的援助としてスキンケア，栄養管理，除圧，家族支援について解説している。

　「スキントラブルへのケアを必要とする在宅療養者の看護」では，皮膚の状態や内服薬と，貼用している薬や絆創膏の種類，おむつなどの使用について観察し，具体的な援助として，清潔ケア，外部環境の調整，家族への支援について説明している。

　フローレンス・ナイチンゲールは，「彼らにとって自分たちの生活が，いかに失意に満ちたまた不自由なものであるかを忘れないでほしい。彼らは悲しい失望を抱いてそこに横たわっており，死以外に，そこから逃れ出るすべはないことを，あなた方は知っているのである。にもかかわらず，あなた方は，彼らに楽しみをもたらすような，あるいは少なくとも1時間の気分転換をもたらすような話題を提供することを忘れてしまう」（『看護覚え書』p.163）と述べている。機械や器具，チューブ類が装着され，医療処置の多い在宅療養者を訪問する際は，特に，楽しみと気分転換をもたらすような話題を準備して訪問しているだろうか。一時でも，機械や管がついていることを忘れるような話題を準備して行っているだろうか。悩みを聞き，共感することが重要なときもあるが，それ以上に楽しみをもたらすような話題をたずさえていくことは重要である。

機械や器具を必要とする在宅療養者の看護

View Point
訪問前には在宅療養者に装着されている機械・器具の種類や設定条件などを再確認し，訪問時のトラブル等に対処できるようにあらゆる状況を想定して準備していくことが必要である。訪問時には，前回訪問時からの機械・器具類の不具合や介護上の困りごとの有無，皮膚との接触面の観察を十分に行い，介護者の負担状況等も把握し対処することが重要である。また，訪問後は訪問時の機械・器具類の設定条件等を写真等とともに記録し，他の訪問看護師や他職種ともすぐに連携を図ることのできる体制を整える。

人工呼吸器を装着している在宅療養者

在宅人工呼吸療法（home mechanical ventilation：HMV）は，病院でも行われている機械による呼吸の補助・管理のために用いられている人工呼吸療法を在宅の環境で行うものである［図表4-1］。人工呼吸器を装着している在宅療養者は，神経筋疾患や呼吸器疾患などで自力で肺換気が行えない状態にある。人工呼吸器は，生命維持管理装置の一つであるため，その取扱い，保守管理などが適切に行われることが特に重要である。

在宅療養者や家族が安全に安心して過ごせるように，予測されるトラブルを予防するために，療養支援チームの連携によって支援していくことが求められる。

訪問前の観察

観察視点①
人工呼吸器の状況
訪問前には在宅療養者に装着されている人工呼吸器の種類や設定の条件などを再確認し，訪問時のトラブル等に対処できるようにあらゆる状況を想定して準備する。

●訪問前のアセスメント●

【治療内容と前回訪問時の看護内容の確認】前回の訪問までの病状や治療の状況について，訪問看護記録や主治医からの指示書等で確認し，今回の訪問時の看護内容をアセスメントする。次に，在宅では数種類の人工呼吸器が使用されているため，種類や設定等を確認しておく。さらに，今回の訪問までに機器のトラブルや身体状況の変化による緊急連絡がなかったかを確認しておく。連絡があった場合には，どう対応したのかを確認し，状態の変化やト

機械や器具を必要とする在宅療養者の観察フローチャート

訪問前

↓

訪問前のアセスメント
- 治療状況
- 機械や器具の管理状況
- 身体状況（病状，呼吸状態の経過）
- 介護状況
- 前回訪問の状況
- 緊急連絡・相談の有無

観察視点
- 医療者がいない状況で，本人・家族がどのように機械や器具を管理して生活しているのかを把握する。
- 今回の訪問までの状況をアセスメントする。

訪問前の準備
- 機械や器具の管理方法の確認
- 機械や器具の作動状況，設定
- 使用物品の種類・在庫数
- 物品の調達方法
- 本人・家族への指導内容

↓

訪問中

訪問中のアセスメント
- バイタルサイン
- ADLの状況
- 介護者の生活状況
- 療養環境
- 本人・家族のニーズ，本人・家族の不安
- 他職種との連携の状況

観察視点
- 療養の状況をアセスメントする。
- 次回訪問までに本人・家族が安全に，安心してすごせるように，予測されるトラブルへの対応策を考える。

看護の実践
- 機械や器具に関する医療ケアの実施
- 排痰ケア
- 使用物品の在庫数の確認
- 介護相談
- 統一した用語の説明

↓

訪問後

訪問後のアセスメント
- 予測されるトラブル
- 緊急連絡体制

観察視点
- 他職種との連携を図り，チームでのサポート体制を整える。

看護の実践
- 他職種との連絡調整

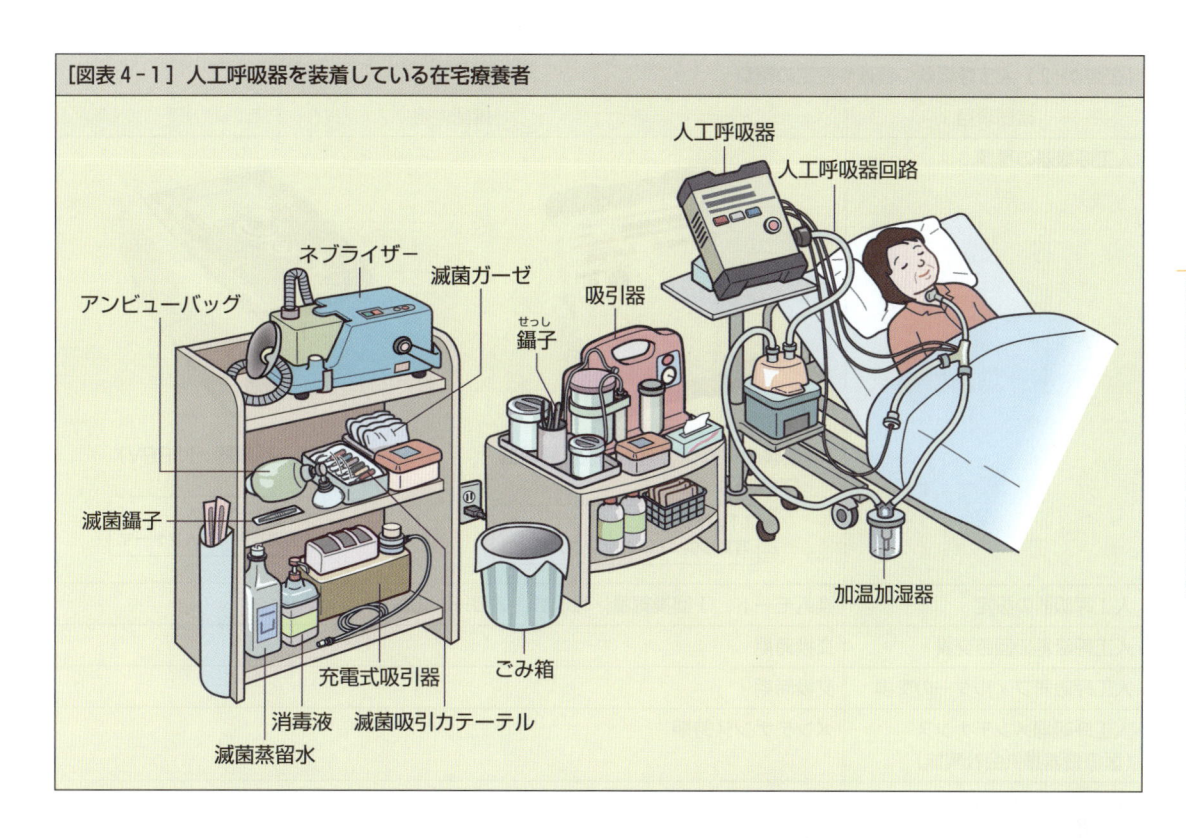

[図表4-1] 人工呼吸器を装着している在宅療養者

アンビューバッグ／ネブライザー／滅菌ガーゼ／人工呼吸器／人工呼吸器回路／鑷子（せっし）／吸引器／滅菌鑷子／加温加湿器／充電式吸引器／ごみ箱／消毒液／滅菌吸引カテーテル／滅菌蒸留水

ラブルへの対応策をアセスメントしておく。

家族の介護状況についても，24時間のなかで誰がどの時間にどのようなケアを担当して行っているのかを把握し，看護介入の必要があれば検討する。

●訪問前の準備●

【人工呼吸器の設定の確認】 人工呼吸器の管理や設定の確認の詳細を［図表4-2］に示した。そのうえで，今回の訪問で準備する物品類を確認する。必要時，予備の消耗品を準備しておく。

> **観察視点②**
>
> 管理・生活状況
> 訪問時には在宅療養における身体状況や人工呼吸器の管理状況，家族の生活状況をアセスメントしたうえで，必要な看護を提供する。さらに，次回の訪問までに本人・家族が安全に安心してすごせるように，予測されるトラブルへの対応策を考え，本人や家族に伝える。

訪問中の観察

●訪問中のアセスメント●

【身体状況】 訪問中には，体温，脈拍，血圧などのバイタルサインの観察，胸郭や横隔膜の動き，呼吸音の聴診，痰の量や性状，吸引の実施状況，気道内圧，酸素飽和度，人工呼吸器装着時の変化，水分や栄養摂取および排泄の状況，呼吸困難感の有無などの情報を収集し，身体状況に変化がないかどうかのアセスメントを行う。人工呼吸器装着中に合併しやすい呼吸器感染，気胸，滲出性中耳炎，循環動態低下の症状がないかどうかを観察する。また，呼吸数増大や酸素飽和度の低下，気道内圧の上昇など人工呼吸器が本人の呼吸機能と合っていない状況が現われたときには早急に主治医と連絡をとり対

機械や器具を必要とする在宅療養者の看護

[図表4-2] 人工呼吸器の管理や設定の確認

確認項目	確認内容
人工呼吸器の種類	侵襲的（気管切開下）人工呼吸器（TIPPV）　LTV1150　写真提供：パシフィックメディコ　／　非侵襲的人工呼吸器（NIPPV）　NIPネーザルV　写真提供：帝人ファーマ
人工呼吸器の設定	換気モード，1回換気量，呼吸数，アラームの設定
人工呼吸器の回路交換	交換時期
人工呼吸器フィルターの交換	交換時期
人工呼吸器メンテナンス（医療機器提供会社実施）	メンテナンス時期
人工呼吸器の加湿器	蒸留水の管理・調達方法
人工呼吸器接続部・気管切開部に使用する物品	種類，調達方法，交換時期
用手式加圧バッグ	準備状況の確認

処することが必要である。身体状況の観察ポイントを[図表4-3]に示した。

【人工呼吸器の作動状態】 人工呼吸器の設定，回路の接続や水滴の有無，加湿器の水が不足していないかを毎回確認する。また，前回の訪問からの呼吸器のトラブルやアラームへの対応頻度，内容について，在宅療養者や家族から状況を確認する。トラブルやアラームの対応内容によっては，主治医や医療機器供給業者へ連絡や相談を行う。

【ADLの状況】 移動，清潔，食事，排泄などの日常生活動作と呼吸状態の変化を観察する。ADL状況の観察ポイントを[図表4-4]に示した。

また，人工呼吸器を装着していても，状態が安定していれば，車椅子に移乗し，外出することも可能である。在宅療養者や家族の要望を確認し，身体状況を正確にアセスメントしたうえで医師と相談しながら，生活範囲の拡大に向けて情報提供と調整を行う。

【介護の状況】 気管切開下であることや疾患による構音障害のために言語によるコミュニケーションが困難であることが多い。文字盤や意思伝達装置を使用してのコミュニケーションが図れるように支援を行い，本人・家族の生活へのニーズのアセスメントを行う。人工呼吸器を装着している在宅療養者は，常時の観察や医療ケア，食事，排泄，移動等に多くの介助を必要とする。家族にとって24時間のケアは大きな身体的負担となり，疲労が蓄積されていることも考えられる。本人・家族が不安に思っていることはないかを確

[図表4-3] 人工呼吸器を使用しているときの身体状況の観察ポイント

観察項目		観察ポイント
バイタルサイン	呼吸	呼吸音,胸郭の動き,左右差 酸素飽和度 喀痰の量,性状,吸引の頻度 呼吸困難感の有無 呼吸困難出現時の酸素飽和度,痰の量,姿勢や活動状況
	体温	発熱の有無,体熱感の有無
	血圧	血圧の変動
	脈拍	回数,リズム,強弱
	その他	末梢の冷感,発汗の有無 チアノーゼの有無
人工呼吸器の使用状況		気道内圧の変化(上昇,下降) 使用時間(間欠的に使用している場合)
生活状況	食事	食事・水分摂取量 食事内容 低栄養,脱水の有無
	排泄	尿の回数,量 便の回数,量,性状(下痢,便秘の有無)
	移動	姿勢,1日の活動状況

[図表4-4] ADL状況の観察ポイント

観察項目	観察ポイント
移動・活動	●移動方法や移動頻度 ●移動前後のバイタルサインや呼吸状態の変化,酸素飽和度の低下はないか ●呼吸困難感の出現はないか ●人工呼吸器回路のリークは生じていないか(換気量や気道内圧低下はないか) ●痰の出現はないか ●外出方法や頻度 ●外出前後のバイタルサインや呼吸状態の変化,酸素飽和度の低下はないか ●バッテリーの充電と所要時間
清潔	●入浴方法や頻度 ●入浴前後のバイタルサインや呼吸状態の変化,酸素飽和度の低下はないか ●人工呼吸器回路のリークは生じていないか(換気量や気道内圧低下はないか) ●痰の出現はないか ●口腔ケア方法や回数,呼吸困難感の出現はないか
食事	●食事方法(経管・経口,姿勢や体位) ●食事前後のバイタルサインや呼吸状態の変化,酸素飽和度の低下はないか,呼吸困難感の出現はないか
排泄	●排泄方法 ●排泄前後のバイタルサインや呼吸状態の変化,酸素飽和度の低下はないか,呼吸困難感の出現はないか

[図表4-5] 介護状況の観察ポイント

観察項目	観察ポイント
本人・家族のニーズ	●本人が意思を伝えられているか ●本人・家族がコミュニケーションを図れているか ●本人・家族の望む在宅生活が送れているか
介護負担の状況	●24時間のケアを、いつ・誰が・どのような内容を・どのような方法で実施しているか ●介護者の健康状態、精神状態の観察（休息や外出はできているか、疲労は蓄積していないか、不安やストレスが増大していないか）
療養環境	●電源の位置と配線方法、必要な電気容量 ●ベッドや医療機器、療養に必要な物品の配置状況の確認 ●蛇管の固定方法 ●用手式加圧バッグや外部バッテリーの配置状況

認し，家族の生活状況や健康状態，疲労蓄積などへも目を向け，介護状況についてアセスメントを行う。

また，居室の電源設備として，必要な電気容量やコンセント数が確保されていること，配線（1配線内に集中して電気容量を超えることでブレーカーが落ちないように，配線に注意が必要）や電源の取り方（人工呼吸器は延長コードを使用しない）を確認する。

ベッド周囲には介護しやすい空間をとることやケアや観察をしながら呼吸器の設定の確認ができるように，ベッドの位置や人工呼吸器や吸引器の配置を工夫する。人工呼吸器の蛇管に貯留した水滴が気管に流入しないようにアームや紐などで固定する。用手式加圧バッグは緊急時に備えベッドの近くに準備しておき，人工呼吸器の回路交換などの際に使用して，破損や故障がないことを確認する。介護の状況の観察ポイントを[図表4-5]に示した。

【他職種との連携】ケア提供者内でお互いに情報交換することが大切である。連絡ノート等を使用して情報を共有する。ノートへ記入する内容については，あらかじめ訪問看護師が明示しておくことも必要である（体温，喀痰の量，排泄状況など）。

●訪問看護の実践●

【喀痰ケア】人工呼吸器を装着している在宅療養者は，気道の分泌物を排出できない状況にあり，気道の分泌物による窒息の危険性や呼吸機能の低下，感染の危険性が高い。このため，排痰ケア（加湿や体位ドレナージ，体位変換，用手的呼吸介助）を十分に行い，痰が排出，吸引されやすい状態を保つ。

【感染予防】ケア提供者は，うがい・手洗いの実施を徹底する。また，器具や器材の消毒や清潔操作による吸引を行い，感染予防に努める。

【次回訪問までに安全で安楽な療養生活が送れるために】人工呼吸器のトラブルは生命と直接的に関係するため，より慎重にケアしなければならない。訪問時には，人工呼吸器が正常に作動しているか，設定どおりの動作か，気道内圧に変化はないか，アラームは作動するか，加湿器の加湿不足や加湿過多はないかを確認する。加湿器の作動状況の確認も併せて行う。毎日の確認

[図表4-6] 人工呼吸器使用に伴うトラブルと対応

内容	原因	対応
呼吸困難感，チアノーゼ，酸素飽和度の低下	●人工呼吸器本体の異常 ●人工呼吸器回路の異常（回路の接続誤り，回路のねじれ，回路内の水貯留，呼気弁の膨らみ異常，回路の破損） ●気管カニューレカフ圧の異常 ●痰の貯留 ●呼吸器感染 ●気胸	❶用手式加圧バッグで呼吸を確保する。 ❷人工呼吸器本体の異常→人工呼吸器機種のマニュアルで原因究明と対処を行う。 ❸人工呼吸器回路の異常→回路の確認，回路交換，部品の交換 ❹カニューレカフ圧の確認 ❺呼吸理学療法の実施，ネブライザー，十分な吸引 ❻解決しなければ，主治医に報告し，必要時に医療機器供給会社へ連絡する。
全アラームが点灯	●機器内部の異常	❶用手式加圧バッグで呼吸を確保する。 ❷主電源の確認 ❸人工呼吸器機種のマニュアルで原因究明と対処を行う。 ❹解決しなければ，主治医に報告し，必要時に医療機器供給会社へ連絡する。
低圧アラームが点灯	●設定換気量の誤り ●人工呼吸器回路の接続誤り，はずれ ●人工呼吸器回路の破損による空気の漏れ ●気道内圧チューブ，呼気チューブのはずれ，閉塞，水の貯留 ●気管カニューレカフの異常	❶用手式加圧バッグで呼吸を確保する。 ❷設定換気量の確認，人工呼吸器機種のマニュアルで原因究明と対処を行う。 ❸人工呼吸器回路の異常→回路の確認，回路交換，部品の交換 ❹カニューレカフ圧の確認 ❺解決しなければ，主治医に報告し，必要時に医療機器供給会社へ連絡する。
高圧アラームが点灯	●気道内に痰が貯留 ●人工呼吸器回路の接続誤り ●人工呼吸器回路のねじれ，圧迫 ●人工呼吸器回路内に水が貯留 ●フィルターのつまり ●気管カニューレの閉塞	❶用手式加圧バッグで呼吸を確保する。 ❷呼吸理学療法の実施，ネブライザー，十分な吸引 ❸人工呼吸器回路の異常→回路の確認，回路交換，部品の交換，水の廃棄 ❹解決しなければ，主治医に報告し，必要時に医療機器供給会社へ連絡する。

が必要であり，家族または訪問看護師以外の医療者（医師，訪問入浴時の看護師など）が訪問時にも行えるようにチェックリストを使用して見落としなくできるようにしておく。また，必要時，介護者とともに回路の交換を行う。

吸引や気管切開部のケアに必要な医療材料（吸引チューブ，Yガーゼなど）の在庫状況を確認し，不足することがないように主治医との調整を行う。

起こりやすい身体状況の変化は，呼吸機能の低下（呼吸困難感の増加，チアノーゼ，酸素飽和度の低下），呼吸器系の感染（発熱，痰の量の増加），気道内分泌物除去不足（痰の貯留）である。医療機器の故障や管理不足によるトラブルとしては，人工呼吸器回路の閉塞や空気の漏れ，気管カニューレのカフ圧の異常が考えられる（高圧アラームまたは低圧アラーム）。家族が緊急時にも慌てず落ち着いて対応ができるように，訪問時には起こりやすいトラブルへの対応方法について指導を十分に行う。トラブルへの対応を[図表4-6]に示した。

緊急電話連絡の際，正確な状況を把握するために，家族と訪問看護師との間であらかじめ用語の統一を行っておく（低圧・高圧アラーム，人工呼吸器回路，ウォータートラップ，酸素飽和度など）。室内には緊急連絡先とトラブルへ

の対応策を一覧にして掲示しておくことも大切である。人工呼吸器の故障時や停電時に備えることも重要である（用手式加圧バッグ，内部バッテリーの充電，外部バッテリーや非常用電源の準備，停電に備え事前に電力会社に人工呼吸器装着の旨を伝えておく）。

訪問後の観察

▶▶▶ **観察視点③**

他職種との連携
訪問後は訪問時の機械・器具類の設定条件等の記録を写真等とともに残し，他の訪問看護師や他職種ともすぐに連携を図りやすい体制を整える。

【訪問看護後のアセスメント】 訪問後は，訪問時の機械・器具類の状況を記録し（できればデジタルカメラで記録しておくと，ほかの訪問看護師が訪問したときにすぐにケアにとりかかりやすい），次回に必要な事項をアセスメントし記録する。

【訪問看護後の調整】 緊急時の対応として，家族，訪問看護師，主治医，医療機器供給会社，他関係職種との間で24時間連絡がとれる体制を再度確認しておく。

身体状況や介護状況に変化が生じたときには，定期的に本人・家族を含む支援チームの関係者でカンファレンスを行い，在宅療養の方針の確認や情報の共有に努める。家族の疲労や健康問題，休養が必要となった場合は，医療機関や介護支援専門員，保健所などへ相談し，一時的入院なども検討していく。

吸引器を使用している在宅療養者

気道分泌物の喀出が自力では困難な場合，在宅療養の場において吸引が実施される。気道分泌物の貯留は，窒息や呼吸機能の低下，感染の危険性が高いため，吸引を確実に行っていくことが大切である。痰を取り除くことにより呼吸を楽にし，感染を予防することが目的である。在宅療養者や家族が確実な吸引や吸引器［図表4-7］の管理を行い，予測されるトラブルや合併症を予防しながら，生活できるように支援していくことが求められる。

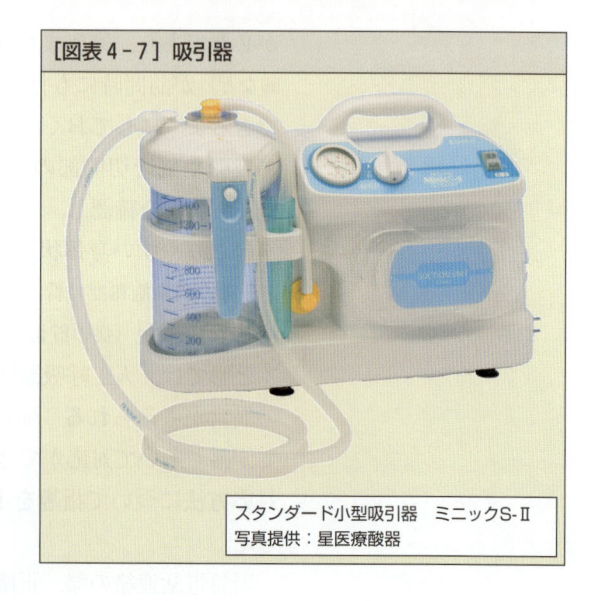

［図表4-7］吸引器

スタンダード小型吸引器　ミニックS-Ⅱ
写真提供：星医療酸器

訪問前の観察

●訪問前のアセスメント●

【治療内容と前回訪問時の看護内容を確認する】 前回の訪問までの病状や治療の状況について，訪問看護記録や主治医からの指示書等で確認をし，今回の訪問時の看護内容をアセスメントする。次に，今回の訪問までに身体状況の変化や機器のトラブルによる緊急連絡がなかったかを確認しておく。連絡があった場合には，どう対応したのかを確認し，状態の変化やトラブルへの対応策をアセスメントしておく。

●訪問前の準備●

【吸引器の管理方法の確認】 吸引器の種類や管理内容の詳細を［図表4-8］に示した。そのうえで，今回の訪問で必要と考えられる物品類を確認し，予備の消耗品も含めて必要時，主治医へ連絡する。

> **観察視点④**
> 管理・生活状況
> 訪問前には在宅療養者に使用している吸引器の種類や管理状況を再確認し，訪問時の身体状況の変化や吸引器のトラブルに対処できるようにあらゆる状況を想定して準備する。

[図表4-8] 吸引器の管理方法の確認

確認項目	確認内容
吸引器の種類	内蔵バッテリー駆動型 内蔵バッテリー駆動が無い場合は停電時の対応法（手動式吸引の準備など）
吸引器のメンテナンス （医療機器提供会社実施）	メンテナンス時期
吸引に使用する物品	調達方法，種類

訪問中の観察

●訪問中のアセスメント●

【身体状況】 訪問中には，体温，脈拍，血圧などのバイタルサインの観察，胸郭や横隔膜の動き，呼吸音の聴取，痰の量や性状，吸引の実施状況，酸素飽和度，水分や栄養摂取および排泄の状況，呼吸困難感の有無などの情報を収集し，身体状況に変化がないかどうかのアセスメントを行う。また，吸引に伴う起こりやすい身体状況の変化は，気道粘膜の損傷による出血，気道感染，脈拍や血圧の変化（吸引時間が長いことや吸引を繰り返すことによるもの）が考えられる。身体状況の観察ポイントを［図表4-9］に示した。

【吸引器の作動状態】 吸引器の吸引圧や接続部を確認して，吸引器が正常に作動しているかを確認する（正常な吸引圧：成人100～150mmHg，小児80～100mmHg）。また，前回の訪問からのトラブルの内容について，在宅療養者や家族に確認する。必要時には，医療機器供給業者へ連絡を行う。

【ADLの状況】 移動や入浴，外出を行うことは可能であり，身体状況が安定していれば，ADLの維持，拡大に向けたケアを検討する。また，食事・排泄・入浴などの清潔ケア前後の呼吸状態の変化を観察することも大切である。ADLの状況の観察ポイントを［図表4-10］に示した。

> **観察視点⑤**
> 生活状況と次回への対応
> 訪問時には在宅療養における身体状況や吸引器の管理状況をアセスメントしたうえで，必要な看護を提供する。さらに，次回の訪問までに本人・家族が安全に安心してすごせるように，予測されるトラブルへの対応策を考え，本人や家族に伝える。

[図表4-9] 吸引をしているときの身体状況の観察ポイント

観察項目		観察ポイント
バイタルサイン	呼吸	呼吸音，胸郭の動き，左右差 酸素飽和度 喀痰の量，性状，吸引の頻度 呼吸困難感の有無 呼吸困難出現時の酸素飽和度，痰の量，姿勢や活動状況
	体温	発熱の有無，体熱感の有無
	血圧	血圧の変動
	脈拍	回数，リズム，強弱
	その他	末梢の冷感，発汗の有無 チアノーゼの有無
吸引の実施状況		吸引の頻度，実施時刻 吸引時の呼吸状態，喀痰の量，性状
生活状況	食事	食事・水分摂取量 食事内容 低栄養，脱水の有無
	排泄	尿の回数，量 便の回数，量，性状（下痢，便秘の有無）
	移動	姿勢，1日の活動状況

[図表4-10] ADL状況の観察ポイント

観察項目	観察ポイント
移動・活動	●移動方法や頻度 ●移動前後のバイタルサインや呼吸状態の変化，酸素飽和度の低下はないか ●呼吸困難感の出現はないか ●外出方法や頻度 ●バッテリーの充電と所要時間
清潔	●入浴方法や頻度 ●入浴前後のバイタルサインや呼吸状態の変化，酸素飽和度の低下はないか ●口腔ケア方法や回数
食事	●食事方法 ●食事前後のバイタルサインや呼吸状態の変化，酸素飽和度の低下はないか
排泄	●排泄方法 ●排泄前後のバイタルサインや呼吸状態の変化，酸素飽和度の低下はないか

【介護の状況】 本人・家族の生活へのニーズのアセスメントを行う。吸引をされている在宅療養者は，痰の貯留により呼吸困難感を生じていることも考えられる。呼吸困難の自覚症状から，どのようなときに吸引を行う必要があるのかについて判断できているかや痰の量や状態に合わせて吸引できているかについて，アセスメントする。常時の観察や医療ケアは身体的負担となり，疲労が蓄積されていることも考えられる。家族の生活状況や健康状態，疲労蓄積などへも目を向け，介護状況についてアセスメントを行う。

[図表4-11] 介護状況の観察ポイント

観察項目	観察ポイント
本人・家族のニーズ	●気道分泌物の貯留による呼吸困難感が生じていないか。 ●痰のからまり音や呼吸困難の自覚症状から，どのようなときに吸引を行う必要があるのかについて，判断できているか。
介護負担の状況	●吸引チューブなどの扱い方，保管の仕方 ●吸引を，いつ・誰が・どのように実施しているかを把握する。 ●介護者の健康状態，精神状態の観察（休息や外出はできているか，眠れているか，疲労は蓄積していないか，不安やストレスが増大していないか）
療養環境	●電源の位置と配線方法 ●ベッドや医療機器，療養に必要な物品の配置状況の確認 ●緊急時に備え，内蔵バッテリー駆動型吸引器や手動式吸引器が準備されているか。

　また，居室の電源設備として，電源の位置や配線方法を確認する。ベッド周囲には介護しやすい空間をとることや，ケアや観察をしながら吸引ができるよう吸引器の配置を工夫する。緊急時に備えてベッドの近くに内蔵バッテリー駆動型吸引器，もしくは手動式の吸引器を準備しておく。介護の状況の観察ポイントを[図表4-11]に示した。

【他職種との連携】ケア提供者内でお互いに情報交換することが大切である。連絡ノート等を使用して情報を共有する。ノートに記入する内容については，あらかじめ訪問看護師が明示しておくことも必要である（体温，喀痰の量，排泄状況など）。

●訪問看護の実践●

【喀痰ケア】吸引を実施している在宅療養者は，気道分泌物を自力で排出できない，もしくは十分に排出できない状況にあり，気道分泌物による窒息の危険性や呼吸機能の低下，感染の危険性が高い。このため，排痰ケア（加湿や水分補給，体位ドレナージ，体位変換，用手的呼吸介助）を十分に行い，痰が排出，吸引されやすい状態を保つ。

【感染予防】ケア提供者はうがい・手洗いの実施を徹底する。手袋を装着し清潔操作による吸引を行い，感染予防に努める。また，吸引カテーテルは，使用後消毒・洗浄を行い，定期的に交換する。

【次回までに安全で安楽な療養生活が送れるために】吸引器のトラブルは生命と直接的に関係するため，より慎重にケアしなければならない。訪問時には，吸引器が正常に作動しているかを確認する。

　吸引や気管切開部のケアに必要な医療材料の在庫状況を確認し，不足することがないように主治医との調整を行う。

　起こりやすい身体状況の変化は，呼吸機能の低下（呼吸困難感の増加，チアノーゼ，酸素飽和度の低下），呼吸器系の感染（発熱，痰の量が多い），気道内分泌物除去不足（痰の貯留）である。医療機器の故障や管理不足によるトラブルとしては，吸引圧の低下や上昇，部品の破損が考えられる。家族が緊急時にも慌てず落ち着いて対応ができるように，訪問時には起こりやすいトラブ

[図表4-12] 吸引器の使用に伴うトラブルと対応

内　容	原　因	対　応
吸引ができない〈物品の破損，紛失で空気が漏れ，吸引できなくなった〉〈吸引圧が上がったまま戻らない〉	●吸引瓶が割れている。 ●吸引瓶のパッキンの紛失 ●連結管が切れている。 ●吸引回路内に閉塞がある（接続管や吸引チューブ内に汚物がつまっている）。 ●吸引瓶の逆流防止弁の位置が異常（逆流防止弁が汚物の付着で固まり，弁が吸引道を塞いだ状態になっている）	●予備の物品へ交換する。 ●予備がない場合：手動式吸引を行い，医療機器供給会社へ連絡する。 ●連結管の長さに余裕があれば使用できる部分を利用する。 ●吸引回路内に閉塞がないか探し，閉塞を取り除く。連結管の交換・洗浄，吸引チューブの交換 ●逆流防止弁が上がった状態（吸引道を塞いだ状態）になっていないか確認する。 →弁を下ろす。逆流防止弁の洗浄 →解決しなければ医療機器供給会社へ連絡する。
吸引圧が弱い	●瓶のキャップに亀裂が入っている。 ●吸引瓶のパッキンがずれている。 ●吸引瓶がひび割れている ●連結管に亀裂が入っている ●吸引回路がきちんとつながれていない ●吸引圧調整つまみが弱側になっている。 ●フィルターがつまっている。	●瓶キャップの交換 ●パッキンのずれを直す。 ●吸引瓶の交換 ●連結管の交換 ●吸引回路の再確認 ●吸引圧を調整する。 ●フィルターの交換

ルと，その対応方法についての指導を十分に行う。トラブルへの対応を［図表4-12］に示した。

　緊急電話連絡の際，正確な状況を把握するために，家族と訪問看護師との間であらかじめ用語の統一を行っておく（吸引圧，接続管，吸引チューブ，酸素飽和度など）。室内には緊急連絡先とトラブルへの対応策を一覧にして掲示しておくことも大切である。吸引器の故障時や停電時に備えることも重要である（手動式吸引器の準備）。

訪問後の観察

【訪問看護後のアセスメント】訪問後は，訪問時の機器の管理状況を記録し，次回に必要な事項をアセスメントとともに記録しておく。
【訪問後の調整】緊急時の対応として，家族，訪問看護師，主治医，医療機器供給会社，他関係職種との間で24時間連絡がとれる体制を再度確認しておく。
　身体状況や介護状況に変化が生じたときには，定期的に本人・家族を含む支援チームの関係者でカンファレンスを行い，在宅療養の方針の確認や情報の共有に努める。家族の疲労や健康問題，休養が必要になった場合は，介護支援専門員へ相談し，デイサービスやショートステイなども検討していく。

▶▶▶ 観察視点⑥

他職種との連携
訪問後は訪問時の機器の管理状況を記録し，他の訪問看護師や他職種ともすぐに連携を図りやすい体制を整える。

在宅酸素機器を使用している在宅療養者

在宅酸素療法（home oxgen therapy：HOT）は，安定した病態にある慢性呼吸不全の在宅療養者に対して，在宅で酸素吸入を行うことにより低酸素血症の改善を図り，生命予後の延長や社会復帰，およびQOLの向上を目的としている。在宅療養者や家族が安全に安心してすごせるように，予測されるトラブルを予防するために，療養支援チームの連携によって支援していくことが求められる。

> 観察視点⑦
> 管理状況
> 訪問前には在宅療養者が使用している在宅酸素機器の種類や設定の条件などを再確認し，訪問時のトラブル等に対処できるようにあらゆる状況を想定して準備する。

訪問前の観察

●訪問前のアセスメント●

【治療内容と前回の訪問時の看護内容を確認する】前回の訪問までの病状や治療の状況について訪問看護記録や主治医からの指示書等で確認をし，今回の訪問時の看護内容をアセスメントする。活動による呼吸状態の変化が著しい場合は，生活動作（入浴や移動など）による酸素流量の指示を主治医に確認する。在宅では数種類の在宅酸素機器が使用されているため，種類や設定等を確認しておく[図表4-13]。さらに，今回の訪問までに機器のトラブルや

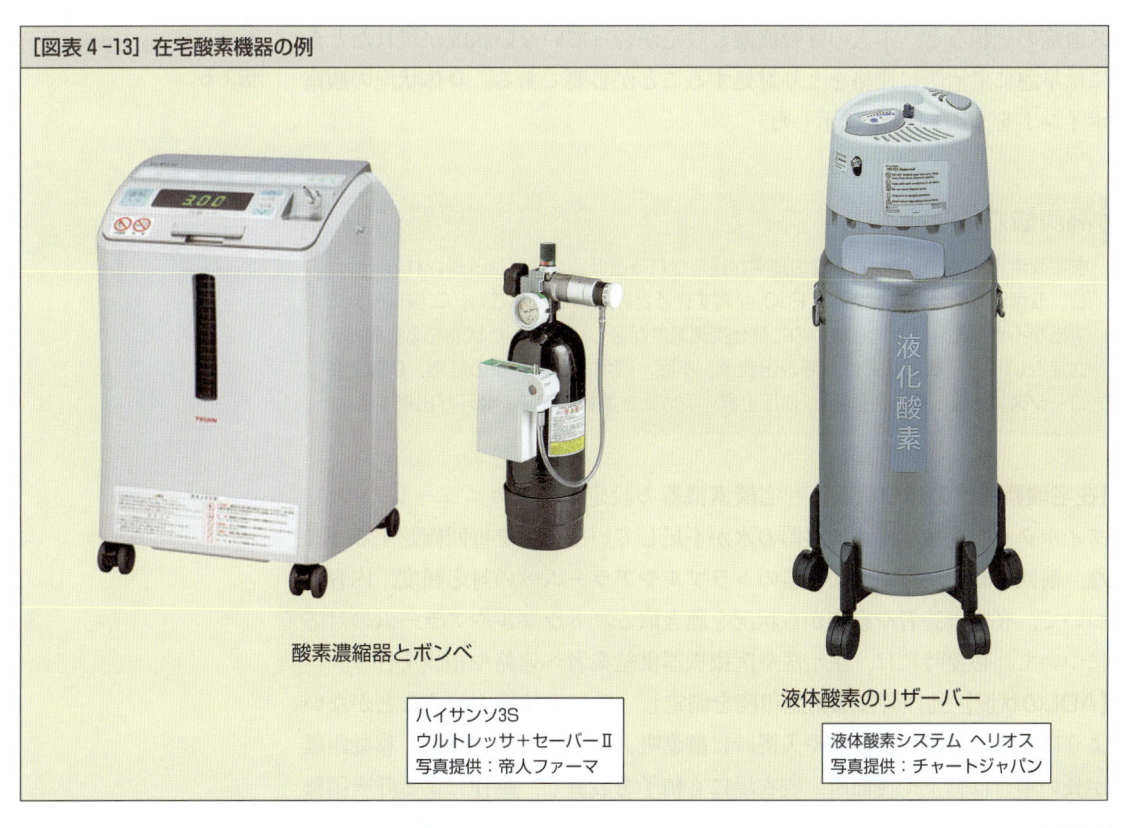

[図表4-13] 在宅酸素機器の例

酸素濃縮器とボンベ
ハイサンソ3S
ウルトレッサ＋セーバーⅡ
写真提供：帝人ファーマ

液体酸素のリザーバー
液体酸素システム ヘリオス
写真提供：チャートジャパン

身体状況の変化による緊急連絡がなかったかを確認しておく。連絡があった場合には，どのように対応したのかを確認し，状態の変化やトラブルへの対応策をアセスメントしておく。

●訪問前の準備●

【在宅酸素機器の設定の確認】在宅酸素機器の管理や設定の確認の詳細を［図表4-14］に示した。

[図表4-14] 在宅酸素機器の管理や設定の確認

確認項目	確認内容
在宅酸素機器の種類	酸素濃縮器，液体酸素，酸素ボンベ
在宅酸素機器の設定	酸素流量，吸入時間
フィルターの交換	交換時期
酸素カニューレの交換	交換時期
延長チューブ	チューブの長さ，使用状況，活動範囲
在宅酸素機器のメンテナンス（医療機器提供会社実施）	メンテナンス時期
在宅酸素機器の加湿器	蒸留水の管理・調達方法

訪問中の観察

●訪問中のアセスメント●

【身体状況】訪問中には，体温，血圧，脈拍などのバイタルサインの観察，胸郭や横隔膜の動き，呼吸音の聴診，痰の量や性状，酸素飽和度，在宅酸素機器の装着時間の変化，水分や栄養摂取および排泄の状況，呼吸困難感の有無などの情報を収集し，身体状況に変化がないかどうかのアセスメントを行う。高炭酸ガス血症の症状出現にも注意する。酸素飽和度の低下や高炭酸ガス血症の症状など，本人の呼吸機能と設定が合っていない状況が現れたときには早急に主治医に連絡をとり対処することが必要である。身体状況の観察ポイントを［図表4-15］に示した。

▶▶▶ **観察視点⑧**

生活状況と次回への対応
訪問時には在宅療養における身体状況や在宅酸素機器の管理状況をアセスメントしたうえで，必要な看護を提供する。さらに，次回の訪問までに本人・家族が安全に安心してすごせるように，予測されるトラブルへの対応策を考え，本人や家族に伝える。

高炭酸ガス血症とは

在宅酸素療法において，高濃度の酸素が投与されると低酸素血症は改善される。しかし，Ⅱ型呼吸不全の療養者は，PaO_2が高すぎると呼吸抑制を起こし，二酸化炭素の排出が不十分となる。動脈血中の二酸化炭素濃度が著しく増加した状態を高炭酸ガス血症という。症状としては，呼吸困難感，不眠，頭痛，頻脈，頬の紅潮，CO_2ナルコーシス（傾眠，昏迷，昏睡），血圧上昇，羽ばたき振戦，縮瞳，発汗が出現する。

【在宅酸素機器の作動状態】在宅酸素機器の設定，酸素カニューレの接続，フィルターの洗浄状況，加湿器の水が不足していないかを毎回確認する。また，前回の訪問からの酸素機器のトラブルやアラームへの対応頻度，内容について，在宅療養者や家族から状況を聴き取る。トラブルやアラームの対応について，必要時には，主治医や医療機器供給業者へ連絡や相談を行う。
【ADLの状況】動作時に酸素飽和度を測定し，低酸素状態が続くことがないようにする。特に，トイレや入浴時に酸素吸入が行えるようにし，移動距離が長い場合は廊下や洗面所，脱衣場にも椅子を設置し，動作による呼吸困難

[図表 4-15] 在宅酸素療法をしているときの身体状況の観察ポイント

観察項目		観察ポイント
バイタルサイン	呼吸	呼吸音，胸郭の動き，左右差 酸素飽和度，活動と酸素飽和度の変化 喀痰の量，性状，吸引の頻度 呼吸困難感の有無 呼吸困難出現時の酸素飽和度，痰の量，姿勢や活動状況
	体温	発熱の有無，体熱感の有無
	血圧	血圧の変動
	脈拍	回数，リズム，強弱
	その他	末梢の冷感，発汗の有無 チアノーゼの有無
高炭酸ガス血症の有無		特徴的な症状の有無 　呼吸困難，不眠，頭痛，頻脈，血圧上昇，発汗，頬の紅潮 　羽ばたき振戦，縮瞳，意識障害（CO_2ナルコーシス）
在宅酸素機器の使用状況		在宅酸素機器の装着時間，使用時刻（間欠的に使用している場合） 使用時以外の呼吸状態
生活状況	食事	食事・水分摂取量 食事内容 食事時の呼吸状態
	排泄	排便時の呼吸状態 便の回数，量，性状（下痢，便秘の有無）
	移動	1日の活動状況と呼吸状態の変化

[図表 4-16] ADL状況の観察ポイント

観察項目	観察ポイント
移動・活動	●活動範囲や移動方法 ●移動時の酸素の装着状況 ●移動前後のバイタルサインや呼吸状態の変化，酸素飽和度の低下はないか ●呼吸困難感の出現はないか ●外出方法や頻度 ●酸素ボンベの設定，ボンベの残量 ●外出前後のバイタルサインや呼吸状態の変化，酸素飽和度の低下はないか
清潔	●入浴方法や頻度 ●入浴前後のバイタルサインや呼吸状態の変化，酸素飽和度の低下はないか ●呼吸困難感の出現はないか ●口腔ケア方法や回数
食事	●食事方法（姿勢や体位） ●食事前後のバイタルサインや呼吸状態の変化，酸素飽和度の低下，呼吸困難感の出現はないか
排泄	●排泄方法 ●排泄前後のバイタルサインや呼吸状態の変化，酸素飽和度の低下，呼吸困難感の出現はないか

感を軽減するようにする。身体状況が安定していれば，ADLの維持・拡大に向けたケアを検討する。また，食事・排泄・入浴などの清潔ケア前後の呼吸状態の変化を観察することも大切である。日常生活動作によって呼吸状態

[図表4-17] 介護状況の観察ポイント

観察項目	観察ポイント
本人・家族のニーズ	●本人が不安を伝えられているか ●本人・家族がコミュニケーションを図れているか ●本人・家族の望む在宅生活が送れているか
介護負担の状況	●介護者の休息や外出，必要物品の入手，介護者の健康状態，精神状態の観察を行う ●一人暮らしや日中独居の場合，食事の支度や掃除，洗濯などの家事を誰がしているか，どの程度を自分でしているか
療養環境	●設置場所（火気から2メートル以上離れた場所に設置されているか，平坦な場所に置かれているか） ●電源，吸入口と排気口の確認 ●延長チューブの配管状況

に変化がある場合は酸素流量の設定変更について主治医へ相談する。ADL状況の観察ポイントを[図表4-16]に示した。

【介護の状況】呼吸困難感への不安やカニューレ使用による外観の問題で，閉じこもり傾向にある在宅療養者に対しては，外出や気分転換の方法を探り，行動範囲の拡大についても支援していく。

また，高濃度の酸素を吸入中に，たばこ等の火気を近づけるとチューブや衣類等に引火し，重度の火傷や火災の原因となる。在宅酸素機器が火気から2メートル以上離れた場所にあるかを確認する。たばこや調理などの火気の取り扱いについて本人・家族へ指導する。また，電源はタコ足配線にせず，専用の電源を使用する。機器の吸入口・排気口の前後左右は周囲の壁等から最低15cmは離す。液体酸素や酸素ボンベは倒れないようにしっかりした平坦な場所に置くようにする。在宅療養者の生活範囲が考慮された延長チューブを使用しているか，延長チューブにつまずいて転倒するような動作はしていないかを確認することも必要である。介護の状況の観察ポイントを[図表4-17]に示した。

【呼吸困難時の対処法】在宅酸素機器を使用している在宅療養者は，日常生活におけるさまざまな動作時に呼吸困難感を伴う体験をしていることが多い。どのようなときに呼吸困難を生じるのか，活動と休息のバランスはとれているかをアセスメントする。正しい呼吸法を習得することは，呼吸困難感を軽減させるためにも重要である。訪問時には日常生活動作に合わせた呼吸法の指導を行う。また，呼吸困難時の対処法としては，❶楽な姿勢をとる，❷口すぼめ・腹式呼吸，❸痰がからんでいるときは排痰ケア（加湿や体位ドレナージ，体位変換，用手的呼吸介助）を行い，主治医の指示に従って酸素流量の増量を行う。

●訪問看護の実践●

【感染予防】感染による急性増悪を防ぐために，在宅療養者，ケア提供者はうがい・手洗いの実施を徹底する。口腔内を清潔に保つことで肺炎を予防する。また，室内の清潔（掃除や換気）にも配慮するよう指導を行う。

[図表4-18] 在宅酸素機器の使用に伴うトラブルと対応

内　容	原　因	対　応
酸素供給遮断のアラーム	●電源が外れている。 ●酸素カニューレや延長チューブが折れたり，つぶれている。 ●チューブや酸素カニューレの亀裂 ●加湿器の取り付け不良（ゆるみ，外れ） ●停電 ●機器自体故障	●電源を入れる。 ●酸素カニューレや延長チューブの確認 ●予備の物品へ交換する。 ●加湿器を一度取り外して，再度付け直す。 ●加湿器本体（容器）の破損の場合は，医療機器供給会社へ連絡する。 ●酸素ボンベへ変更する。 ●医療機器供給会社へ連絡する。

【次回までに安全で安楽な療養生活が送れるために】酸素機器のトラブルは生命に直接的に関係するため，酸素機器が正常に作動していることの確認が必要である。設定どおりの流量か，使用時間，加温加湿器の加湿不足や加湿過多はないかの確認を行う。また，フィルターにほこりが溜まっていないか，カニューレの破損や汚れがないかについても確認する。在宅酸素機器の使用に伴うトラブルには，チューブの折れ曲がりによる酸素供給の遮断，加湿器の取り付け不良，故障・停電時が考えられる。在宅療養者が浴室・トイレ・居室間を移動する際には，延長チューブをドアへ挟み込まないように注意する。トラブル時には，本人・家族が緊急時にも慌てず落ち着いて対応ができるように，訪問時に起こりやすいトラブルへの対応方法についての指導を十分に行う。トラブルへの対応を［図表4-18］に示した。

　早急に連絡が必要な身体状態について，本人・家族への指導を行っておくことも重要となる（発熱，酸素飽和度の低下や脈拍の上昇，呼吸困難感の増強，頭痛，痰の量の増加や性状の変化，浮腫の増加，体重の変化，活気がない，食欲低下，意識状態の低下など）。

　緊急電話連絡の際，正確な状況を把握するために，本人・家族と訪問看護師との間であらかじめ用語の統一を行っておく（カニューレ，加湿器，アラーム，酸素飽和度など）。また室内に緊急連絡先（主治医，訪問看護ステーション，在宅酸素事業所）とトラブルへの対応策を一覧にして掲示しておくことも大切である。外出時にも連絡先の一覧を携帯してもらう。また，停電や故障に備えてボンベの在庫やボンベの使用方法の確認を行う。

> **観察視点⑨** ◀◀◀
> 他職種との連携
> 訪問後は訪問時の機器・器具類の設定条件等の記録を写真等とともに残し，他の訪問看護師や他職種ともすぐに連携を図りやすい体制を整える。

訪問後の観察

【訪問看護後のアセスメント】訪問後は，訪問時の機器・器具類の状況を記録し（できればデジタルカメラで記録しておくと，ほかの看護師が訪問したときにすぐにケアにとりかかりやすい），次回に必要な事項をアセスメントとともに記録しておく。

【訪問看護後の調整】緊急時の対応として，家族，訪問看護師，主治医，医

療機器供給会社，他関係職種との間で24時間連絡がとれる体制を再度確認しておく。

　身体状況や介護状況に変化が生じたときには定期的に，本人・家族を含む支援チームの関係者でカンファレンスを行い，在宅療養の方針の確認や情報の共有に努める。家族の疲労や健康問題，休養が必要となった場合は，医療機関やケアマネジャー，保健所などへ相談し，一時的入院なども検討していく。

（小林敦子・水戸美津子）

ルートやカテーテルを必要とする在宅療養者の看護

View Point

ルートは点滴の管，カテーテルは体内に挿入・留置される管のことをさす。在宅療養者は，ルートやカテーテルがあることによって不安や拘束感を感じる。さらに在宅では，日常生活の困難さや医療者がそばにいないことによる不安も生じる。訪問看護師は，カテーテルの挿入部位やカテーテルを挿入・留置する目的を理解して，それぞれの在宅療養者や介護者の状況を把握し，アセスメントしたうえで，個別性に応じた管理方法や予測されるトラブルへの対応方法を考える必要がある。

中心静脈栄養法中の在宅療養者

中心静脈栄養法とは，上大静脈に中心静脈カテーテルを留置し，そこから人体に必要な栄養素を含む高濃度の高カロリー輸液剤を注入する栄養法である。在宅でこの方法を行うことを在宅中心静脈栄養法（home parenteral nutrition：HPN）という。

中心静脈栄養法を必要とする在宅療養者は，なんらかの疾患もしくは摂食・嚥下・消化の機能障害によって，経口や経腸では十分な栄養が摂取できず，低栄養状態にあり，長期間の静脈栄養が必要な状態にある［図表4-19］。栄養状態を維持・改善させる治療をしながら，在宅生活を継続することが目的である。在宅療養者や家族が中心静脈カテーテルや輸液ルートを安全に確実に管理して，予測されるトラブルや合併症を予防しながら，生活できるように支援していくことが求められる。

観察視点① ◀◀◀

管理・生活状況
訪問前に，在宅療養者本人や家族が，医療者がいない状況で，中心静脈栄養法に必要なルートやカテーテルをどのように管理して，どのように生活しているかを把握して，アセスメントする。

訪問前の観察

●訪問前のアセスメント●

【生活状況】在宅で中心静脈栄養を行う場合，在宅療養者や家族にはルートやカテーテルがあることによる拘束感や恐怖感に加えて，医療者がそばにいない状況で管理することへの不安がある。また，在宅療養者の病状や栄養状態に応じて輸液量，投与方法が異なるうえに，在宅では療養者や家族のニー

ルートやカテーテルを必要とする在宅療養者の看護のフローチャート

訪問前

訪問前のアセスメント
- 身体状況（病状，栄養状態の経過）
- 治療状況
- ルート・カテーテルの管理状況
- 介護状況
- 前回訪問の状況
- 緊急連絡・相談の有無

観察視点
- 在宅に適した管理方法を選択する。
- 医療者がいない状況で，本人・家族がどのようにルートやカテーテルを管理して生活しているかを把握する。
- 今回の訪問までの状況をアセスメントする。

訪問前の準備
- ルート・カテーテル管理方法の確認
- 交換頻度・交換方法
- 使用物品の種類・在庫数
- 物品の調達方法
- カテーテルの固定方法
- 本人・家族への指導内容

訪問中

訪問中のアセスメント
- 身体状況
- ADLの状況
- 介護状況
- 本人・家族のニーズ
- 他職種との連携の状況

観察視点
- 療養の状況を把握する。
- 現在の管理方法でよいかをアセスメントする。
- 次回訪問まで本人・家族が安全に，安心して過ごせるように，予測されるトラブルへの対応策を立てる。

看護の実践
- ルート・カテーテルに関する医療処置やケアの実施
- 使用物品の在庫数の確認
- 介護相談
- 予測されるトラブルへの対応

訪問後

訪問後のアセスメント
- 予測されるトラブル
- 緊急連絡体制
- 共通する言語をつくる

観察視点
- 他職種との連携を図り，チームでのサポート体制を整える。
- 現在のまま，カテーテルを継続するのかどうか，今後の方針を検討する。

看護の実践
- 他職種との連絡調整
- 今後の方針の確認

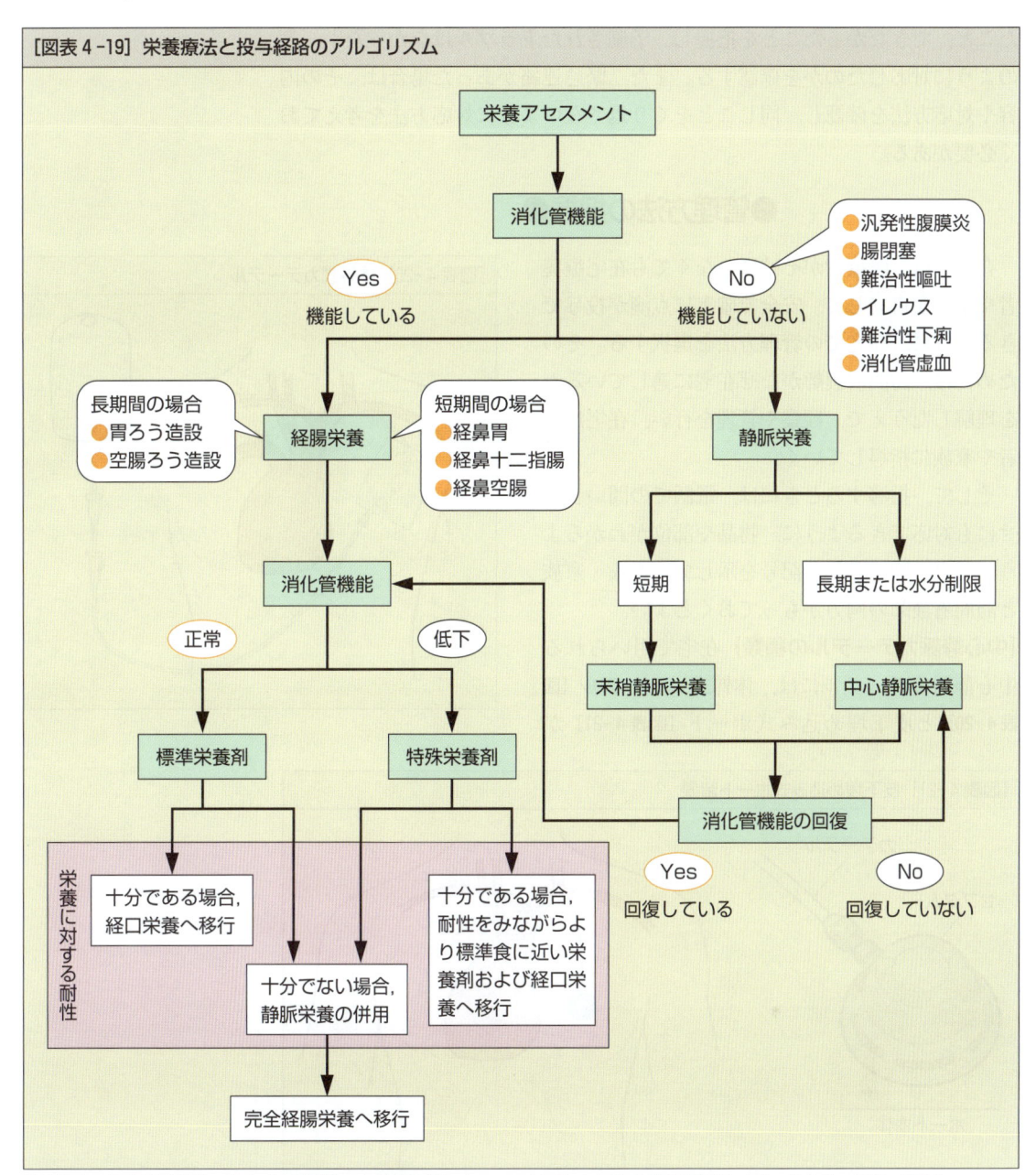

[図表4-19] 栄養療法と投与経路のアルゴリズム

```
                          栄養アセスメント
                                ↓
                          消化管機能
              Yes ┌──────────┴──────────┐ No
                  機能している        機能していない      ●汎発性腹膜炎
                                                        ●腸閉塞
                                                        ●難治性嘔吐
                                                        ●イレウス
                                                        ●難治性下痢
                                                        ●消化管虚血

  長期間の場合                短期間の場合
  ●胃ろう造設    経腸栄養     ●経鼻胃                静脈栄養
  ●空腸ろう造設               ●経鼻十二指腸
                              ●経鼻空腸
                                                  短期        長期または水分制限
                                                   ↓              ↓
                消化管機能 ←─────┐             末梢静脈栄養    中心静脈栄養
            正常  ↓   低下        │
         標準栄養剤  特殊栄養剤   │              消化管機能の回復
                                    │             Yes          No
  ┌─栄養に対する耐性────────┐  │           回復している  回復していない
  │ 十分である場合,  十分である場合,│ │
  │ 経口栄養へ移行  耐性をみながらより
  │                標準食に近い栄養
  │ 十分でない場合, 剤および経口栄
  │ 静脈栄養の併用  養へ移行      │
  └──────────────────────────┘
                ↓
         完全経腸栄養へ移行
```

井上善文:経静脈栄養法の適応(大熊利忠,金谷節子編:キーワードでわかる臨床栄養改訂版,201,羊土社,2011.所収)

ズ,介護の状況や生活環境,経済的状態などの個別性が大きい。訪問看護師はそのような在宅の状況を理解し,訪問していないときも含めて在宅療養者や家族が24時間をどのように生活しているかを把握する必要がある。実際に,在宅中心静脈栄養法では,在宅療養者や家族の生活状況に応じて,ルート交換や輸液バッグの交換の時間を決定したり,動きやすいように衣服のボタンにカテーテルを固定したり,カテーテルの閉塞予防や確実な輸液投与をするために輸液ポンプを使用したりする。訪問看護師は,生活状況を把握したうえで,個別性に応じた管理方法や予測されるトラブルへの対応方法などの看護計画を立てる必要がある。

【前回訪問の状況・緊急連絡の有無】前回訪問で,在宅療養者や家族ができ

たこと，できなかったことを把握し，予測されたトラブルはなかったか，どのように対応したのかを確認する。また，緊急連絡があった場合は，その内容や対応方法を確認し，同じことをくり返さないように対応方法を考えておく必要がある。

●管理方法の把握●

在宅では，医療者がそばにいなくても在宅療養者や家族が自立して，安全で確実に点滴が投与できるように，在宅での管理方法を選択する。そのためには，訪問看護師がなぜ在宅に適しているかを理解したうえで，観察や管理を行い，在宅療養者や家族に指導していく。

そして，指導するときには，電話での問い合わせにも対応できるように，物品や部位がわかるように写真や図に名称や記号を示して，本人・家族と訪問看護師の両方がもっておくとよい。

【中心静脈カテーテルの種類】在宅で用いられる中心静脈カテーテルには，体外式カテーテル［図表4-20］と皮下埋め込み式ポート［図表4-21］が

[図表4-20] 体外式カテーテル

[図表4-21] 皮下埋め込み式ポート留置

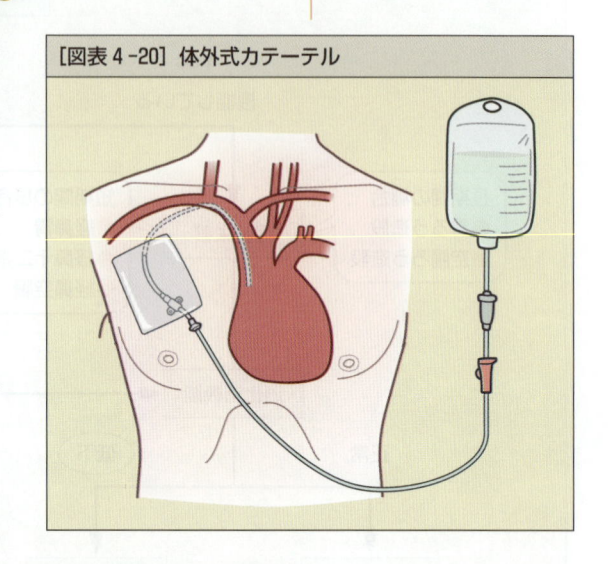

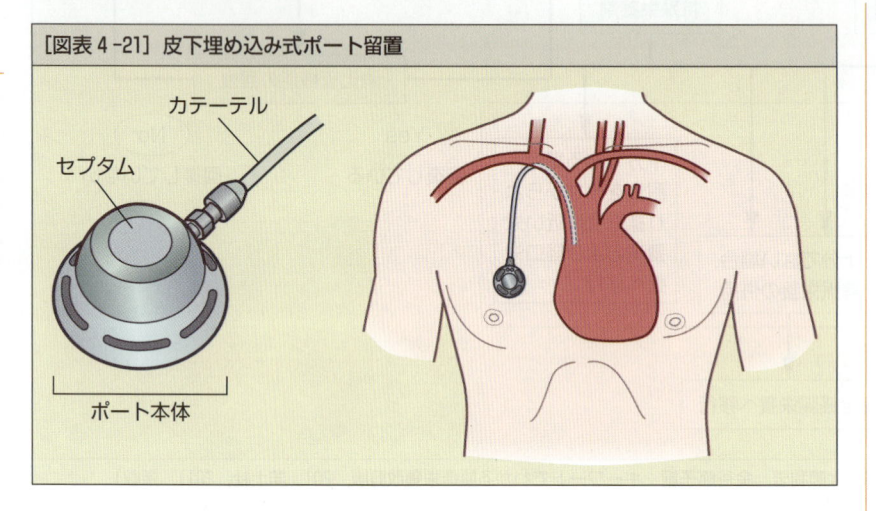

[図表4-22] カテーテルの種類と特徴

	体外式カテーテル	皮下埋め込み式ポート
長所	●採血・輸血にも使用できる。 ●交換が比較的容易である。	●輸液投与中以外は感染の機会が少ない。 ●針やルートを抜くと行動制限が少ない。 ●見た目がすっきりしている。
短所	●挿入部からの感染が起こりうる。 ●抜去の可能性がある。 ●外部カテーテルによる拘束感がある。	●確実に穿刺しないと，皮下漏れやポート損傷を起こす。 ●穿刺するときに疼痛が生じる。 ●感染や損傷による交換が困難である。

[図表4-23] グローションカテーテルのしくみ

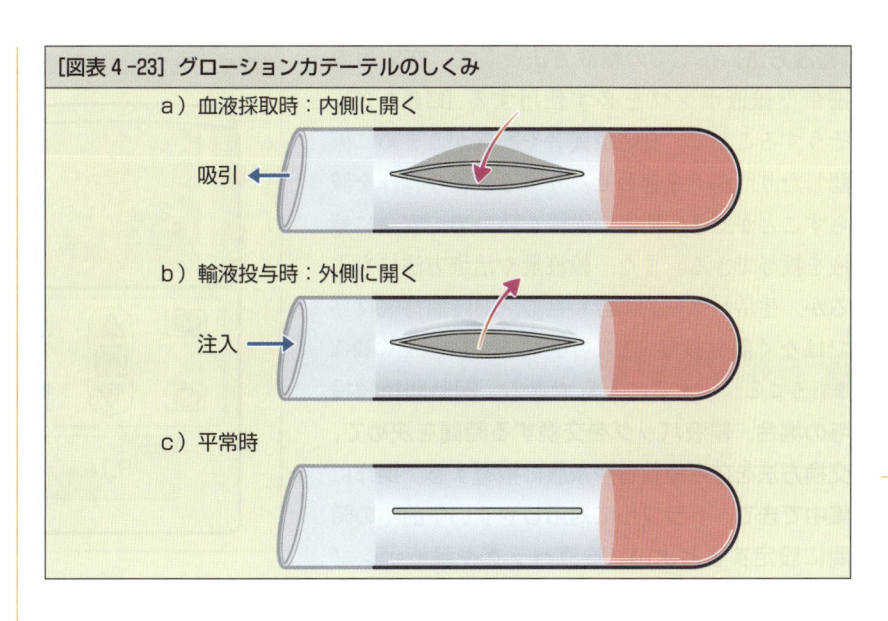

a) 血液採取時：内側に開く
吸引

b) 輸液投与時：外側に開く
注入

c) 平常時

ある。

体外式カテーテルには、皮下トンネルを通って血管に挿入される皮下トンネル式カテーテルと非トンネル型中心静脈カテーテルがある。非トンネル型中心静脈カテーテルは、抜去するリスクが高く、縫合糸で皮膚に固定されていることが多い。

皮下埋め込み式ポートは、ポート部ごとカテーテルを完全に皮下に埋め込み、必要なときに専用の針を穿刺して輸液を行うものである。ポートにグローション（逆流防止機能）カテーテルが接続されている場合、血液の逆流や血液凝固による閉塞など、在宅療養で起こりやすいアクシデントを予防することができる [図表4-23]。

在宅では、抜去や感染、カテーテルによる拘束感が少なくできるという利点から、皮下埋め込み式ポートが選択されることが多い。いずれにしても、どのようなカテーテルが使用されているのかを把握し、それに併せて管理する必要がある。

【輸液ルートの種類】輸液ルートには、感染を予防し、接続のゆるみによる輸液漏れや逆流を避けるため、輸液ルート・フィルターが一体になった閉鎖式（クローズドシステム）のルートを使用する [図表4-24]。

[図表4-24] クローズドシステム

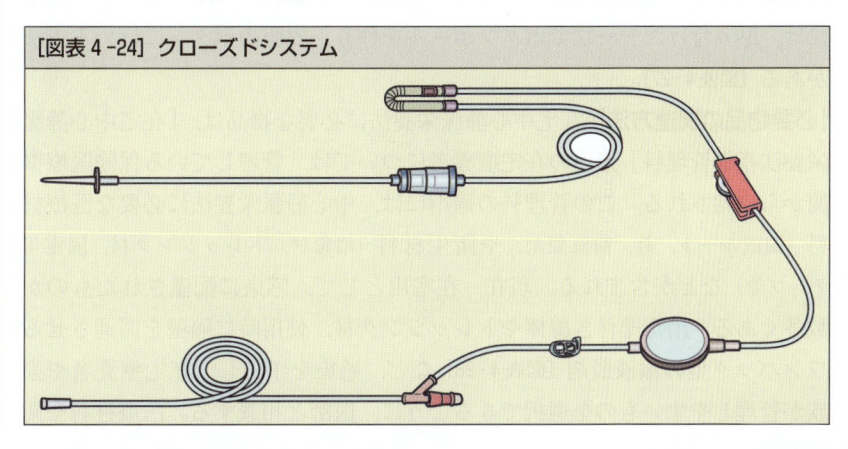

【輸液方法】在宅での輸液方法として，在宅用の携帯型輸液ポンプを必ず使用する［図表4-25］。そうすることで，在宅療養者や家族がこまめに確認したり，滴下を合わせたりする煩雑な操作を減らすことができ，閉塞や逆流を防いで，安全に輸液を投与できる。また，輸液量や治療方法にもよるが，生活パターンに合わせて，24時間持続投与ではなく間欠投与（1日の中で，一定の時刻に輸液を行うこと）にすることもできる。24時間持続投与の場合，輸液バッグを交換する時間を決めて，交換方法を在宅療養者や家族に指導する。操作に集中できて，トラブルに対応しやすい午前中の時間に設定するとよい。輸液バッグや輸液ポンプは，病院のようにキャスター付点滴スタンド（レンタル）を用いて設置することもあるが，市販のS字フックを用いて，ベッドのサイドレールやカーテンレール，鴨居などに吊るす方法が便利である。移動時は，S字フックごと持ち歩き，移動先でも吊るす場所を決めておくとよい。

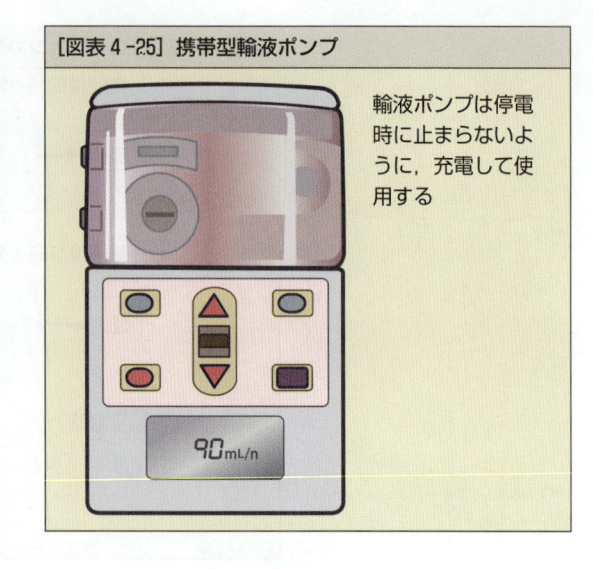

［図表4-25］携帯型輸液ポンプ

輸液ポンプは停電時に止まらないように，充電して使用する

【輸液ルートの交換方法】針や輸液ルートの交換は，基本的に週2回，曜日を決めて訪問看護師が行う。投与方法は自己管理の状況に応じて，在宅療養者や家族が針や輸液ルートを交換できるように指導することもある。体外式カテーテルの挿入部やポートへの針の刺入部，輸液ルートの接続部は感染経路になりやすいため，清潔に取り扱うことが重要である。清潔操作の方法を在宅療養者や家族にも説明しておく。

【ルートやカテーテルの固定方法】在宅中心静脈栄養法では，カテーテルの挿入経路として，長期留置に適していて，固定がしやすく，感染の危険性が少ない部位である鎖骨下静脈を第一選択としている。在宅療養者の生活や活動状況に合わせて，ルートやカテーテルが折れ曲がったり，動いてもひっぱられて抜けたりしないように，確実な固定方法を工夫する。特に，皮下埋め込み式ポートの場合，針の抜けがないように固定する。針の刺入部やカテーテル挿入部の固定には，観察しやすい透明なフィルムタイプのドレッシング材を使用して，感染を予防するために閉鎖する［図表4-26］。ルートの固定には，貼り付けたテープでボタンホールを作り，衣服のボタンにはめる方法がある［図表4-27］。

【必要物品の調達方法】在宅中心静脈栄養法に必要な物品は，「在宅中心静脈栄養法指導管理料」適用の在宅療養者については，管理している保険医療機関から支給される。この管理料の適用には，中心静脈栄養法に必要な医療材料（輸液ルート，針，輸液製剤）や衛生材料（消毒材，ドレッシング材，固定用テープ等）などが含まれる。現在，在宅用として，感染に配慮されたものが数多くある。消毒薬付き綿棒やドレッシング材，使用時に隔壁を開通させるワンバッグ型の輸液製剤［図表4-28］など，感染を予防し，在宅療養者や家族が管理しやすいものを選択できるように，医師と相談する。医療材料や衛

[図表4-26] ポート専用針の固定

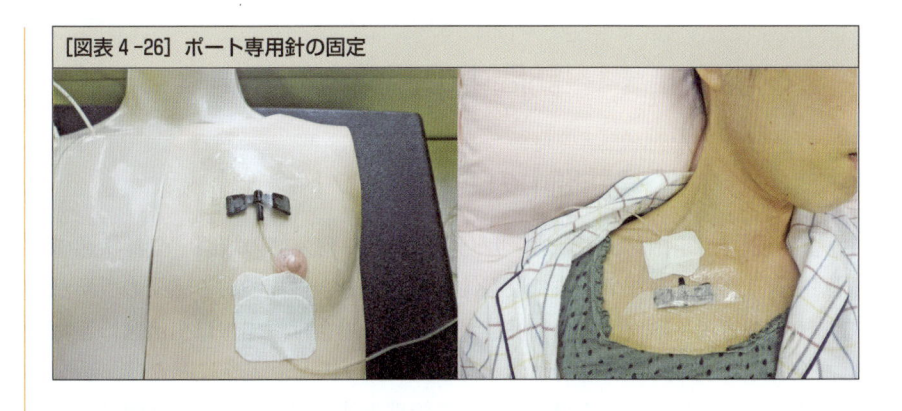

[図表4-27] ボタンを利用したルートの固定

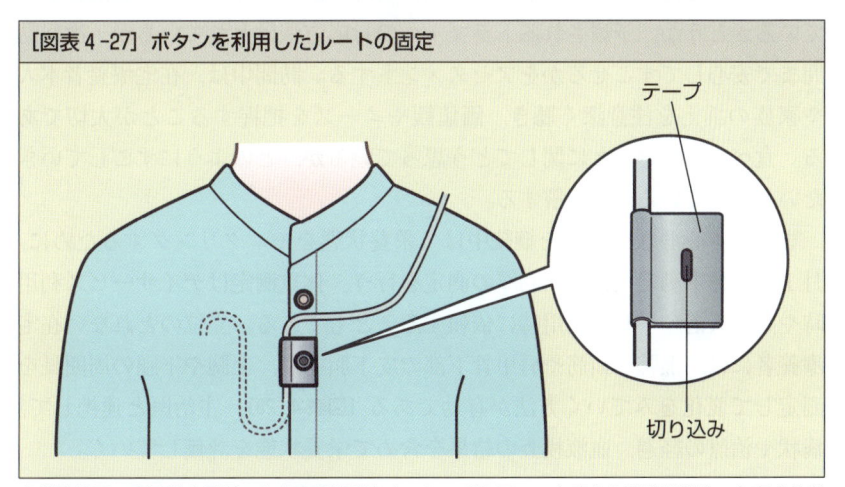

宮崎歌代子・鹿渡登史子編：在宅療養指導とナーシングケア——在宅中心静脈栄養法・在宅成分栄養経管栄養法，医歯薬出版，2002．

[図表4-28] ワンバッグ型の輸液製剤

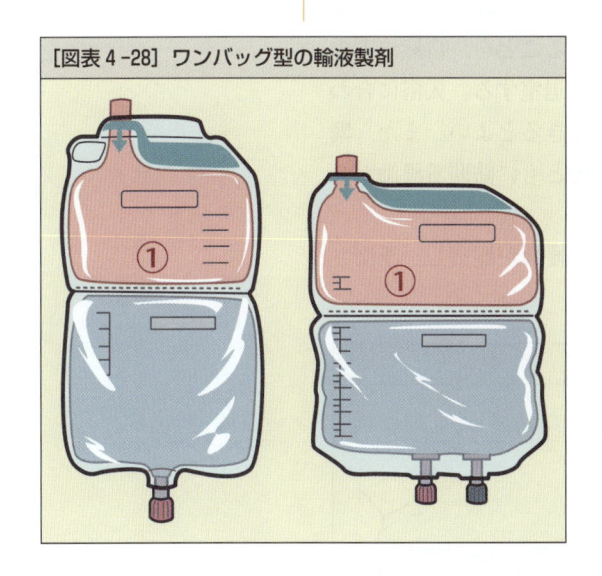

生材料，輸液製剤の予備の在庫を切らさないように医師との連携を図る。

【管理方法の確認】 訪問前に，在宅中心静脈栄養法に必要なルートやカテーテルがどのように管理されているかを確認する。

また，その人に合った方法を考えるために，訪問看護師が今まで起こったトラブルやその原因や対処方法を知っておく。交換頻度に応じて次回交換日を確認し，交換方法や使用している物品や機器の種類，常備してある在庫の状況，調達方法を把握しておく。また，その人の生活状況に合わせた投与方法やカテーテルの固定方法，指導内容なども確認しておく必要がある。

ルートやカテーテルを必要とする在宅療養者の看護

在宅看護

訪問中の観察

●訪問中のアセスメント●

【療養状況】 訪問中は，バイタルサインの測定や刺入部の観察，全身状態の観察を行う。中心静脈栄養法で最も注意が必要な合併症である感染の徴候がないか，注意深く観察する。合併症が疑われる場合は，すぐに主治医に連絡して対応する必要がある。また，ADLや介護の状況を実際にみたり，話を聴いたりして把握し，中心静脈栄養法の管理方法が現在の生活の状況に適しているかどうか，予測されるトラブルへの対応方法はとれているか，次回訪問まで安心してすごせるかをアセスメントする。訪問中は，在宅療養者本人や家族の訴えを注意深く聴き，価値観やニーズを把握することが大切である。食べられないことに関してどう思っているか，どのようにすごしていきたいと考えているかを理解する。

また，中心静脈栄養法を継続中は，栄養状態をモニタリングするために，月1回は体重測定や皮下脂肪厚の測定を行う。体重測定はデイサービス利用時や訪問入浴サービス利用時に依頼することもできる。立位のとれない在宅療養者には，上腕三頭筋や肩甲骨下部の皮下脂肪厚，上腕や下腿の周囲長を測定して変化をみていく方法が有効である［図表4-29］。主治医と連携して，病状や治療の経過，血液検査の結果を含めて栄養状態を評価していく。

●訪問看護の実践●

【医療処置やケアの実施】 訪問中に点滴の一旦停止や再開，針・ルートの交換を行った場合は，訪問後も滴下が正常に行われていることを，自然滴下の状態とポンプを作動させた状態の両方で確認してから退室する。入浴に合わせて，針・ルートの交換日を設定し，抜針して入浴できるとよい。また，緊急時にすぐに対応できるように，在宅療養者や家族とともに訪問看護師が必要物品の保管場所，在庫数を確認しておく。

【予測されるトラブルへの対応方法】 訪問時に訪問看護師が観察し，予測さ

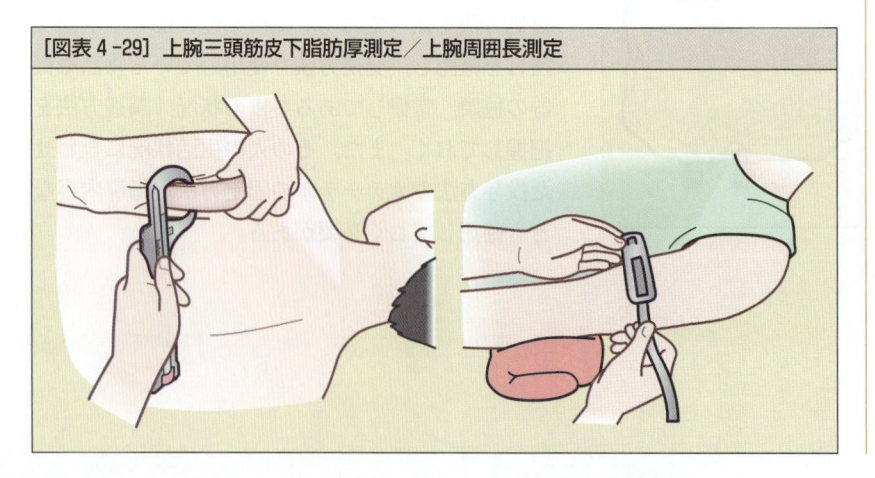

> ▶▶▶ **観察視点②**
>
> 管理・生活状況
> 訪問時は，カテーテルの管理状況やADL，介護者の生活状況などの療養状況を実際に観察して，ふだんの様子との違いや変化がないかをアセスメントする。次回訪問まで安心してすごせるように対策を立て実施する。

[図表4-29] 上腕三頭筋皮下脂肪厚測定／上腕周囲長測定

[図表4-30] 中心静脈栄養法中に予測されるトラブル

予測される トラブル	観察	予防策と対応策
感染	●発熱 ●挿入部の発赤・腫脹・疼痛 ●接続や側管からの注入の頻度	【在宅療養者・家族】 ●毎日の体温測定，挿入部の観察を行う。 ●接続部に触れるときは，必ず手洗いをする。 ●異常を発見したときは，すぐに訪問看護師か主治医に連絡する。 【訪問看護師】 ●処置をするときの清潔操作を徹底する。 ●感染が疑われる場合は，主治医に連絡して対処する。
抜去	●体外式カテーテルの場合 　―カテーテルの固定位置 ●皮下埋め込み式ポートの場合 　―針の抜け・皮下漏れ	【在宅療養者・家族】 ●挿入部の観察をする。 ●衣服へのルートの固定を確実に行う。 ●抜去を発見したときは，すぐに訪問看護師に連絡する。 【訪問看護師】 ●針・ルートを確実に固定する。 ●皮下埋め込み式ポートの場合，針が抜けたが，皮下漏れがなければ再穿刺する。皮下漏れがある場合は，主治医へ報告する。 ●体外式カテーテルの場合，主治医に連絡して対処する。
閉塞	●滴下不良，滴下停止 ●ルートやカテーテルの折れ曲がり ●血液逆流の有無 ●生活の動線，体位変換の方法	【在宅療養者・家族】 ●ルートをたどってルートの折れ曲がりがないか確認する。 ●改善しない場合，訪問看護師か主治医に連絡する。 【訪問看護師】 ●生活の動線や体位変換の方法による閉鎖の予防を指導する。 ●閉塞が改善しない場合は，主治医に連絡して対処する。
空気誤入	●ルート内の空気 ●輸液バッグの終了 ●接続部のゆるみ・破損	【在宅療養者・家族】 ●輸液バッグを時間どおりに交換する。 ●輸液ポンプの空液センサー部分から，空気を通過させる。 ●輸液ポンプの操作方法に従う。 【訪問看護師】 ●ルートと輸液バッグの接続部が抜けないようにヒモ等で固定する。 ●接続部の破損がある場合，ルートを交換する。
微量元素欠乏症	口内炎，味覚障害，腹部症状，顔や会陰部の皮疹	【在宅療養者・家族】 ●症状の出現がある場合，主治医か訪問看護師に連絡をする。 【訪問看護師】 ●症状が現れた場合は，主治医に連絡して対処する。

れるトラブルに対して，確実な予防策・対応策を考える［図表4-30］。また，トラブルがあったときに，在宅療養者や介護者が気づいて対応できるように観察方法や対応方法がわかる写真やイラストなどを使って指導する。電話でも対応できるように，写真や図に名称や記号を示したものを利用するのがよい。

訪問後の観察

●訪問後のアセスメント●

訪問中の観察やアセスメントの結果，起こる可能性の高いトラブルに関し

ては，記録に残し，継続して観察を行う。また，緊急連絡に備えて，スタッフ間で見ればわかる図表やパンフレットを準備しておく。スタッフの誰もが対応できる体制を整えておく。

【他職種との連絡調整】在宅で中心静脈栄養法を行っている在宅療養者や家族のケアにはさまざまな職種の人々がかかわって支援している。在宅ケアには，訪問看護師以外にも，訪問診療医（主治医），薬剤師，保健師，理学療法士，栄養士，ポンプレンタル業者，介護支援専門員，ヘルパーなどがかかわる。また，医療施設のNST（栄養管理チーム）や担当医，担当看護師などが継続してかかわることもある。訪問看護師は，中心静脈栄養の管理を含めた在宅療養者の身体状況や本人・家族の生活状況を観察し，支援する役割がある。日頃から，他職種と電話やFAX，メールなどでの連絡・報告・相談を積極的に行い，在宅療養者の病状や生活状況について情報を共有して連携を図っておくことが大切である。

【今後の方針の確認】栄養状態のモニタリングを続け，医師と連携を図りながら，現在の輸液内容・輸液量のままで継続するのか，中心静脈栄養法の継続が必要かどうかを検討する。また，嚥下機能，消化機能も評価して，経口摂取や経管栄養法への変更ができるかどうかを考えていく必要がある（[図表4-19]参照）。

> ▶▶▶ 観察視点③
> 他職種との連携とモニタリング
> 在宅ケアにかかわる他職種との連携を図り，在宅中心静脈栄養の管理をサポートする。訪問看護師は訪問を継続して身体状況や療養状況をモニタリングしていく。

経管栄養法中の在宅療養者

　経管栄養法とは，経鼻的もしくは経皮的に消化管にカテーテルを挿入・留置して，栄養を注入する方法である[図表4-31・32]。
　何らかの原因によって経口摂取が不可能もしくは著しく困難になり，低栄養状態にある場合のうち，消化機能は保たれている疾患や病態に対して選択

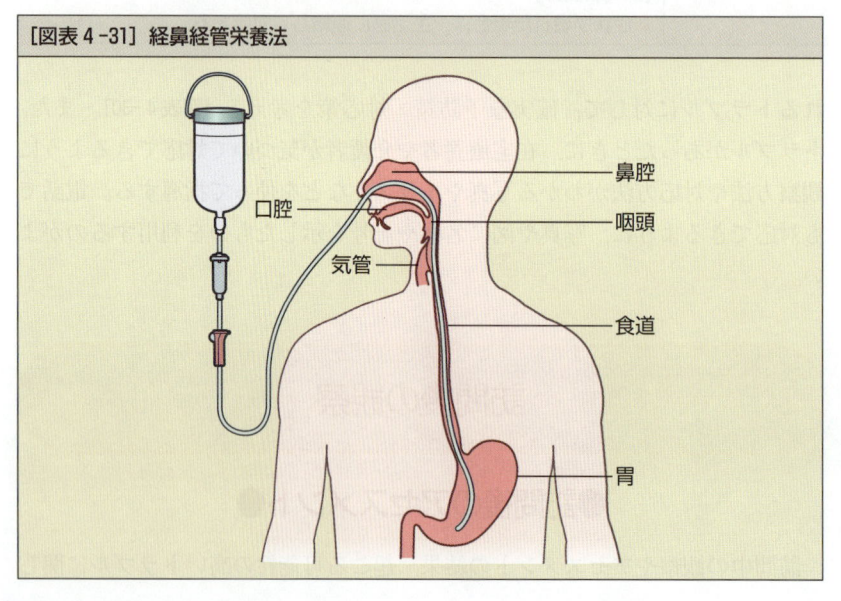

[図表4-31] 経鼻経管栄養法

（口腔，鼻腔，咽頭，気管，食道，胃）

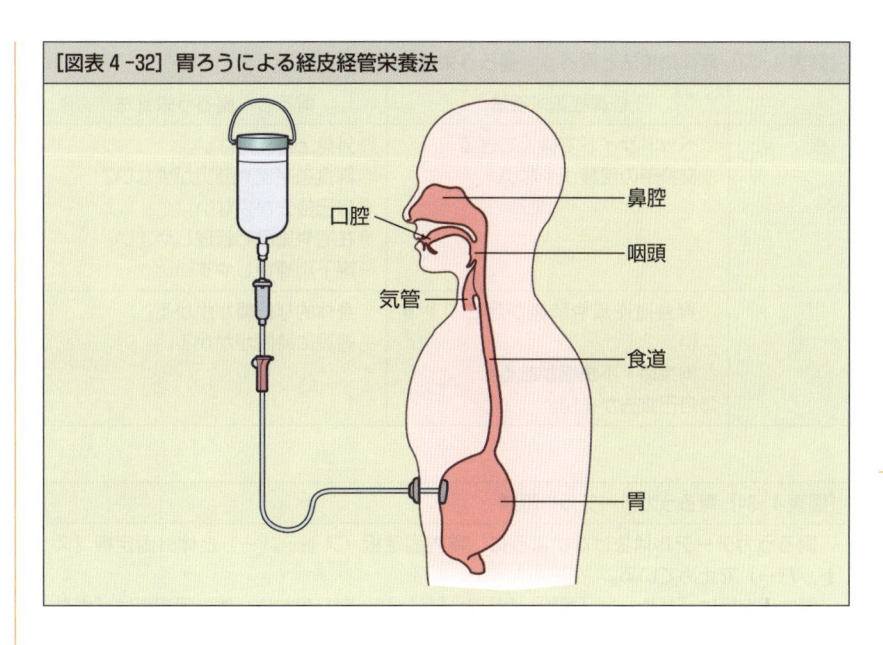

[図表4-32] 胃ろうによる経皮経管栄養法

口腔／鼻腔／咽頭／気管／食道／胃

される（[図表4-19]参照）。対象となるのは，意識障害や神経筋疾患などで経口摂取が不十分な場合や，嚥下障害があり経口摂取では誤嚥性肺炎をくり返す場合などである。まず，在宅療養者の低栄養状態が改善して，全身状態が安定し，よりQOLの高い在宅療養を継続できるようにすることが目標となる。在宅で療養者と家族が自ら管理できるように，訪問看護師は管理方法を選択し，予測されるトラブルへの対応策を立てておく必要がある。

> **観察視点④**
> 管理・生活状況
> 医療者がいない状況で，経管栄養法中の療養者本人や家族がどのように管理して，どのように生活しているか，自己管理ができているかどうかをアセスメントする。

訪問前の観察

●訪問前のアセスメント●

【生活状況】 経管栄養法を行う在宅療養者は，1日数回の栄養注入を本人または家族が行いながら生活をしている。体にカテーテルが挿入・留置されていることによって，不快感や拘束感が生じ，経口摂取が困難になったことに対して不安やストレスを感じている。また，在宅療養者や家族は，医療者がそばにいない状況で，胃からの逆流や下痢，カテーテルの閉塞や抜去などの経管栄養法中に起こりやすいトラブルに対して不安を抱くこともある。在宅では，療養者の生活パターンや生活環境，介護の状況，経済状況などがさまざまである。訪問看護師は，病状や栄養状態などの身体状況を把握し，それぞれの生活状況に応じたカテーテルの管理方法を考える必要がある。

●管理方法の確認●

在宅療養者や家族が安全に，安心して経管栄養法を続けていくために，訪問看護師は，医師の指示による投与方法やカテーテルの種類，投与する栄養剤の種類を理解したうえで，管理方法を説明する。また，訪問看護師は，在宅療養者や家族の生活状況をふまえて，それぞれの個別性に応じた管理方法

[図表4-33] 経鼻栄養法と胃ろう・腸ろう栄養法の長所と短所

	経鼻経管栄養法	胃ろう・腸ろう栄養法
長所	●ベッドサイドで挿入できる。 ●交換時の侵襲が少ない。	●外見上目立たない。 ●胃食道逆流や肺炎が少ない。 ●自己抜去が少ない。 ●在宅や施設で管理しやすい。 ●嚥下訓練がしやすい。
短所	●胃食道逆流や肺炎が起こりやすい。 ●拘束感・不快感がある。 ●自己抜去が多い。	●身体的な侵襲がかかる。 ●造設に時間がかかる。

[図表4-34] 胃ろうカテーテルの種類

胃ろうカテーテルは抜けないように，胃内固定板（ストッパー）と体外固定板（ストッパー）で止めている。

胃内固定板は「バルーン（風船）型」と「バンパー型」があり，体外固定板は「ボタン型」と「チューブ型」がある。

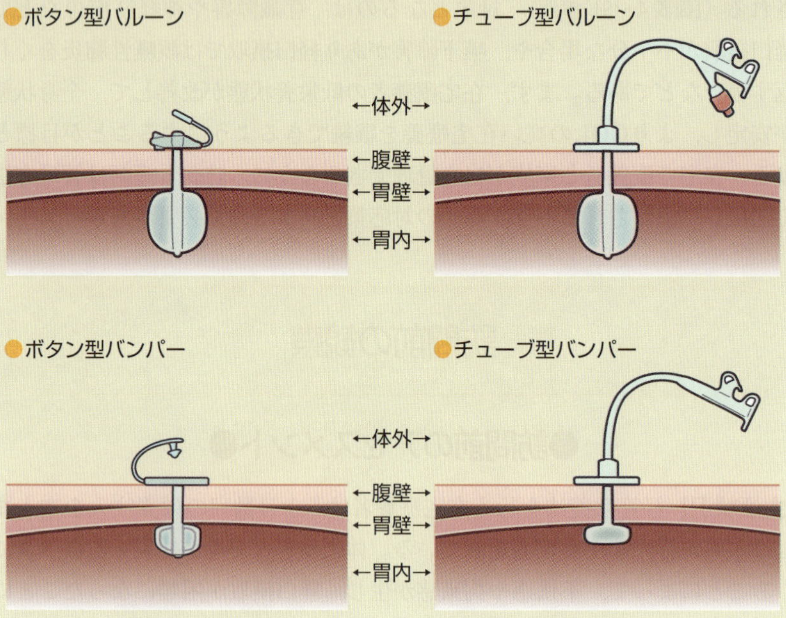

●ボタン型バルーン　　●チューブ型バルーン

●ボタン型バンパー　　●チューブ型バンパー

水戸美津子編：新看護観察のキーポイントシリーズ 高齢者，218，中央法規出版，2011．

を選択していく。

【投与経路の種類】経管栄養が必要になる期間に応じて，短期間の場合の経鼻経管栄養法，長期間必要になる場合は胃ろう・腸ろうによる経管栄養法の2種類がある［図表4-33］。

【カテーテルの種類】経鼻チューブは，咽頭刺激が少なく，下部食道を刺激しない細くて柔らかいものが選ばれる。胃ろうカテーテルの種類は4パターンある。身体状況，生活状況に応じて選択される［図表4-34・35］。

【栄養剤の種類・量】栄養剤の種類は，在宅療養者の消化吸収機能，注入方法，経済面などを考慮して選択される［図表4-36］。保険適応かどうかに

[図表4-35] 胃ろうカテーテルの種類と特徴

体外固定板	ボタン型	長所	体表に突出がなく、自己抜去が少ない。逆流防止弁がついている。
		短所	ボタンの開閉や接続に、手先の細かい操作が必要 皮下脂肪の変化によって、交換が必要になる。
	チューブ型	長所	注入時、接続が容易にできる。
		短所	体表にチューブが突出しているため、自己抜去の可能性がある。チューブ内が汚染しやすい。
胃内固定板	バルーン型	長所	交換が比較的容易である（在宅で交換できる）。
		短所	バルーンの収縮や破裂が起こるため抜けやすく、短期間（1～2か月）の使用になる。
	バンパー型	長所	カテーテルが抜けにくい。長期間（6か月くらい）使用できる。
		短所	交換時に痛みやろう孔損傷の危険性がある。交換手技に熟練を要す。

よって、自己負担額が異なるので、種類の選択には注意が必要である。投与量は、1日に必要なエネルギー量と水分量によって決定する。そのため、月1回は体重測定や皮下脂肪厚測定などの栄養評価を行い（[図表4-29] 参照）、栄養状態をモニタリングしていく必要がある。

【カテーテルの交換頻度】経鼻カテーテルは、2週間に1回を目安に医師か訪問看護師が交換する。注入時に在宅療養者本人が自己挿入をする場合もある。胃ろうカテーテルは、バンパー型で約6か月、バルーン型で約1～2か月を目安に医師が行う。バルーン型の場合は比較的容易に医師が在宅で交換でき、バンパー型の場合は病院で交換されることが多い。

【注入スケジュール】医師の指示による1日に必要な栄養量と水分量、回数をもとに、在宅療養者や家族の生活パターンに合わせて、1日のスケジュー

[図表4-36] 経腸栄養剤の種類と特徴

	成分栄養剤	消化態栄養剤	半消化態栄養剤	天然濃厚流動食
適応	消化吸収機能が障害されている在宅療養者でも使用可能		消化吸収機能が正常もしくは軽度障害	消化吸収機能が正常
性状	粉末状	液状、粉末状	液状、粉末状	液状
残渣	なし	少量	低残渣	多量
浸透圧	高い	高い	比較的低い	低い
商品名	●エレンタール ●エレンタールP ●ヘパンED	●エンテミールR ●ツインライン	●ラコール ●エンシュアリキッド ●エンシュアH ●ハーモニック（M, F） ●メイバランス ●テルミール 等	●YH-80 ●サンエットシリーズ ●栄養補助食品全般
保険適応	あり	「ツインライン」のみあり	一部あり	なし

[図表4-37] 注入方法の特徴

	持続注入法	間欠注入法	半固形化栄養剤注入法
長所	消化吸収に障害がある場合や，大量の栄養剤投与が必要な場合に適している。	生活パターンに合わせて時間や量を設定できる。	注入時間が短縮できる。胃食道逆流が少ない。注入後のADLが拡大できる。
短所	拘束時間が長い。胃内のpHが高く維持され，細菌感染のリスクが高まる	大量注入すると胃食道逆流や下痢が起こる。	粘度調節が必要である。注入時，手の力を要する。

ルを決める。1回の注入量や注入時間，1日の回数は，消化機能や耐糖能に合わせて調整が必要である。注入中に食道への逆流や下痢がないかの確認をしながら調整する。

【栄養剤の注入方法】持続注入法，間欠注入法，半固形化栄養剤注入法がある［図表4-37］。消化機能や介護状況に合わせて選択する。最近では，注入時間の短縮によりADLが拡大でき，褥瘡予防，介護者の負担軽減などの利点から，半固形化栄養剤注入法が普及してきている。また，イリゲーターに移す必要のない1回ごとに破棄するディスポーザブル型のバッグになった栄養剤も発売されて，準備が簡単なものもある（商品名：CZ-Hiアセプバッグなど）。在宅療養者のADLや介護者の状況によって検討する。栄養剤は，食品と同様に腐敗する可能性があるので，保存方法に注意が必要である。

【薬剤の注入方法】栄養カテーテルから薬剤を注入する場合，散剤が基本であるが，錠剤は，薬剤を粉砕して微温湯に溶かし，撹拌しながら注入する。溶解せずカテーテル閉塞を起こしやすいもの，粉砕により薬効が変化するものがあるため確認し，必要であれば形状あるいは薬剤自体を変更できるように医師に相談する。

【必要物品の調達】栄養剤注入に必要なイリゲーター，経腸栄養セット，シリンジ［図表4-38］は，基本的に医療機関から支給される。細菌性の下痢を予防するため，イリゲーターや栄養点滴セットは注入後に毎回洗浄し，乾燥

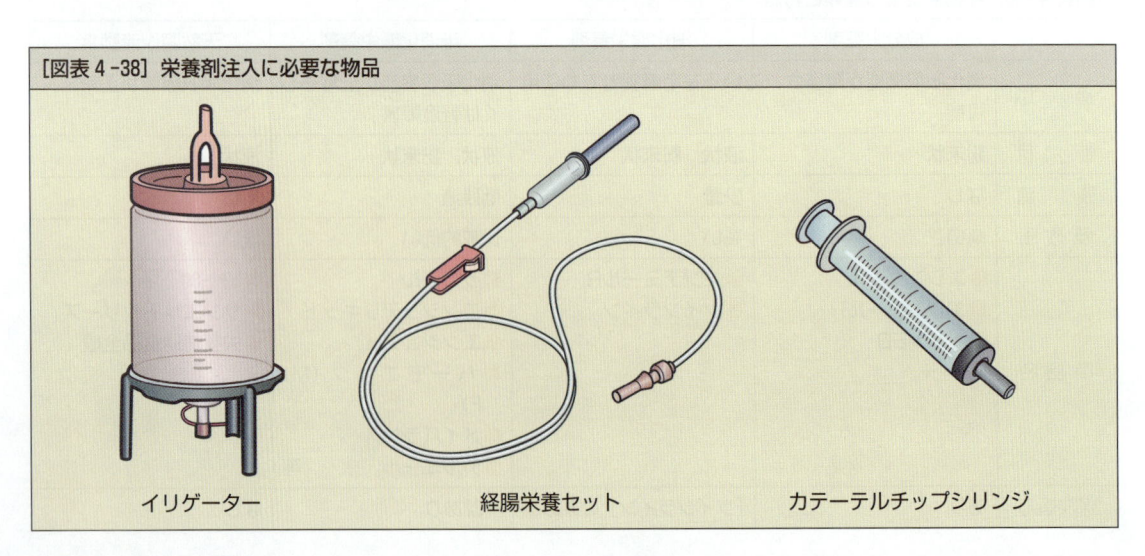

[図表4-38] 栄養剤注入に必要な物品

イリゲーター　　　経腸栄養セット　　　カテーテルチップシリンジ

させて使用する。栄養剤は保険適応かどうかによって，医師から処方されるもの，自費購入するものがある。必要物品や栄養剤は2週間を目安に処方されるが，緊急時に備え，予備を常備しておく。

訪問中の観察

●訪問中のアセスメント●

訪問時は，訪問看護師が注意深く全身状態の観察を行う。発熱や排便の状況，カテーテル挿入部の皮膚状態などに注意して観察し，在宅療養者や家族からふだんの状態についても情報を得る。また，ADLや介護の状況についても確認し，変化に応じて，注入量や投与方法が適切かどうかをアセスメントする。経管栄養法中は，月1回体重測定や皮下脂肪厚の測定（[図表4-29]参照）を行い，栄養状態を評価する。

訪問中は，在宅療養者本人や家族の訴えを注意深く聴き，価値観やニーズを把握することが大切である。経口摂取への意欲や希望があるか，どのように生活したいと考えているかを理解する。また，口腔内の状態や嚥下機能を評価し経口摂取への移行が可能かどうか，主治医や他のサービスとの連携を図る。

●訪問看護の実践●

【医療処置やケアの実施】訪問時には，カテーテル挿入部の処置や，**バルーン型胃ろうカテーテルの場合は2週間を目安にバルーン固定水の確認を行う**。異常がある場合は，主治医に報告して対応する。また，緊急時に備えて必要物品の予備や栄養剤の在庫数の確認を行い，必要に応じて主治医と調整する。保管場所や保管方法が適切かどうかも確認する。

【予測されるトラブルと対応方法】在宅療養者や介護者が毎日観察し，予防策や対応策を実施できるように指導する。また，訪問時に看護師も観察し，予測されるトラブルに対して，確実な予防策・対応策を考える[図表4-39]。そして，電話での問い合わせにも対応ができるように，写真や図に名称や記号を示したものを利用するとよい。

訪問後の観察

【訪問後のアセスメント】訪問中の観察やアセスメントの結果，起こる可能性の高いトラブルに関しては，記録に残し，継続して観察を行う。また，緊急連絡に備えて，対応できる体制が整っているかどうかを確認しておく。

【他職種との連絡調整】在宅で経管栄養法を継続するためには，医師と訪問看護師が連携をとり，適応の見極めから注入内容の選択，投与方法の検討，

観察視点⑤

管理・生活状況
訪問時は，カテーテルの管理状況や療養状況を実際に観察して，ふだんの様子との違いや変化がないかをアセスメントする。次回訪問まで安心して過ごせるように，予測されるトラブルへの対策を立て実施する。

観察視点⑥

他職種との連携とモニタリング
在宅ケアにかかわる他職種との連携を図り，経管栄養法の管理をサポートする。訪問看護師は訪問を継続して身体状況や療養状況をモニタリングしていく。

[図表4-39] 経管栄養法中に予測されるトラブル

予測される トラブル	観察	予防策と対応策
下痢	●排便の状況 ●発熱，腹痛 ●注入速度 ●栄養剤の温度 ●物品の洗浄・汚染の状況	【在宅療養者・介護者】 ●注入後，イリゲーターやルートを洗浄・乾燥させる。 ●常温か人肌程度の温度で注入する。 ●注入速度200～300mL／時間にして注入する。 ●下痢が継続する場合，訪問看護師に連絡する。 【訪問看護師】 ●注入時に水分量を増やして，栄養剤の濃度を下げる。 ●下痢が継続する場合，脱水予防のため増やす水分量を伝える。 ●主治医に相談して，浸透圧の低い栄養剤に変更する。 ●細菌感染の場合は，早急に主治医に連絡し対処する。
嘔気，嘔吐	●いつ嘔気，嘔吐が起こっているか ●注入時・注入後の姿勢 ●注入速度 ●排便の状況	【在宅療養者・介護者】 ●栄養剤注入時の姿勢を右側臥位かファウラー位にする。 ●注入後1時間は頭部を30°起こす。 ●栄養剤の注入速度を遅くする。 ●症状が出現したときは，注入を中止して訪問看護師に連絡する。 【訪問看護師】 ●便秘や腸内ガスの貯留がある場合は，排便ケアを行う。 ●栄養剤の粘度を上げる半固形化注入法の導入を検討する。 ●医師に連絡し，対処する。
ろう孔周囲 の皮膚トラ ブル	●外鼻孔周囲，ろう孔周囲の皮膚状態（発赤，腫脹，熱感，びらん等） ●栄養剤の漏れ ●不良肉芽の有無	【在宅療養者・介護者】 ●1日1回は，洗浄か清拭をして清潔に保つ。 ●ボタン型の場合，圧迫による潰瘍形成を予防するため，1日1回，回転させる。 ●異常を発見した場合は，訪問看護師に連絡する。 【訪問看護師】 ●不良肉芽形成の予防のために，カテーテルは皮膚に垂直になるように固定する。 ●経鼻チューブの固定は，訪問時に取り替えて，鼻孔内，皮膚を観察する。 ●漏れが続く場合は，医師に相談してカテーテルの太さ，長さを検討する。
カテーテル 抜去	●カテーテルの固定方法 ●カテーテルの固定位置 ●生活の動線 ●体位変換の方法	【在宅療養者・介護者】 ●胃ろうカテーテルの抜去時，主治医か訪問看護師に速やかに連絡する。 【訪問看護師】 ●カテーテルの固定方法を工夫する。 ●バルーン型の場合，2週間ごとに固定水を確認する。 ●抜去時の対処方法を医師と決めておく。 ●ろう孔は約2時間で閉鎖するので，抜けたカテーテルに代わるものを挿入して，再挿入を待つ。
カテーテル の閉塞	●注入速度 ●薬剤の形状と注入方法 ●カテーテルの汚染状況	【在宅療養者・介護者】 ●毎回，注入後は微温湯を流す。 ●汚染・劣化を予防するため，酢水（酢：水＝1：9）をカテーテル充填する。 ●薬剤投与時は，多めの微温湯で溶かし，撹拌注入する。 ●微温湯注入・シリンジでの吸引・ミルキングを行ってみる。 【訪問看護師】 ●上記方法を指導する。もしくは訪問看護師が行ってみる。 ●開通しない場合は，医師に連絡してカテーテルを交換する。

在宅療養者の消化器症状への対応，在宅での管理，トラブルの予防・対応までの総合的な管理が必要である。また，日頃から，在宅療養者のケアにかかわる他職種とも情報を共有し，電話やFAXを利用して連絡をとっておく。

【今後の方針の確認】 在宅で経管栄養法を行っている在宅療養者は，栄養状態が改善して全身状態が安定してくると，経口摂取を再開できる可能性がある。訪問看護師は，その可能性を考え，在宅療養者の栄養状態や嚥下機能，ADLの状況，摂食への意欲，介護者の状況などをアセスメントする。経腸栄養法を継続するのか，経口摂取に移行していくのかについて，在宅療養者本人や家族の意思を確認し，医師と連携を図りながらすすめていく。

尿道留置カテーテルを装着している在宅療養者

尿道留置カテーテルとは，尿が膀胱内に過剰に貯留するのを防ぎ，持続的に排出させるために，尿道から膀胱に挿入して留置するカテーテルである。排尿困難や尿閉を起こす疾患や病態が適応となる。尿道留置カテーテルを留置する場合，在宅療養者本人が自己抜去しないように理解できること，在宅療養者と家族が尿路感染の予防方法を理解して飲水量を確保できること，日々の尿の観察ができてトラブルに対処できることなどの条件がそろうことが望ましい。訪問看護師は，在宅療養者や家族がカテーテルを管理しながら安心して生活できるように，病状や排尿機能を含めた身体状況や生活状況を把握し，それぞれの個別性に応じた管理方法を考える。

訪問前の観察

観察視点⑦
管理・生活状況
医療者がいない状況で，療養者本人や家族が在宅で尿道留置カテーテルをどのように管理して，どのように生活しているかを把握してアセスメントする。

●訪問前のアセスメント●

【生活状況】 尿道留置カテーテルを必要とする在宅療養者は，カテーテルがあることによって，活動が制限されたり，見た目の悪さから外出を控えたりすることがある。訪問看護師は，尿道留置カテーテルが挿入されていることを在宅療養者や家族がどのように感じているかを理解して，それが生活に及ぼしている影響を把握する必要がある。また，在宅療養者や家族がカテーテルをどのように管理しているか，自己管理できているかを把握する。そして，在宅療養者ができる限りADLを低下させず，意欲を喪失しないように，管理方法を工夫する必要がある。

●管理方法の確認●

尿道留置カテーテルを必要とする在宅療養者と家族が，予測されるトラブルを予防しながら安全に安心して生活できるように，訪問看護師は在宅に適した管理方法を選択する。また，訪問前に，カテーテルの交換方法や固定方

[図表4-40] カテーテルの固定

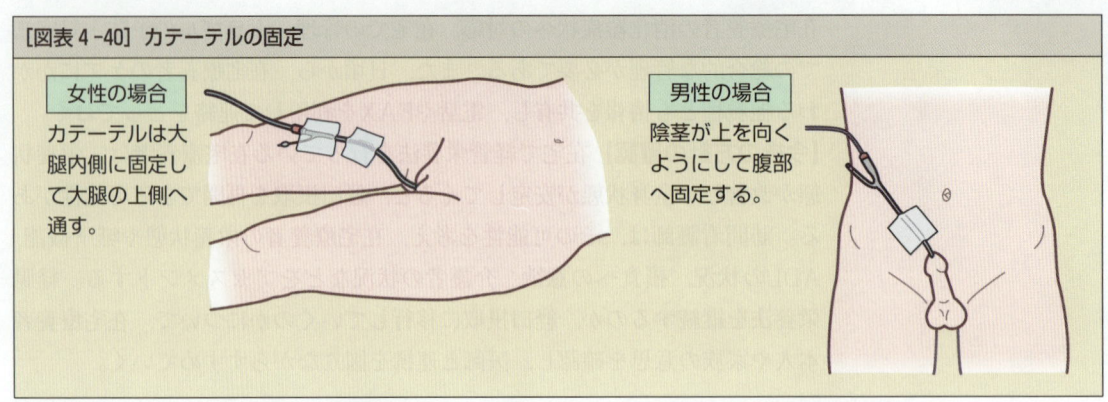

女性の場合
カテーテルは大腿内側に固定して大腿の上側へ通す。

男性の場合
陰茎が上を向くようにして腹部へ固定する。

角田直枝編：よくわかる在宅看護——知識が身につく！　実践できる！, 145, 学研メディカル秀潤社, 2012.

法，交換日，在宅療養者・家族への指導内容を確認しておく。

【カテーテルの種類】尿道留置用のカテーテルには，長期留置に適している，不快感や感染リスクの低い素材のカテーテルが選択される。親水性カテーテルや銀コーティングされたカテーテルなどがある。

【カテーテルの交換方法・頻度】カテーテルの交換は，エビデンスでは頻回に交換せず，汚れたり詰まったりしたら交換することとなっているが，**在宅ではトラブルが起こってからでは在宅療養者や家族が慌てるので，4週間を目安に定期的な交換をすることが多い**。在宅療養者が男性の場合は，前立腺肥大などで尿道を損傷する可能性が高いため医師が挿入することが多い。在宅療養者が女性の場合は，訪問看護師が行うことが多い。

【カテーテルの固定方法】基本的に男性か女性かによって固定方法は異なる。カテーテルが引っ張られることによる血尿や尿道裂傷を起こさないために，活動状況に応じて固定方法を工夫する［図表4-40］。

【蓄尿バッグの種類】カテーテルに接続する蓄尿バッグは，逆流防止機能のあるもの，大きさや容量の違うものなど，さまざまな種類がある［図表4-41］。在宅療養者の活動状況に応じて使い分けることにより，ADLを拡大できるように支援する。自由に活動したい場合，外出時や日中はレッグバッグを使用し，夜間は容量の大きいバッグを使用する方法がある。また，尿が膀胱内に逆流しないように，蓄尿バッグを膀胱より高くしないよう注意する。S字フックを使ってベッドサイドに下げておくと，移動時にもそのままもち

[図表4-41] 蓄尿バッグの種類

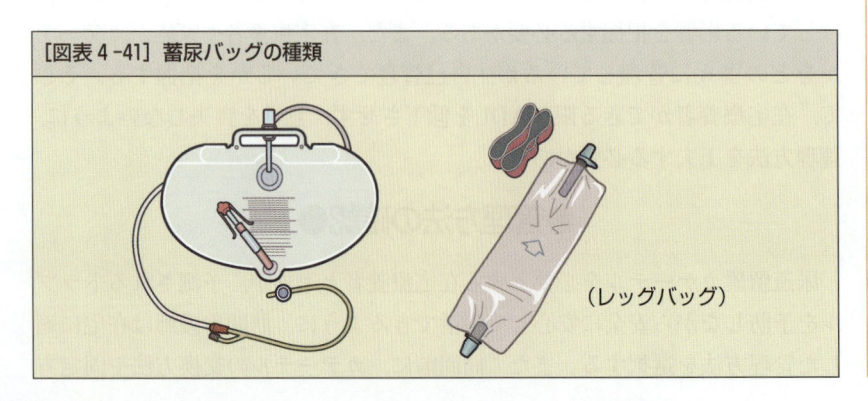

（レッグバッグ）

運ぶことができ，移動先でも簡単に下げることができるので便利である。

【必要物品の調達方法】尿道留置カテーテルに必要な物品（カテーテル，蓄尿バッグ，固定用蒸留水，注射器，潤滑剤，消毒薬，固定用テープなど）は，医療機関から提供される。抜けてしまったときに備えて，1～2回の交換分を予備として常備しておく。

【尿の流出状況の観察方法】在宅療養者本人や家族がカテーテルから尿の流出があるか留意し，時間を決めて破棄するように蓄尿バッグの排液口の開閉方法を説明しておく。尿を破棄するときは，色や量が観察しやすいペットボトルなどを利用して尿を入れる容器をつくり，いったん蓄尿バッグから移すこともある。

> **観察視点⑧** ◀◀◀
> 管理・生活状況
> 訪問時は，尿道留置カテーテルの管理状況やADL，介護の状況などの療養状況を実際に観察して，ふだんの様子と比べて変化がないかをアセスメントする。次回訪問まで安心して過ごせるように対策を立て実施する。

訪問中の観察

●訪問中のアセスメント●

【療養状況】訪問時，看護師がバイタルサインや尿道留置カテーテルからの排尿の状態，尿の性状，挿入部や固定部の皮膚状態などを注意深く観察する。日頃の排尿量や水分摂取量，カテーテルからの尿の流出状況についても把握する。また，ADLや介護状況について，観察したり，話を聴いたりして，現在の管理方法が生活に適しているか，予測されるトラブルへの観察や予防策がとれているかをアセスメントする［図表4-42］。そして，在宅療養者や家族が，尿道留置カテーテルに対してどのような思いを抱いているか，どのような生活を希望しているかを確認する。在宅療養者のケアにかかわる他職種からの情報も含めて，在宅療養者や家族の療養状況を総合的にとらえる。

●訪問看護の実践●

【医療処置やケアの実施】カテーテルのテープ固定部分のかぶれを防止するために，訪問時，皮膚の状態を観察したうえで，必要に応じて固定位置，テープを交換する。

カテーテルの交換は，リスクの高い在宅療養者（前立腺肥大のため挿入が困難な高齢者，腫瘍やろう孔形成などがある者）以外は，看護師が実施する場合が多い。在宅での交換はさまざまな病床環境で，また一人で交換するため，清潔保持と安全なカテーテル挿入ができる物品の準備と配置が重要になる。トレイ型完全閉鎖式導尿システム（カテーテルと蓄尿バッグの接続部がシーリングされている。必要な材料が一緒に入っている）を使用すると安全で便利である。また，**交換は，その後のトラブルへの対処がしやすいように，できれば午前中に行うのが望ましい**。尿の変化や異常がある場合は，主治医に報告して対応する。また，常に予備があるように，在庫数の確認を行い，必要に応じて主治医と調整する。

【予測されるトラブルと対応方法】在宅療養者や介護者が観察し，できるだ

[図表4-42] 尿道留置カテーテルの使用中に予測されるトラブル

予測される トラブル	観察	対応方法
尿路感染	●発熱 ●尿の色，性状 ●混濁や浮遊物 ●尿の流出状況 ●陰部の保清状況	【在宅療養者・介護者】 ●毎日，陰部洗浄を行う。 ●蓄尿バッグの位置を低くし，尿の逆流を防止する。 ●1日1.5L以上の水分摂取をする。 ●発熱時，訪問看護師か主治医に連絡する。 【訪問看護師】 ●カテーテル交換時は，清潔操作で行う。 ●交換頻度，カテーテルの種類を検討する。 ●尿路感染が疑われる場合，すぐに主治医に報告し，対応する。
自己抜去 事故抜去	●カテーテルの固定方法 ●生活動線 ●体位変換の仕方	【在宅療養者・介護者】 ●ひっぱらないように注意して生活する。 ●抜去時，訪問看護師か主治医に連絡する。 【訪問看護師】 ●確実な固定方法を工夫する。 ●抜去時は，カテーテルを再挿入する。 ●必要性をアセスメントし早期に抜去する。
カテーテル の閉塞	●尿の流出状況，尿量 ●蓄尿バッグの位置 ●浮遊物の量 ●カテーテルの折れ曲がり	【在宅療養者・介護者】 ●水分摂取量を1日1.5L以上維持する。 ●カテーテルの折れ曲がりを確認して，あれば解除する。 ●カテーテルをミルキングする。 ●改善されない場合，訪問看護師に連絡する。 【訪問看護師】 ●カテーテルの固定位置を変えてみる。 ●改善されない場合，カテーテルを交換する。
血尿	●尿の性状，血尿の濃さ ●尿量 ●疼痛の有無	【在宅療養者・介護者】 ●閉塞予防のため，1日1.5L以上水分を摂取する。 ●血尿が濃い（トマトジュースのような濃さ）ときは，訪問看護師か主治医に連絡する。 【訪問看護師】 ●カテーテルを確実に固定するように工夫する。
尿漏れ	●挿入部からの漏れと量 ●尿の流出状況	【在宅療養者・介護者】 ●カテーテルの固定をする。 ●カテーテルの閉塞を予防する。 【訪問看護師】 ●カテーテルの固定位置を変えてみる。 ●主治医に相談し，カテーテルの太さを変更する。

け対応できるように指導する。訪問時に看護師も観察し，予測されるトラブルに対して，確実な予防策・対応策を考える。そして，電話での問い合わせにも対応できるように，写真や図に名称や記号を示したものを利用するとよい。

> **観察視点⑨**
>
> **他職種との連携とモニタリング**
> 在宅ケアにかかわる他職種との連携を図り，尿道留置カテーテルの管理をサポートする。訪問看護師は継続して身体状況や療養状況をモニタリングする。

訪問後の観察

●訪問後のアセスメント●

　訪問中の観察やアセスメントの結果，起こる可能性の高いトラブルに関しては，記録に残し，継続して観察を行う。また，電話での緊急連絡に備えて，スタッフ間で見ればわかる図表やパンフレットを準備し，スタッフの誰もが対応できる体制を整えておく。

【他職種との連絡調整】 在宅療養者や家族が尿道留置カテーテルを管理していくために，訪問看護師は医師との連携を図り，あらかじめ予測されるトラブルに関して，発生したときに，だれがどう対応するのかという対処方法を具体的に決めておく必要がある。また，尿路感染は，早期に発見し対応することが求められる。在宅療養者のケアに携わる他職種とも，発熱や排尿状態などに関する情報を日頃から共有し，異常の早期発見に努める。必要があれば，陰部の清潔を保つ必要性や尿道留置カテーテルや蓄尿バッグの扱い方，移動や入浴介助の際に引っ張らないこと，蓄尿バッグを高い位置に置かないことなどをあらかじめ説明しておくことも必要である。

【今後の方針の確認】 尿道留置カテーテルは長期留置することによって，膀胱容量の低下，尿意の知覚鈍麻などを引き起こす。できる限り早期に抜去できるように，医師と連携して，全身状態やADL，介護状況を観察し，カテーテル継続の必要性をアセスメントしていく必要がある。

（佐々木純・水戸美津子）

褥瘡ケアを必要とする在宅療養者の看護

View Point 在宅療養者の褥瘡発生の要因には，圧迫，摩擦，ずれ等の局所要因に加えて，介護方法や療養環境などの二次的要因も加わっている。局所の治療をするだけでなく，褥瘡が発生した要因を明らかにして取り除き，発生を予防する必要がある。介護方法を家族や介護をする関係職種全員で共通認識したうえで予防や治療を行う。

褥瘡の観察

褥瘡の原因

褥瘡は同一体位による圧迫，体位変換やベッドのギャッチアップ，車椅子の移乗時に生じるずれなどが原因で発生する。そのほかに，加齢による皮膚の変化や栄養状態の低下，浮腫，末梢循環不全などの全身状態や基礎疾患の有無などが要因となる。

褥瘡の発生や悪化を促進させる因子として，低栄養や拘縮，しびれ，麻痺などの身体的な因子と，汗や蒸れによる皮膚の湿潤環境や，便・尿失禁による汚染，介護力の不足などの療養環境の因子がある。

褥瘡の悪化を防ぐことも大切だが，リスクを把握し，予防することが重要である。リスクを把握するためのスケールとして，ブレーデンスケール等を用い［図表4-43］，リスクが高い在宅療養者は予防に努める必要がある。

症状出現時の観察

在宅療養者に発赤や水疱，びらん等の皮膚の変化を発見した場合には，それが褥瘡であるか否かを鑑別する必要がある。発赤の場合は一時的なものなのか，持続する発赤なのかを，発赤部分を指で3秒間圧迫して白くなるか否かで判断する。発赤が消退しない場合は，褥瘡の初期（［図表4-45］NPUAPの褥瘡分類ステージⅠを参照）である。臀部のかぶれの場合は便や尿，おむつに

褥瘡ケアを必要とする在宅療養者のフローチャート

訪問前

観察視点
- 前回訪問までの治療経過
- ケアの頻度，方法の確認
- ケア内容の変更の有無
- 衛生材料の調達方法
- 介護状況
- 物品の確認
  - メジャー，カメラ，評価スケール

症状
- 持続する発赤
- 水疱，びらん
- 潰瘍
- 痛み，痒み

原因
- 圧迫，ずれ
- 加齢による皮膚の変化
- 栄養状態の低下
- 浮腫
- 末梢循環不全

- 低栄養
- 拘縮
- しびれ，麻痺
- 湿潤環境
- 便，尿失禁
- 介護力不足

訪問中

観察視点
- 創の状態
- 全身状態
- 栄養状態
- 日常生活動作
- 1日のすごし方
- 移乗や体位変換などの介助方法
- 本人，介護者の褥瘡の認識度
- 介護状況
- 使用しているリネン，福祉用具
- 療養環境

検査
- 血液検査
- 接触圧力測定

具体的援助
- スキンケア
- 創評価
- 栄養管理
- 除圧，ポジショニング
- 在宅療養者・家族支援
  - 食事指導
  - 体位変換，移乗方法指導
  - スキンケア方法指導
  - 予防方法指導
- 福祉用具の選択
  - リネン，ベッド，体圧分散マット，車いす等
- 他職種とケア方法統一

治療
- 創傷被覆材
- 薬剤
- 感染コントロール
- デブリードマン
- 手術

観察視点
- スケールを用いた創評価
- 創傷被覆材の効果と副作用
- 薬剤の効果と副作用
- 感染兆候の有無
- 具体的援助の反応と評価

訪問後

訪問後の調整
- チーム内で情報共有
- 他職種との情報共有，連携
  - ケアマネジャー，介護士，訪問入浴等
- 医師への報告，指示受け

褥瘡の治癒 → 褥瘡の予防

[図表4-43] ブレーデンスケール

可動性・活動性が2点以下になったら使用する。

患者氏名：＿＿＿＿＿＿＿＿＿＿＿＿　評価者氏名：＿＿＿＿＿＿＿＿＿＿＿＿　評価年月日

知覚の認知 圧迫による不快感に対して適切に反応できる能力	1．全く知覚なし 痛みに対する反応（うめく，避ける，つかむ等）なし。この反応は，意識レベルの低下や鎮静による。 あるいは， 体のおおよそ全体にわたり痛覚の障害がある。	2．重度の障害あり 痛みにのみ反応する。不快感を伝える時には，うめくことや身の置き場なく動くことしかできない。 あるいは， 知覚障害があり，体の1／2以上にわたり痛みや不快感の感じ方が完全ではない。	3．軽度の障害あり 呼びかけに反応する。しかし，不快感や体位変換のニードを伝えることが，いつもできるとは限らない。 あるいは， いくぶん知覚障害があり，四肢の1,2本において痛みや不快感の感じ方が完全ではない部位がある。	4．障害なし 呼びかけに反応する。知覚欠損はなく，痛みや不快感を訴えることができる。			
湿潤 皮膚が湿潤にさらされる程度	1．常に湿っている 皮膚は汗や尿などのために，ほとんどいつも湿っている。患者を移動したり，体位変換するごとに湿気が認められる。	2．たいてい湿っている 皮膚はいつもではないが，しばしば湿っている。各勤務時間中に少なくとも1回は寝衣寝具を交換しなければならない。	3．時々湿っている 皮膚は時々湿っている。定期的な交換以外に，1日1回程度，寝衣寝具を追加して交換する必要がある。	4．めったに湿っていない 皮膚は通常乾燥している。定期的に寝衣寝具を交換すればよい。			
活動性 行動の範囲	1．臥床 寝たきりの状態である。	2．座位可能 ほとんど，または全く歩けない。自力で体重を支えられなかったり，椅子や車椅子に座るときは，介助が必要であったりする。	3．時々歩行可能 介助の有無にかかわらず，日中時々歩くが，非常に短い距離に限られる。各勤務時間中にほとんどの時間を床上で過ごす。	4．歩行可能 起きている間は少なくとも1日2回は部屋の外を歩く。そして少なくとも2時間に1回は室内を歩く。			
可動性 体位を変えたり整えたりできる能力	1．全く体動なし 介助なしでは，体幹または四肢を少しも動かさない。	2．非常に限られる 時々体幹または四肢を少し動かす。しかし，しばしば自力で動かしたり，または有効な（圧迫を除去するような）体動はしない。	3．やや限られる 少しの動きではあるが，しばしば自力で体幹または四肢を動かす。	4．自由に体動する 介助なしで頻回にかつ適切な（体位を変えるような）体動をする。			
栄養状態 普段の食事摂取状況	1．不良 決して全量摂取しない。めったに出された食事の1／3以上を食べない。蛋白質・乳製品は1日2皿（カップ）分以下の摂取である。水分摂取が不足している。消化態栄養剤（半消化態，経腸栄養剤）の補充はな	2．やや不良 めったに全量摂取しない。普段は出された食事の約1／2しか食べない。蛋白質・乳製品は1日3皿（カップ）分の摂取である。時々消化態栄養剤（半消化態，経腸栄養剤）を摂取することもある。	3．良好 たいていは1日3回以上食事をし，1食につき半分以上は食べる。蛋白質・乳製品を1日4皿（カップ）分摂取する。時々食事を拒否することもあるが，勧めれば通常補食する。 あるいは，	4．非常に良好 毎食おおよそ食べる。通常は蛋白質・乳製品を1日4皿（カップ）分以上摂取する。時々間食（おやつ）を食べる。補食する必要はない。			

[図表4-43] ブレーデンスケール（続き）

	い。あるいは、絶食であったり、透明な流動食（お茶、ジュース等）なら摂取したりする。または、末梢点滴を5日間以上続けている。	あるいは、流動食や経管栄養を受けているが、その量は1日必要摂取量以下である。	栄養的におおよそ整った経管栄養や高カロリー輸液を受けている。				
摩擦とずれ	1．問題あり　移動のためには、中等度から最大限の介助を要する。シーツでこすれずに体を移動することは不可能である。しばしば床上や椅子の上でずり落ち、全面介助で何度も元の位置に戻すことが必要となる。痙攣、拘縮、振戦は持続的に摩擦を引き起こす。	2．潜在的に問題あり　弱々しく動く。または最小限の介助が必要である。移動時、皮膚は、ある程度シーツや椅子、抑制帯、補助具などにこすれている可能性がある。たいがいの時間は、椅子や床上で比較的良い体位を保つことができる。	3．問題なし　自力で椅子や床上を動き、移動中十分に体を支える筋力を備えている。いつでも、椅子や床上で良い体位を保つことができる。				
© Barbara Braden and Nancy Bergstrom, 1988　訳：真田弘美（東京大学大学院医学系研究科）／大岡みち子（North West Community Hospital. IL. U.S.A.）				Total			

Bradenは、看護師が日常業務の中で、観察できる6項目を抽出してスケールを構成した。

※　総得点は6～23の範囲で、得点が低いほどリスクが高い。
　　特に点数の低い部分に看護介入をする必要があり、知覚の認知、活動性、可動性が低い場合は、不適切な体圧分散寝具を使用すると圧迫による褥瘡発生となりうる。
　　栄養、摩擦・ずれは、適切なスキンケアを行わないと、組織耐久性の低下から褥瘡発生となりうる。
　　（病院14点前後、老健施設・在宅17点前後が危険点）

○「知覚の認知」　"意識レベル"と"皮膚感覚"の2つの構成要因からなる。
○「活動性」　身体的活動性の程度、とくに歩行能力を測定する。
　　"臥床"：1日に1回も椅子に座ることができない。
　　"座位可能"：歩行能力が皆無か、非常に制限されている（ベッドから椅子までの移動時の1～2歩のみ）
　　"時々歩行可能"：1日に3～4回歩行するが、ごく短時間に限られる。
○「可動性」　ベッド上での患者の可動能力を測定するもの。
　　介護者が、患者のために行う体位変換の頻度は考慮に入れない。
○「摩擦とずれ」　摩擦は比較的軽い物理的な力によって起こり、表面的な擦過傷をつくる。ずれは、もっと大きな規模の物理的な力によって起こり、深部組織に損傷を引き起こす。

＊アセスメントの間隔は状況によって異なるが、患者の状態の変化に伴い決定する。

[図表4-44] 褥瘡の好発部位

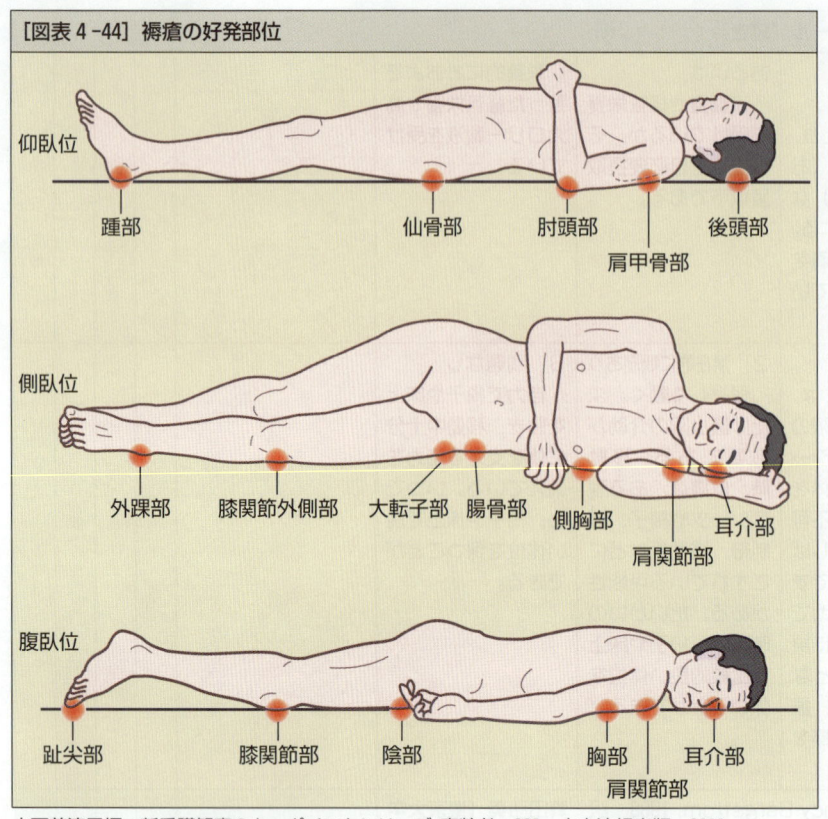

仰臥位：踵部、仙骨部、肘頭部、肩甲骨部、後頭部
側臥位：外踝部、膝関節外側部、大転子部、腸骨部、側胸部、肩関節部、耳介部
腹臥位：趾尖部、膝関節部、陰部、胸部、肩関節部、耳介部

水戸美津子編：新看護観察のキーポイントシリーズ 高齢者，281，中央法規出版，2011.

よるかぶれかどうかを見極める。

　褥瘡の場合は，急性期なのか慢性期なのかを判断する。急性期の褥瘡は発生後1～3週間で局所の病態が変化する不安定な時期であり，そのまま治癒するものと深い褥瘡に悪化するものとがある。急性期では毎日の創の観察と保護，除圧を行い，経過をみていく必要がある。慢性期の褥瘡の場合は創部の深さや大きさがはっきりしてくるため，深さや壊死組織の有無などを見極め，創にあった処置や栄養状態の改善，除圧等の適切なケアを在宅療養者，家族，関係する他職種と協力して継続していく。

訪問前の観察

　訪問前には担当看護師からの申し送りやカルテ等から，前回訪問時の在宅療養者の状態や創の状態，治療経過を情報収集し，ケア方法やケア内容の変更がないかを確認する。衛生材料や軟膏など必要物品がないか，注文が必要な場合は誰に連絡するのかを把握しておく。訪問時に必要な記録シートや評価スケール，メジャーやカメラを準備する。

▶▶▶ 観察視点①

創部の観察
褥瘡などの創処置をする場合にはメジャーやノギスなどでサイズを測定し，正確な観察，評価，記録をする。視覚で変化をみたり情報を共有するために，カメラで褥瘡を撮影することもある。また，共通の項目で客観的に褥瘡の状態の評価やリスクの評価をするために，評価スケールを用いるとよい。

▶▶▶ 観察視点②

衛生材料の準備
在宅には病院のように処置に必要な衛生材料が常にそろっている状況ではない。処置に必要な衛生材料をいつだれがどこに注文をするのかなど役割分担を明確にして，材料が不足しないようにする。

> **観察視点③** ◀◀◀
>
> **原因のアセスメント**
> 訪問看護師は褥瘡の状態、在宅療養者の全身状態、介護状況や介護方法などを観察して褥瘡が発生した原因をアセスメントし、適切なケアや指導を行う。

訪問中の観察

●訪問中のアセスメント●

【創の状態】創部の観察や評価は創の深さや大きさなどをみて行うが、訪問看護師が共通の項目で客観的にみる必要があり、そのために評価スケールを用いる。評価スケールにはいくつかあり、日本褥瘡学会の「DESIGN-R®」がその一つである。項目は、❶深さ（Depth）、❷滲出液（Exudate）、❸大きさ（Size）、❹炎症・感染（Inflammation／Infection）、❺肉芽組織（Granulation Tissue）、❻壊死組織（Necrotic tissue）の6項目とポケット（Pocket）から構成される。

　評価は週に1回、曜日を決めて訪問看護師が行い、褥瘡の改善や悪化を評価する［図表4-45］。

　大きさや深さなどのDESIGN-R®の記録に加え、写真を活用することで創の状態に関する情報を家族や医師、訪問看護師、他職種と共有することができる。

【全身状態】褥瘡の発生や治癒には創の局所的な状態だけでなく、全身状態が大きく影響する。食事量が減っていないか、がん等の病状の進行はないか、糖尿病などの基礎疾患のコントロールはできているか、脱水や浮腫、関節拘縮はないかなど、全身状態の観察が必要である。

　高齢者は知らず知らずのうちに食事量が低下し、長期間かけて徐々に体重が減少し、気がついたときには低栄養に陥っている場合がある。栄養状態の変化を知るために、日頃から栄養状態のアセスメントを行う。食事内容、食事量、水分摂取量の把握、嗜好の変化の有無、食事時間の延長、嚥下状態等を、在宅療養者、介護者からの聴き取りや食事時間に合わせて訪問し実際の食事方法を観察して把握する。褥瘡がある場合には訪問看護師の訪問時に体重測定や皮下脂肪厚、上腕周囲長の測定を行い、栄養状態を把握し変化をみていく。家での体重測定が困難な場合はデイサービスに行ったときや訪問入浴サービスのときに測定してもらうなどの方法もある。

【日常生活動作、1日のすごし方、移乗や体位変換等の介助方法】急に立ち上がることができなくなったり起き上がれなくなったりしていないか、同じ姿勢で座っている時間が増えたなど、今までと日常生活動作に変化はないかを把握する。また、1日をどのようにすごしているかを情報収集する。同じ方向を向いてテレビを観ている、ベッドからソファーや車椅子に移乗し朝から晩まで座っているなど、褥瘡の原因になっている状況がないかを把握する。

　一人で寝返りや移乗ができない在宅療養者の場合、家族や訪問介護員等の移乗の方法や体位変換の方法、おむつ交換の方法、ベッドのギャッチアップの方法などの介護方法を指導することで介護者ができるようにし、訪問看護師が訪問時に実際にみて確認する。

【在宅療養者、介護者の褥瘡の認識度】在宅療養者や家族が褥瘡についてど

[図表4-45] DESIGN-R®深さ項目，NPUAPステージ分類（2007年改訂版），EPUAPグレード分類の比較

DESIGN-R®深さ (2008)	d0 皮膚損傷・発赤なし		d1 持続する発赤	d2 真皮までの損傷	D3 皮下組織までの損傷	D4 皮下組織を越える損傷	D5 関節腔・体腔に至る損傷	U 深さ判定が不能な場合
NPUAP分類 (2007改訂版)		DTI疑い 圧力および/またはせん断力によって生じる皮下軟部組織の損傷に起因する，限局性の紫または栗色の皮膚変色，または血疱	ステージⅠ 通常骨突出部位に限局する消退しない発赤を伴う，損傷のない皮膚。暗色部位の明白な消退は起こらず，その色は周囲の皮膚と異なることがある	ステージⅡ スラフを伴わない，赤色または薄赤色の創底をもつ，浅い開放潰瘍として現れる真皮の部分欠損。破れていないまたは開放した/破裂した血清で満たされた水疱として現れることがある	ステージⅢ 全層組織欠損。皮下脂肪は確認できるが，骨，腱，筋肉は露出していないことがある。スラフが存在することがあるが，組織欠損の深度が分からなくなるほどではない。ポケットや瘻孔が存在することがある	ステージⅣ 骨，腱，筋肉の露出を伴う全層組織欠損。黄色または黒色壊死が創底に存在することがある。ポケットやろう孔を伴うことが多い		判定不能 創底で，潰瘍の底面がスラフ（黄色，黄褐色，灰色または茶色）および/またはエスカー（黄褐色，茶色，または黒色）で覆われている全層組織欠損
EPUAP分類 (1998)			グレードⅠ 損傷のない消退しない皮膚の発赤。特に，より暗い皮膚を持つ人においては，皮膚の色の変化，温かさ，浮腫，硬結あるいは硬さは指標として使えるかもしれない	グレードⅡ 表皮，真皮あるいはその両方を含む部分層皮膚欠損。潰瘍は表在的で，臨床的には表皮剝離や水疱として存在する	グレードⅢ 筋膜下には達しないが，皮下組織の損傷あるいは壊死を含む全層皮膚欠損	グレードⅣ 全層皮膚欠損の有無にかかわらず，広範囲な破壊，組織の壊死，あるいは筋肉・骨あるいは支持組織に及ぶ損傷		

日本褥瘡学会編集：褥瘡予防・管理ガイドライン，21，照林社，2009.

の程度知識があるのか，どのように認識しているのか，今後どのように介護したいかなどの意向を確認する。また，指導したことの理解力や実践力を把握し，指導方法を検討する。褥瘡の治療は，訪問看護師が訪問したときだけ処置をして体位変換をするのでは効果がない。こまめな体位変換やポジショ

ニング，ずれや摩擦に注意した移乗方法など，褥瘡の予防やケアは在宅療養者と家族の日々の生活のなかにとりいれなければならない。家族が介護に使える時間や費用を知り，適切な介護サービスを導入する。

【使用しているリネン，福祉用具，療養環境】使用しているリネンがしわのできやすい素材のものや，蒸れやすい素材のものではないかなどを確認する。体圧分散マットレスを使用している場合は，体重などの設定が合っているか，マットレスの上に布団を敷くなどして効果を妨げるようなことがないかなど，適切に使用できているかを確認する。

また，身体に合っていない車椅子の使用も圧迫やずれを引き起こす原因となるため，注意が必要である。

室温や湿度が高いと発汗を促し皮膚が蒸れやすい状態となる。適切な室温，湿度を保ち，快適な療養環境をつくる。体圧分散マットレスには除湿機能がついているものもあるので活用する。

●訪問看護の実践●

【スキンケア，創評価】創の洗浄は毎日行い，創が便や尿で汚染されたときにはそのつど洗浄する［図表4-46］。家族に適切な方法を説明し実施してもらう。創周囲は皮膚への刺激が弱い弱酸性の石鹸をよく泡立てて優しく洗う。ポケットがある場合はカテーテルなどを用い，洗浄液がきれいになるまでポケット内を流す。創，ポケット内の水分は吸収・排出する。外用薬やドレッシング材は訪問看護師が創の状態をみて医師に相談・提案し，指示に従い使用する。創の状態が改善しているか悪化しているかを客観的に評価するために，1週間に1回，アセスメントシートを用いて評価し，創の状態に合った処置方法を選択する。

【栄養管理】栄養アセスメントや創の色，滲出液の量などから不足している栄養素を補う。たんぱく質が必要な場合には，どのような食材をとりいれればよいかなど，具体的に家族に指導する。食事量が少ない場合は食事の形態を変えたり，好きなものを食べて食欲がわく工夫をしたり，不足分を栄養補助食品で補う方法もある。

【除圧，ポジショニング】褥瘡の予防・治癒には，良肢位のポジショニングを行い除圧し，安楽な姿勢の保持と皮膚の損傷を最小限に抑える必要があ

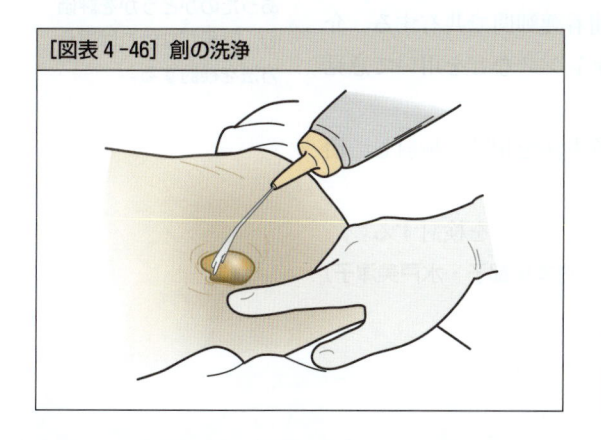

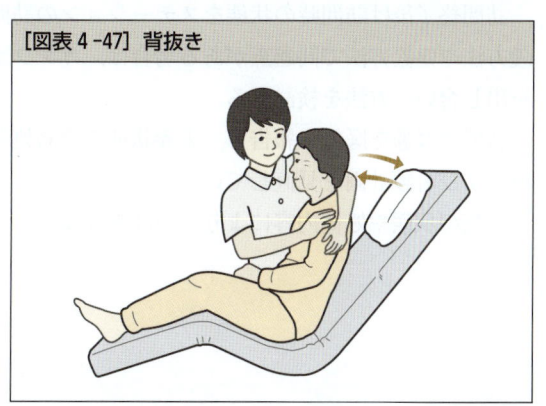

［図表4-46］創の洗浄

［図表4-47］背抜き

る。家族が行える方法をともに把握する。拘縮がある場合，適切でない体位変換やポジショニングが体を緊張させ，圧迫の原因になる。

　ポジショニングを行う際には身体を点ではなく面で支えるようにし，身体のどこに圧がかかっているかを手を入れて確認して，クッションなどを効果的に使用していく。また，ベッドの頭部を挙上したときやベッドを元に戻したときに皮膚と体内組織の間にずれが生じ褥瘡を発生させることがあるので，背抜きをして接触圧の除去を行う［図表4-47］。除圧，ポジショニングの方法を家族，介護者全員が共通理解するために，在宅療養者に最適なポジショニングの方法を写真に撮って掲示しておくとよい。ノートなどに書いて説明するよりも，そのつど実際に視覚で確認して，誰もが理解でき実践しやすい方法である。

【療養者・家族支援】褥瘡の予防やケアは毎日行うことが望ましいため，在宅では家族への指導が重要となる。在宅は病院と違い常に医療者がいる状況ではないので，訪問看護師は家族や訪問介護員，訪問入浴サービスの他職種に観察ポイントを指導する。褥瘡の好発部位を説明し，発赤，水疱，びらんが出現したときには直ちに医師，訪問看護師に連絡すること，褥瘡周囲の発赤や悪臭，出血があった場合も直ちに医師，訪問看護師に連絡するよう指導する。

　褥瘡の処置方法は介護者の理解力に合わせて指導し，簡単にできるように物品や方法を工夫する。

　家族の疲労が増強し，介護が手薄になることで褥瘡が悪化する場合もある。家族の休息や睡眠状況，疲労度を把握し，家族だけでは担えないところは介護支援専門員と相談し，訪問介護や訪問入浴，体圧分散マットレスの活用などのサービスを活用し他職種と協力してケアを行っていく。移乗やポジショニングの方法は在宅療養者，家族を含む介護者全員で共通理解し，実施しなくてはならない。サービス担当者会議などの機会を利用し，方法の周知，実際の指導を行う方法がある。

訪問後の観察

　訪問終了後は訪問時の状態をステーションの訪問看護師間で共有する。介護方法や処置方法で問題点がある場合は，カンファレンスなどを用いて意見を出し合い，方法を検討する。

　状態の経過を医師へ報告し，栄養状態を含め処置方法を相談，検討し，治療および看護計画を見直していく。

　褥瘡の状態や処置内容により，訪問頻度などスケジュールを検討する。

（村本早都子・水戸美津子）

▶▶▶ **観察視点④**

援助内容の評価
実施した援助に効果があったのかどうかを評価し，効果がなければ違う方法を検討する。

スキントラブルへのケアを必要とする在宅療養者の看護

View Point　在宅療養者の痒みを伴うスキントラブルの原因は，加齢による皮膚機能の低下によるもの，おむつを使用していることによるもの，カテーテル類を固定するテープの使用や湿布等によるもの，全身性の疾患によるものなどさまざまである。持続する痒みは非常に苦痛であり，不眠や日中の活動性の低下をもたらし，在宅療養者のQOL（quality of life）を著しく低下させる要因となる。痒みは適切なケアによって軽減が可能な症状であるため，痒みを引き起こす原因を把握し，ケアをしていく。

痒みを伴うスキントラブルの観察

痒みのメカニズム

　痒みには末梢性と中枢性のものがある。末梢性の痒みは表皮と真皮の接合部にある痒みの受容体が刺激されて起こる。痒みの受容体が刺激されると知覚神経線維（C神経線維）により，脊髄から大脳皮質に達し，痒みが認識される。

　末梢性の痒みの受容体を刺激するものには，電気刺激，圧迫，温度などの機械・物理的刺激，ヒスタミンなどの化学的刺激，精神的刺激がある。

　中枢性の痒みは，基礎疾患に糖尿病，腎不全，肝硬変などを有している場合が多い。血液中のオピオイドペプチドという物質がオピオイド受容体に結合し，痒みを誘発すると考えられている。

痒みの促進因子

　スキンケア不足による身体や陰部の不潔や湿潤状態，加齢による身体機能の低下等は痒みを促進する因子となる。また疲労や睡眠不足，ストレスなど精神的な要因で痒みが増強する場合もある。

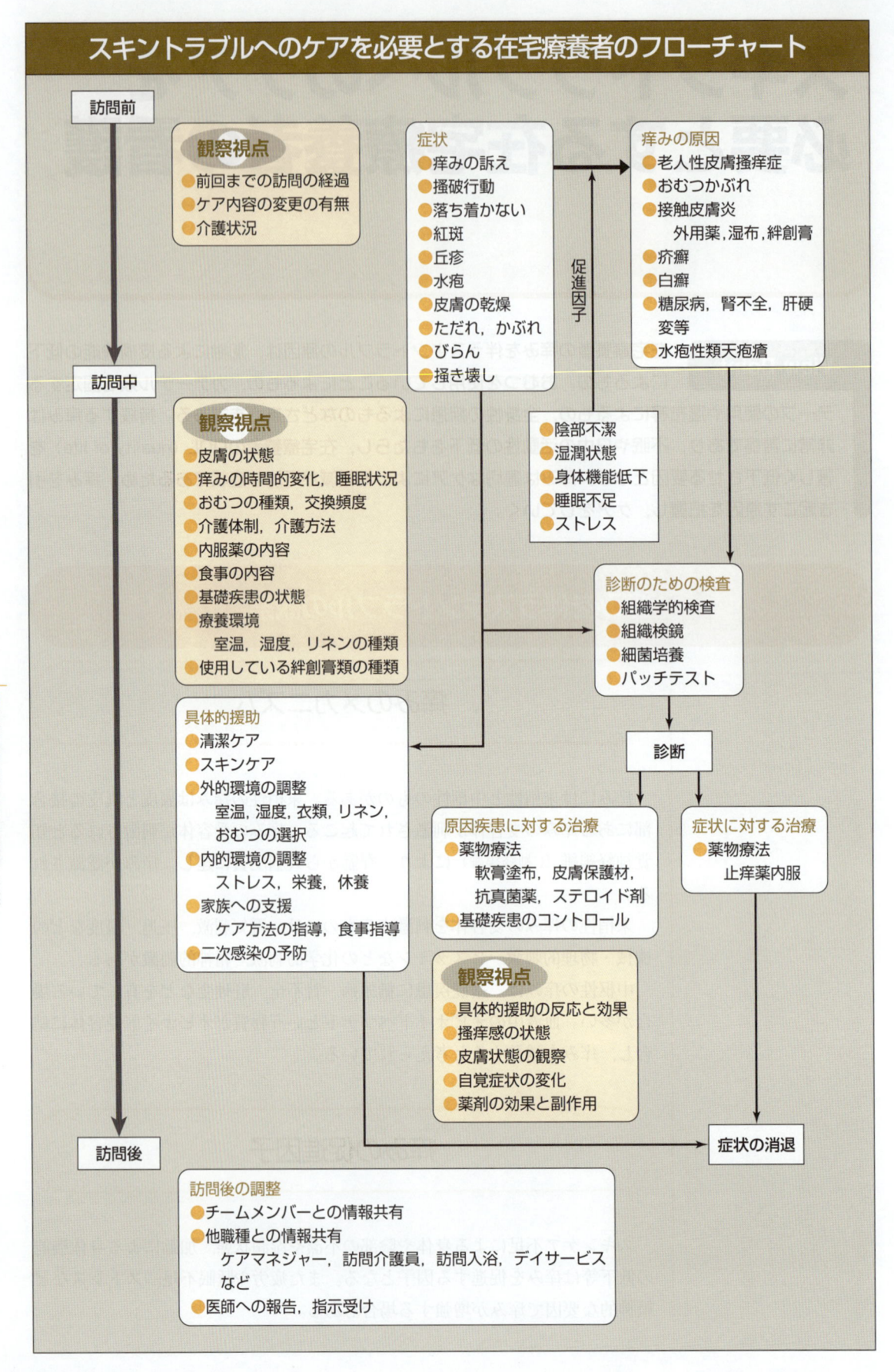

スキントラブルへのケアを必要とする在宅療養者のフローチャート

訪問前

観察視点
- 前回までの訪問の経過
- ケア内容の変更の有無
- 介護状況

症状
- 痒みの訴え
- 搔破行動
- 落ち着かない
- 紅斑
- 丘疹
- 水疱
- 皮膚の乾燥
- ただれ，かぶれ
- びらん
- 搔き壊し

痒みの原因
- 老人性皮膚搔痒症
- おむつかぶれ
- 接触皮膚炎
    外用薬，湿布，絆創膏
- 疥癬
- 白癬
- 糖尿病，腎不全，肝硬変等
- 水疱性類天疱瘡

促進因子
- 陰部不潔
- 湿潤状態
- 身体機能低下
- 睡眠不足
- ストレス

訪問中

観察視点
- 皮膚の状態
- 痒みの時間的変化，睡眠状況
- おむつの種類，交換頻度
- 介護体制，介護方法
- 内服薬の内容
- 食事の内容
- 基礎疾患の状態
- 療養環境
    室温，湿度，リネンの種類
- 使用している絆創膏類の種類

具体的援助
- 清潔ケア
- スキンケア
- 外的環境の調整
    室温，湿度，衣類，リネン，おむつの選択
- 内的環境の調整
    ストレス，栄養，休養
- 家族への支援
    ケア方法の指導，食事指導
- 二次感染の予防

診断のための検査
- 組織学的検査
- 組織検鏡
- 細菌培養
- パッチテスト

診断

原因疾患に対する治療
- 薬物療法
    軟膏塗布，皮膚保護材，抗真菌薬，ステロイド剤
- 基礎疾患のコントロール

症状に対する治療
- 薬物療法
    止痒薬内服

観察視点
- 具体的援助の反応と効果
- 搔痒感の状態
- 皮膚状態の観察
- 自覚症状の変化
- 薬剤の効果と副作用

訪問後

症状の消退

訪問後の調整
- チームメンバーとの情報共有
- 他職種との情報共有
    ケアマネジャー，訪問介護員，訪問入浴，デイサービスなど
- 医師への報告，指示受け

> **観察視点①** ◀◀◀
> **介護状況の把握**
> 在宅療養者でスキンケアに介助が必要な場合，病院と異なり医療者が常にそばにいるわけではなく，家族がスキンケアの一部を担うことから，不足する介護状況や処置の方法の違いがスキントラブルを悪化させる要因となることがある。在宅で実施している介護方法，頻度，訪問介護や訪問入浴など社会資源の導入の有無など，介護状況を知ることは痒みを伴うスキントラブルの原因を知る手がかりの一つとして必要である。

痒みの原因

【老人性皮膚搔痒症】 在宅療養者には高齢者が多く，痒みの原因の一つに老人性皮膚搔痒症がある。これは，加齢に伴い皮脂量の減少や天然保湿成分の減少，セラミドなど角質細胞間皮質の減少，発汗の減少などにより皮膚の保水機能が低下するために起こる。皮膚の乾燥により，痒みを引き起こす知覚神経が表皮のなかに入り込み，些細な物理的刺激（温度変化，摩擦，電気）や化学的刺激で痒みが生じやすくなる状態である。皮膚の乾燥はあるが発疹がないのが特徴である。掻き壊しによる二次的な紅斑や湿疹になることがある。全身性の痒みだが，脂腺の少ない下腿，腰部，上肢は特に症状が出現しやすい。

【おむつかぶれ】 加齢や疾患等により尿・便失禁状態となり，おむつを使用することによるおむつかぶれがある。おむつかぶれの原因は，尿や便などの排泄物の刺激によるものと，おむつの材質そのものが皮膚に擦れ合う刺激によるもの，両者が混在しているものがある。

【接触皮膚炎】 外因性の物質が皮膚に接触し痒みを伴う発疹が出現する。在宅では外用薬，湿布薬，カテーテルを固定するテープや創の処置時に使用する絆創膏などによる接触皮膚炎がある。

【疥癬】 ヒゼンダニという小さなダニが病原体となり，夜間に増強する痒みや皮膚の発疹が症状として現れる。疥癬にはダニの寄生数によって，通常疥癬と角化型疥癬（ノルウェー疥癬）に分けられる。角化型疥癬（ノルウェー疥癬）は感染力が強い。

　紅い丘疹があり，夜間眠れないほどの痒みがある場合は疥癬を疑う。手関節，手掌に疥癬トンネルができるのが特徴である。感染性の皮膚疾患であるため，必ず皮膚科医による確定診断を受け，家族，訪問看護師への感染や，訪問看護師からほかの在宅療養者への二次感染を予防する。

【白癬】 真菌の一種である皮膚糸状菌によって生じる皮膚感染症である。足，爪，股部，手，体部に生じる。体部，股部の白癬は強い痒みを伴う境界明瞭な紅斑が環状に出現する。

【基礎疾患】 中枢性の痒みの原因として糖尿病，腎不全，肝硬変，血液疾患などの内科的疾患がある。

【水疱性類天疱瘡】 痒みを伴う紅斑と硬く破れにくい水疱ができることが特徴で，高齢者に多くみられる。

訪問前の観察

　訪問前には担当訪問看護師からの申し送りやカルテ等から前回訪問時の在宅療養者の状態や皮膚のケア内容に変更がないかを確認する。感染性の皮膚

疾患のある在宅療養者の場合は，訪問スケジュールが最後になっているか確認する。

訪問中の観察

●訪問中のアセスメント●

【皮膚の状態】 訪問時には痒みのある部位，範囲や程度の観察を行う。痒みがある部位以外に広がりがないか，全身の皮膚の観察も行う。紅斑がある場合には色調の変化をみる。痒みの頻度や持続性，痒みの程度は改善しているのか悪化しているのかなどを観察する。在宅療養者自身が訴えられない場合は，掻破痕の観察，家族や訪問介護員，訪問入浴サービス等の他職種から情報収集をする。在宅では毎日看護師が訪問する状況ではないので，皮膚の状態の変化をみたり，訪問する看護師全員で情報を共有するために，観察した事柄を統一した視点や観察項目で記録に残し，部位やサイズを正確に記入する，部位を絵に描きわかりやすくする，写真に撮って経過をみていくなど方法を工夫する。

【痒みの時間的変化】 痒みにより睡眠が妨げられ日中の活動性が低下し，痒みが持続することでイライラしたり落ち込んだりする場合もある。痒みの時間的変化や精神的な影響を観察する。

【おむつの種類，交換頻度など介護状況の把握】 おむつかぶれや股部白癬がある場合は，おむつの種類や交換頻度を把握する。おむつの交換頻度が少なく常に尿や便が付着していたり，漏れ防止などでおむつを重ねて使用することにより臀部が常に湿潤状態になり，かぶれや真菌の繁殖の原因になっている場合がある。おむつを使用している場合，おむつ交換は排尿ごとに行うことが望ましく，毎日陰部洗浄を行い，便が付着した場合はそのつど洗浄できると清潔が保てる。しかし，介護上の問題や経済的な問題でおむつ交換の頻度が少ない場合がある。その場合には，おむつの種類やサイズを検討する。交換回数が少ない場合には，吸収量が多く通気性のよいものを選び，漏れ防止のために尿取りパッドを重ねて使用している場合には，体にフィットする形のもの，吸収量の多いものに変更するなど，漏れや臀部の湿潤を予防する対策を考える。また，予防的に皮膚を保護する軟膏やパウダーなどの皮膚保護剤を用いて，便や尿が直接皮膚に触れることを防ぐ方法もある。老老介護や独居等の状況によりおむつ交換ができない場合には，日中の訪問介護サービスや夜間巡回型の訪問介護サービスなどの導入も検討する。それぞれの家庭の介護体制や介護方法を知り，継続できる方法を訪問看護師は介護者とともに考えていく必要がある。

【内服薬や食事の内容】 内服薬のなかにはオピオイドや利尿剤，降圧剤など痒みを誘発する薬物がある。また，痒みを生じやすい食べ物（たけのこ，さといも，しいたけ，エビ，イカ，タコなど）もある。痒みが出現したときには在宅療養者の内服薬や食べた物を確認し，痒みの原因が薬物や食べ物によるも

▶▶▶ 観察視点②

痒みの原因特定
訪問看護師は皮膚の状態，介護状況などを観察して，痒みを引き起こす原因を特定し，適切なケアや指導を行う。

> **観察視点③**
>
> **療養環境の観察**
> 在宅は病院と違い室温、湿度は一定ではない。リネン類の種類や洗濯の回数や方法も各家庭によって異なる。痒みの悪化には室温、湿度など環境も影響するので、療養環境を観察することが必要である。

のでないかどうかを見極める。

【基礎疾患の確認】 痒みの原因のなかには糖尿病や腎不全、肝硬変などの疾患によるものがある。痒みの原因が限局した皮膚疾患によるものか内科的疾患によるものかを在宅療養者の基礎疾患や病状から判断する。

【療養環境】 在宅療養の環境は各家庭によって異なり、室温や湿度、ほこりが痒みの促進因子になることもある。室温、湿度、室内のほこりの状態、使用しているリネン類の種類や洗濯の頻度、方法などを観察し、適切な方法を指導する必要がある。

【使用している絆創膏や湿布類の種類】 在宅療養者のなかにはカテーテルなどの医療器具を使用している者も多い。また、高齢者のなかには湿布を使用している者もいる。そのため、カテーテルを固定する絆創膏や貼用している湿布等にかぶれて痒みが出現する場合がある。絆創膏使用前のパッチテストの実施、貼付部位のこまめな変更、絆創膏をはがすときは皮膚を押さえ絆創膏は90〜150°の角度でゆっくりと愛護的にはがす [図表4-48]、湿布は長時間貼り続けないなど、皮膚への刺激を最小限にする必要がある。

●訪問看護の実践●

【清潔ケア】 痒みに対するケアのなかで皮膚を清潔に保つことは重要である。皮膚を清潔にすることは、感染を予防することや、外用薬が有効に作用することにつながる。皮膚の清潔が保てないと汚れた角質が皮膚に残り、そのうえから外用薬を塗布すると外用薬が有効に働かず、さらに痒みが悪化する。しかし、過度に清潔にすることは皮膚の乾燥を助長し痒みを誘発するので、在宅療養者の皮膚の状態に応じた方法での清潔ケアが必要である。

【入浴】 入浴は、熱い湯に入ると皮脂が必要以上にとれやすく、また、温まると痒みをより感じやすくなるため、ややぬるめの温度（40度前後）に設定することが望ましい。体を洗うときにはナイロンタオルは使用せず、柔らかい木綿のタオルや手を使って優しく洗う。石鹸は洗浄力がマイルドな弱酸性を使用するとよい。保湿剤入りの入浴剤も市販されているので併せて使用するとよい。訪問看護師は、入浴方法を在宅療養者や家族から聞き、適切な方法を指導する。必要時は訪問時間に訪問看護師が入浴介助を行い、入浴方法や介助方法を指導する。

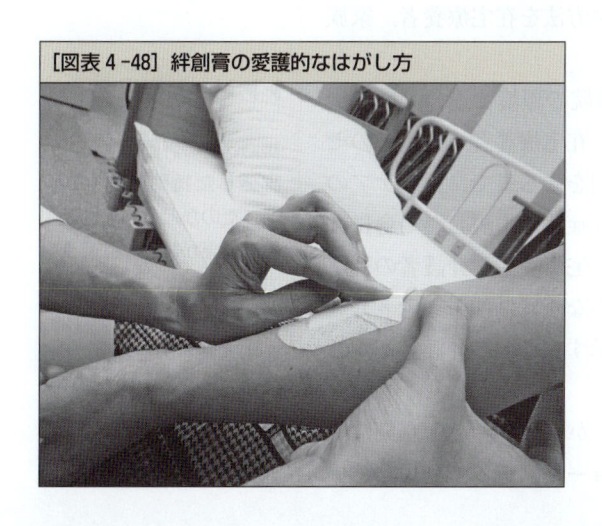

在宅療養者が寝たきりで入浴できない場合には、訪問入浴サービスの利用や、ベッド上でフラットシートを用いた洗浄等を検討する。入浴できない日は清拭剤を用いての清拭やトイレのウォシュレットを用いての陰部洗浄やベッド上での陰部洗浄を実施するなど、清潔ケアにはさまざまな方法がある。

直接肌に触れる衣類や寝具の素材にはウールや化学繊維を避け、通気性、吸湿性のある木綿や絹

[図表4-48] 絆創膏の愛護的なはがし方

にして，締めつけずゆったりしたものにするのがよい。

【スキンケア】保湿剤の塗布も皮膚の乾燥予防，保護に有効である。保湿剤は痒みを感じたとき，感じた部位にだけ塗布するのではなく，入浴後等の皮膚が清潔な状態で水分が乾燥しないうちに乾燥する部分全体に塗布すると効果が期待できる。

　皮膚病変に軟膏を塗布する場合も医師の指示に従い，洗浄し水分を押さえ拭きしてから軟膏を塗布する。痒い部分を搔破することで出血や痛み，感染などを引き起こす場合もあるため，在宅療養者の爪は短く切り，やすりで丸く整えておく。

　清潔ケアの習慣や方法は個人によってさまざまである。毎日入浴する人もいれば，週1～2回の人もいる。ナイロンタオルで何度もごしごしとこする，熱い湯に長時間つかるなど，人それぞれ方法が違う。今までの生活習慣を急に変えることは難しいが，在宅療養者の痒みを伴うスキントラブルの原因に対しては，どのような方法で清潔を保つことが症状の改善につながるのか訪問看護師がアセスメントを行い，在宅療養者や家族と清潔ケアの方法を相談し，継続できるよりよい方法を選択していく必要がある。

【外的環境の調整】湿度が低いと皮膚が乾燥しやすくなり，室温が高いと発汗して皮膚が湿潤する。室温，湿度は感覚ではわかりにくいため，在宅療養者や介護者に室温計・湿度計を用いて数値で指導するとわかりやすい。湿度が低い場合には加湿器の使用や濡れたタオルを室内に干す方法等を指導する。また，体温の上昇は痒みを助長するため，厚着をすること，過度なエアコンやこたつ，電気毛布の使用には注意が必要である。痒みが強い場合には，局所を冷却したり頭を冷やすとすっきりして気分転換になる。

　衣類には皮膚を保護する目的もある。肌を守る長袖のものや，木綿の下着など，皮膚に優しいものを選択する。おむつによるかぶれがある場合は，おむつの種類の変更を検討する。また，衣類やリネンに残った洗剤で痒みが出現する場合もあるため，洗剤の種類を検討したり十分なすすぎを行うように指導する。

【内的環境の調整】ストレスも痒みを増強する因子である。軽い運動や気分転換を行ったり，栄養や休養をとるようにする。訪問看護師は痒みを軽い症状として考えず，在宅療養者の訴えを傾聴し，ケア方法を在宅療養者，家族と一緒に考えていく。

【家族への支援】在宅療養は24時間看護師がいる病院の環境と違い，訪問看護師が週に何回か訪問する状況である。そのため，在宅療養者，介護者のセルフケアが必要とされる。次に，訪問看護師が訪問をするまでに行うケアの方法，観察するポイント，皮膚に発赤や痛みを伴う症状が出現した場合には早急に医師や訪問看護師に連絡することなどを，在宅療養者や介護者の理解力に合わせてわかりやすく指導する。在宅療養者のなかには独居や老老介護の家庭もあるため，ケア方法を絵や写真にして提示するなど，介護者が誰でも理解できて継続できる方法を考える。

【二次感染の予防】痒みを伴うスキントラブルのなかには疥癬など感染性の皮膚疾患がある。在宅療養者がデイサービスやショートステイで利用してい

▶▶▶ 観察視点④

援助内容の評価
実施した援助の効果があったのかどうかを評価し，効果がなければ違う方法を検討する。痒みの客観的評価は難しいが，在宅療養者の自覚症状，皮膚の状態，夜間の睡眠状況，介護者からの情報などで評価していく。

[図表4-49] ガウンを着用したところ

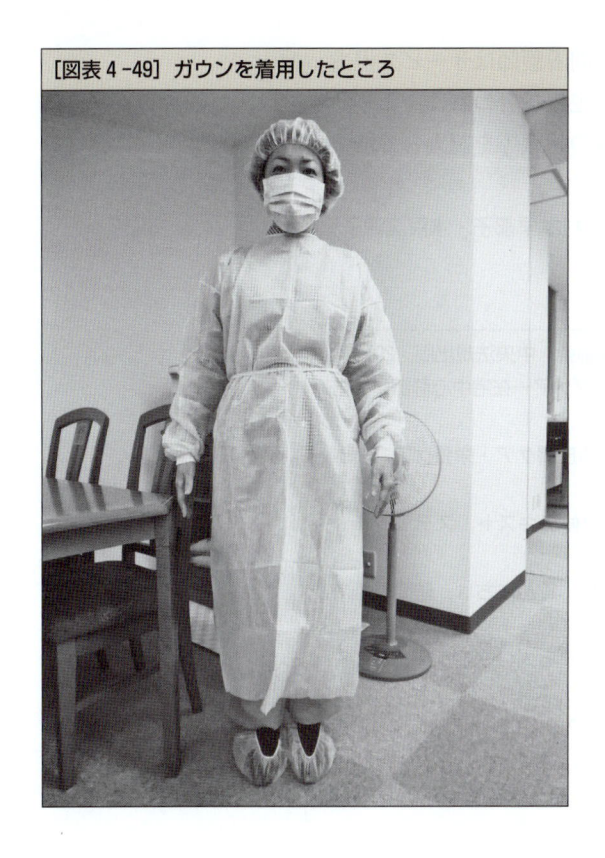

る施設で感染したり，訪問者が感染の媒体となることがあるため，対応には注意が必要である。疥癬の診断には顕微鏡検査が必要であるが，在宅療養者の主治医は在宅療養支援診療所の内科医などが多い。訪問看護師が訪問時に疥癬が疑われる皮膚の症状を発見した場合は，ただちに主治医へ報告し，皮膚科の医師に診てもらえるよう往診を依頼したり，受診を検討する。

疥癬の診断が確定した場合は，在宅療養者，家族に適切なケア方法を指導する。リネンや衣類は毎日交換し洗濯する。脱いだ衣類を洗濯機へ入れる間にヒゼンダニが散乱する危険があるのでビニール袋に入れて持ち歩き，床や布団は掃除機をかけ吸い取る。洗濯前に50°の湯に10分間浸けてから洗う。

訪問看護師は訪問時刻を変更し，その日の最後の訪問にする，訪問する看護師を固定する，訪問かばんを室内に持ち込まない，血圧計等の物品は居室内に置き，持ち出さない，ガウンテクニックを行い，手袋，足袋を着用し，訪問終了時にはくつ下をはきかえ，衣服にヒゼンダニが付着しないようにする，といった対応の必要がある。他職種へも対応方法を周知し，二次感染の予防を行う。感染予防が必要な状況で対応に慌てないよう，ふだんから事業所のマニュアルの整備や職員への周知を行っておく。

感染性の疾患に罹患したということで在宅療養者，家族は不安になる。訪問看護師がガウンを着用して訪問するなど，いつもと違う様子がさらに不安を増強させる［図表4-49］。在宅療養者や家族には，疥癬がどういう疾患なのか，治療方法や治癒までの期間や経過，正しいケア方法を伝え，治療中の不安を軽減するように努める。

訪問後の観察

具体的援助の効果を評価し，医師へ報告する。症状の変化は写真を用いるとわかりやすい。症状の改善がない場合はケア方法や薬剤について相談し，指示を受ける。

在宅療養者や家族へのケア方法や指導方法はチームで共通理解し，同じ方法で行う。

ケア方法がうまくできない場合や，継続できないなど計画や指導方法に問題があった場合は，カンファレンスなどを利用してチームで検討する。

痒みに対するスキンケアの方法や指導方法は，在宅療養者にかかわるメン

バーすべてで共有し統一しなくては意味がない。訪問看護師はサービス担当者会議で在宅療養者の状態とケア方法を説明し，在宅療養者の家にあるノートを活用して在宅療養者の痒みの訴えの有無，皮膚の状態等を記入して情報交換し，他職種と連携していく。

（村本早都子・水戸美津子）

参考文献

◎1 水戸美津子編：新看護観察のキーポイントシリーズ高齢者，中央法規出版，2011．
◎2 宮崎歌代子，鹿渡登史子編：在宅療養指導とナーシングケア—在宅中心静脈栄養法と在宅成分栄養経管栄養法，医歯薬出版，2007．
◎3 角田直枝編：在宅看護技術マスターQ&A—実践できる皮膚ケア・栄養ケアマネジメント・呼吸ケア，学研，2010．
◎4 川越博美，山崎摩耶，佐藤美穂子編：最新訪問看護研修テキスト，ステップ1－②，44-86，日本看護協会出版会，2008．
◎5 セコム医療システム株式会社訪問看護ステーション部：こんにちは，訪問看護です，日本看護協会出版会，2005．
◎6 奥宮暁子，後閑容子，坂田三允編：医療処置を必要とする人の在宅ケア，81-93，128-139，中央法規出版，2001．
◎7 川村佐和子監修：在宅療養のための医療処置管理看護プロトコール（第2版），日本看護協会出版会，2010．

5 ライフステージ別の在宅療養者(児)の観察と看護

Introduction

　この章では，高齢期，成人期，小児期別に，在宅看護の場で遭遇することの多い事例に即して具体的な観察と看護について述べている。

　各期ごとに，最初にそれぞれのライフステージにある在宅療養者を理解し観察するために，＜○○期にある在宅療養生活の全体をアセスメントする＞ことのポイントについて書いている。ここでは，在宅療養者の（身体・精神・社会面の）状況，介護者・家族の状況，環境面（住環境，ソーシャルサポート等）の状況という三つの視点からアセスメントすることについて記述している。さらに＜制度を利用して在宅療養生活を組み立てる＞ために，各期における医療・保健・福祉制度の活用と全般的な課題について説明している。

　「高齢期にある在宅療養者の観察と看護」では，脳梗塞を有する在宅療養者と大腸がんの手術後の高齢期にある在宅療養者の観察と看護を取り上げて記述している。また，最後に，脳梗塞を有する具体的な事例，大腸がんの手術後の具体的事例を提示し，訪問看護の実際と訪問看護師の役割を具体的に理解できるようにしている。

　「成人期にある在宅療養者の観察と看護」では，統合失調症を有する在宅療養者とうつ病を有する在宅療養者，肺がんを有する在宅療養者の3事例についての観察と看護を取り上げて記述している。また，それぞれの最後に統合失調症と肝硬変を併発している事例，うつ病と糖尿病を併発している事例，肺がん末期で在宅で死を迎えた3事例を提示し，訪問看護の実際と訪問看護師の役割が考えられるようにしている。

　「在宅療養児の観察と看護」では，筋ジストロフィーを有する在宅療養児と脳性麻痺を有する在宅療養児の観察と看護を取り上げ記述している。それぞれの最後には，高齢期，成人期と同様に事例を提示し，訪問看護の実際と訪問看護師の役割を考えられるようにした。

　フローレンス・ナイチンゲールは，「**もしあなたがいずれにしても観察の習慣を身につけられないのであれば，看護婦になるのをあきらめたほうがよいであろう。というのは，あなたがたとえどんなに親切で，またそれを願っているとしても，看護はあなたの天職ではないから**」（『看護覚え書』p.177）と述べている。どのようなライフステージ，どのような病気や障害をもつ在宅療養者（児）であっても，専心の心をもってよく看ることをしない（観察しない）看護師は，この場から去りなさいということだろう。

高齢期にある在宅療養者の観察と看護

View Point

高齢期はさまざまな役割を担ってきた青年期や成人期を経て，加齢や疾病からくる身体・精神機能の変化や社会的役割が減少することを通して，これまでの人生を統合し最期の時（死）を迎える時期である。多くの高齢者は，何らかの健康上の不安と漠然とした死への恐れをいだきつつ地域で生活を送っている。

高齢者が病気や障害により在宅での療養を余儀なくされたとき，人生最期の時までできるかぎり安心して療養生活を送るうえで，在宅療養生活をサポートしてくれる医師や訪問看護師への期待は大きい。訪問看護師は，常に在宅療養中の高齢者の状態の変化を全人的に観察し理解することが必要である。そして，最期の時まで，本人・家族が生活の質（QOL）を高めることができ，高齢者本人が生ききることができるように在宅療養生活を組み立てることが重要である。

高齢者の在宅療養生活の全体をアセスメントする

観察視点① ◀◀◀

生活全体のアセスメント
高齢者のさまざまな健康障害や機能低下がどのような要因で発生しているのかを理解し，少しでもQOLが向上するよう支援する。

療養者本人の観察

【身体面の観察】 身体面については，高齢期にみられるさまざまな機能低下の状況をADL（日常生活動作）やIADL（手段的日常生活動作）として観察したうえで疾病の治療経過を理解し，自覚的・他覚的な症状を注意深く観察する。さらに，治療や服薬の状況や使用している医療機器や医療材料の管理状況の把握，1日のすごし方（生活パターンや内容）についても観察する。高齢者は合併症を起こしやすく重篤にもなりやすい。そのため，ふだんの様子を注意深く観察し，訪問時のわずかな変化も見逃さないことが重要である。

【精神面の観察】 精神面については，在宅療養生活に対する思い，意欲や満足感の有無，いらだち，落ち込み，うつ状態の有無を観察し，その原因を理解する。特に，老化していくことへの不安や生きることへの意欲低下が生活機能をも低下させていないかどうかなどを，在宅療養者本人や家族とのコミュニケーションのなかから，また，在宅療養生活の様子を観察しながら把握する。さらに，在宅療養者本人の病気や介護の必要性に関する理解度を確認する。

【社会面の観察】 社会面については，子どもが独立することによる親の役割

高齢期にある在宅療養者の理解のフローチャート

高齢者にとっての在宅療養生活の全体をアセスメントする

観察視点①
【療養者本人】
- 身体面
  高齢期にみられるさまざまな機能低下の状況、在宅療養生活に応じた治療・ケア状況とその工夫
- 精神面
  高齢期の精神機能の変化の状況、加齢・疾病・身体のさまざまな機能低下によるストレス
- 社会面
  社会の第一線からの後退、家族のなかでの役割の減少・喪失

観察視点②
【介護者・家族】
- 家族構成
- 在宅療養者との関係
- 介護状況
- 介護の受け止め方

観察視点③
【環境】
- 住環境および周辺環境
- ソーシャルサポートの減少・喪失

観察視点④
【医療・保健・福祉制度】
- 制度の理解
- サービスを組み合わせる
  介護保険──介護保険サービス
  医療保険──医療保険サービス
  障害者総合支援法──障害福祉サービス
  補装具・医療機器や医療材料の保障
  その他福祉サービス
  インフォーマルサポート

制度を利用して在宅療養生活を組み立てる

観察視点⑤
【全般的な課題】
- 訪問看護師としての生活者の視点
- エンパワメントを生み出す支援
- 自己決定への支援

の変化や退職により社会的な地位を失ったことの影響，収入減少による経済的な不安，配偶者を亡くすなどの喪失感，友人や知人等のインフォーマルな交流の状況やデイサービス等を利用した他の人々との交流や外出の機会について観察し，療養生活のなかの生きる楽しみを支援する。

介護者・家族の観察

　近年の家族構成は核家族化が進み，65歳以上では単独世帯や夫婦のみの世帯，ひとり親と未婚の子のみの世帯が増えており，三世代世帯家族が減少している（1章，p.28参照）。このような家族構成では，在宅療養に家族の介護力を期待することは難しい。訪問看護師は，在宅療養者の家族構成，キーパーソン，主な介護者とそれ以外の家族からの介護への協力の有無（同居家族や近くに住む子どもや姉妹等）を把握し，介護力の力量を査定する必要がある。

　また，在宅療養者本人は，元気だったころ家族にとってどのような存在であったのか，例えば，「とてもやさしい母親」や「一家の大黒柱としての威厳ある父親」など，家族のなかの立場や役割を把握したうえでそのことを尊重しつつ支援することが大切である。高齢者や家族にとっては，生活の一部として療養や介護がある。そのため，介護者の健康状態も考慮し，介護負担が増大しないように，訪問看護師が介護の方法や社会資源導入の情報を提供し，介護への不安や大変さを傾聴しねぎらい，一緒に考え検討していくことが必要である。また，在宅療養者本人の病状が変化したときや急変時には，家族がパニックになり不安が増強するため，訪問看護師は連絡を受けたら直ちに訪問し対応することが必要である。在宅療養者本人や家族は，「なにかあったら訪問看護師がいつでも来てくれる」ということを実感しながら，その体験が安心感につながり，在宅療養生活の継続へとつながっていくのである。

環境の観察

　在宅にはさまざまな住環境があり，住み慣れた家での療養生活は，その人らしい時間を自由にすごすことができ，好きな写真や絵をかざり，部屋のなかに自分らしさを表現することができる「自分の居場所」である。しかし一方で，身体的な機能低下や障害等があり，ベッドから車椅子への移乗は可能だが，自宅の廊下は狭く，車椅子でトイレまで行くことは不可能であるなど，住宅事情が療養生活の妨げとなる場合もある。そのため，在宅療養者本人の身体的な状況と住環境をよく観察し，家屋の広さや段差の影響等で活動範囲が狭くなり活動性が低下しないように，住宅改修の必要性の有無や福祉

機器の導入を検討する。また，自宅の浴槽では入浴が困難な場合には，デイケアやデイサービスを利用することも検討する必要がある。住み慣れた環境で，できるだけ「自分の居場所」ですごすことができるように支援する必要がある。

医療・保健・福祉制度を利用して在宅療養を組み立てる

医療・保健・福祉制度の理解とニーズの把握

▶▶▶ **観察視点②**

制度の活用
在宅療養生活を送る高齢者が，どのような制度によって支えられているのかを理解する。

在宅で療養生活を送る高齢者を支える制度として，介護保険制度，高齢者の医療の確保に関する法律（改正老人保健法）に基づく後期高齢者医療制度がある。また，障害のある高齢者を支える制度として身体障害者手帳や精神障害者保健福祉手帳が交付され，税の減免や鉄道運賃の割引などを受けることができる。また，障害者の日常生活及び社会生活を総合的に支援するための法律（障害者総合支援法）による自立支援医療の給付や障害福祉サービスがある。在宅療養をしている高齢者が，これらの制度を有効に活用できるように，介護支援専門員等と連携することが必要である。

全般的な課題

在宅で療養生活を送る高齢者は何らかの疾患や障害をもっている。たとえ病気や障害をもっていても住み慣れた家でその人らしく生活ができるよう「暮らし」を支援していくことが大切である。そして，在宅療養者本人・家族の望みやもてる力は何であるのかを見出し，エンパワーメントできるケアを提供することが重要である。自己決定もまたエンパワーメントの一つである。暮らしのなかにおいて自己決定が必要な場面は，日常のこまごましたことや，療養生活について（どこで生活し，主な介護者はだれか，どんな社会資源を利用するのか），病気に関すること（病気が増悪した場合の治療は，食べられなくなったときや終末期はどうするのか）などである。このような自己決定を支えるために，その人のできることとできないことを観察し見極め，よく話を聴き，さらに，在宅療養者本人がどのような制度を利用でき，どのように活かすことができるのか，いくつかの選択肢を提供し一緒に考え，自尊心を低下させないように介護者や家族とともに支援していくことが大切である。

脳梗塞を有する事例

View Point　脳梗塞の発症後は，心身に何らかの後遺症が生じ，その影響によりADL（日常生活動作）も低下する場合が多く，再発の危険性もある。また，後遺症や障害は回復することもあるが一生続いていくこともある。再発を予防し，後遺症や障害をもちながら，今後どのように生活を再構築し生きていくのか，その生活過程を支援することが重要である。

疾患と障害の出現と観察

観察視点① ◀◀◀

脳梗塞への対応
脳梗塞の発症が身体にどのような影響をおよぼすのか，脳梗塞の病態や症状，治療について理解し，発生の予防，早期発見，早期治療につなげることが大切である。

脳梗塞の理解

　脳梗塞は，脳血管の閉塞・狭窄などの病理学的な変化や脳の血流低下が持続することによって，その先に酸素や栄養が届かず脳に不可逆性の変化（脳細胞の壊死）が生じる疾患で，以下の三つに分類されている。また脳梗塞の症状は，脳血管の閉塞の範囲や発生部位，脳血流低下の程度や持続時間によって異なっている。

【アテローム血栓性梗塞】 頸部や脳内の内頸動脈や前・中・後大脳動脈の太い動脈に粥状硬化（アテローム硬化）が起こり狭くなり，その部分に血栓を形成し脳血管の閉塞によって発生する。発症は睡眠中に多く，段階的に進行する。

【ラクナ梗塞】 ラクナ（lacuna）とは，ラテン語で「小さな穴」のことで，脳に小さな穴があくことを意味しているようである。ラクナ梗塞とは，脳の深部の被殻，視床，尾状核，内包，放射冠等の細い脳穿通枝動脈の閉塞によって発生する。症状の発現は極めて緩徐であることが多い。

【心原性脳塞栓症】 心臓や大血管内等に生じた血栓や血塊が，血流とともに脳に流れて脳内の動脈に閉塞が生じて発生する。心臓弁膜症や心房細動のある人に起こりやすく，発生から症状が出現するまでの時間が短いために突然倒れたりすることもある。

一過性脳虚血発作

脳梗塞には一過性の脳虚血発作，TIA（transient ischemic attack）と呼ばれる症状もある。これは，脳血管内の血流障害によって一過性に脳の局所に機能障害を呈し，片側の上下肢に力が入らないなどの片麻痺や呂律（ろれつ）がまわらないなどの症状が現れ，24時間以内にもとの状態に戻り，すべての症状が消失する状態である。この段階で治療を受けると，大きな梗塞を予防することもできる。また，脳梗塞発生の前兆の場合もあるため，たとえ一過性の発作であっても原因の究明とその後の状態や経過を注意深く観察していくことが大切である。

脳梗塞を有する在宅療養者の観察フローチャート

疾患と障害の出現

脳梗塞の病型
- アテローム血栓性脳梗塞
- ラクナ梗塞
- 心原性脳塞栓症

症状と障害
- 意識障害
- 運動障害
- 感覚障害
- 運動障害性構音障害
- 摂食・嚥下障害
- 精神障害
- 高次脳機能障害
    - 失語・失行・失認

起こりやすい合併症と二次的障害
- 呼吸障害
- 痙攣
- 歩行困難
- 関節の拘縮
- 筋力低下
- 転倒
- 廃用症候群
- 視覚障害
- 排泄の障害
    - 神経因性膀胱・尿閉・尿路感染症
- 誤嚥性肺炎
- 脱水
- 閉じこもり
- うつ状態
- 意欲低下
- 注意力の低下　など

観察視点
- バイタルサイン
- 意識レベル
- 眩暈, 頭痛の有無
- 痙攣の有無
- 麻痺の部位や程度
- 関節拘縮の有無
    - 痺れの有無と部位
- コミュニケーションの有無
- 食事摂取の状況
- 排泄状況
    - 排便・排尿状態
- 呼吸状況
    - 喀痰の有無
- ADL（日常生活動作）
- 1日の過ごし方・生活リズム
- リハビリに対する意欲
- 家族構成
- 主な介護者
    - 障害の受け止め, 介護状況
- 住環境
    - 福祉用具の活用状況
- 社会資源の活用状況

リハビリテーション
- 身体機能の回復・維持
- 言語機能の回復・維持
- 摂食・嚥下機能の回復・維持
- 認知機能の回復・維持
- 補装具
- 福祉用具

治療
- 抗凝固剤
- 抗痙攣剤
- 嚥下障害
    - 嚥下食（誤嚥防止）
    - 経管栄養
    - 胃ろう造設
- 呼吸障害
    - 気道確保（気管切開・吸引）
- 排尿障害
    - 膀胱留置カテーテル

在宅療養生活と社会生活
- 家族の側の受け入れ体制づくり
- 制度の理解, 活用状況
    - 介護保険・医療保険・身体障害者福祉法等
- 住環境の改善
    - 住宅改修
- 日常生活を工夫（家事など）し役割を持つ
- 外出, 散歩の促進
- デイケア, デイサービスの活用
- 社会・職業復帰の促進
- 患者・家族会への参加

観察視点
- 薬剤の効果と副作用
- 医療的ケアへの不安や負担度
    - 医療的な手技や異常の観察の修得状況
- 医療材料等の不足の有無

具体的援助
- 身体的なケア, 医療的なケアや管理
- 服薬管理
- 摂食嚥下訓練
- リハビリテーション
- 介護・生活相談
- 精神安定の確保
- 制度や社会資源についての情報提供

脳梗塞の再発や合併症を予防し回復や現状維持を促す

在宅療養者や家族がエンパワメントでき, 在宅療養生活の再構築ができるよう支援する

治療

　発症時には頭部CT（computed tomography：コンピュータ断層撮影）を用いることが多いが，発症時のごく初期には頭部CTでは判別できないため，頭部MRI（magnetic resonance imaging：磁気共鳴画像），特に散強調画像（diffusion MRI）を使用する。

　脳梗塞診断後，高度の脳浮腫が生じやすい心原性脳塞栓症では，脳浮腫を抑制するために頭蓋内圧降下薬（グリセロール，マンニトール）が用いられる。高血圧を合併する場合は降圧剤による血圧のコントロール，抗凝固剤，血栓溶解薬を用いる。

　多くの患者は急性期の治療で病状が安定すると，急性期病院から機能訓練を受けられる病院へ転院してPT（理学療法士），OT（作業療法士）により運動障害に対する機能訓練が行われ，ST（言語聴覚士）により構音障害，摂食・嚥下障害に対する機能訓練等のリハビリテーションが行われる場合が多い。

　誤嚥のリスクが高いときや誤嚥性肺炎を繰り返す場合には胃管カテーテルの挿入や胃ろうの造設をする場合もある。摂食・嚥下訓練により嚥下機能が回復し，口腔からの摂取が再び可能になることもある。神経因性膀胱の排尿障害に対しては，尿閉になり膀胱炎や腎盂腎炎等の合併症を予防するために，膀胱留置カテーテルを挿入し，排尿を促すことが必要となる。

主な後遺症と障害の観察と援助

観察視点②
脳梗塞の後遺症
脳梗塞で発症した後遺症（運動障害，感覚障害，言語障害等）がどのような症状であるのかを理解し，その後遺症が在宅療養生活のなかで，どのような支障をきたしているのかを観察し援助する。

　医療機関で急性期の治療や回復期での機能訓練が終了すると退院して在宅療養生活を送ることになる。しかし，脳梗塞で発症した障害は，完治せず後遺症が残る場合が多い。在宅療養者本人は，病院で障害が残ることを聞かされても，自分のこととして受け入れることは容易なことではない。訪問看護師だけでなく，他の医療職（医師，PT，OT，ST等）や福祉職の人々と連携しながらサポートしていくことが必要である。

　これらの後遺症と症状［図表5-1］を理解し，身体面や精神面，日常生活状況を観察し支援することが大切である。

　運動障害（運動麻痺）や感覚障害により麻痺の部位，しびれの有無，皮膚の状態，筋の緊張や拘縮の有無，不快な症状を観察する［図表5-2・3・4］。また，それらの症状が寝返り，起き上がり，端座位保持，移乗，立ち上がり，歩行などの動作にどの程度影響し，どの程度動作が可能であるのか，移動の手段として，杖や歩行器，補装具や車椅子などの福祉用具を利用するのか否か，手すりやスロープ，段差解消の必要性があるのかどうかを観察し，本人・家族のニーズも含めよく話し合い，**本人の身体状況を踏まえたうえで環境面を整えることが大切である。**例えば，片麻痺があるが，杖（福祉用具）

[図表5-1] 脳梗塞の主な後遺症と症状

脳梗塞の主な後遺症	症状
運動障害	運動機能の障害で大脳の運動野が障害され発症。病巣と反対側の片麻痺（病巣が左側にある時には右の顔と手足の麻痺）の障害
感覚障害	しびれ，感覚鈍麻による障害
運動障害性構音障害	発声，発語に関する器官（口唇・舌・軟口蓋・声帯）が麻痺し発音が不明瞭な状態。障害は発音が不明瞭なだけで，読む，書く，話を理解することは可能である。
失語症	大脳の左半球にある言語中枢が障害され発声する言語の障害。読む，書く，話すといった言語の表出や聞いて理解する等すべてにおいて障害された状態
摂食・嚥下障害	食物を口から消化管へ送り込むための一連の流れが阻害され，食物がスムーズに飲み込めなくなる状態
失行	大脳の障害により運動機能が損なわれていないにもかかわらず，箸・スプーンなどの道具の使い方や洋服の着方がわからなくなるなど，動作を遂行する能力の障害
失認	感覚機能が損なわれていないにもかかわらず対象を認識できないこと。例えば，見える（視覚）が誰だかわからない，家族もわからない。聞こえる（聴覚）のに相手が何を言っているのか理解できないのでコミュニケーションがとれない。しかし，文字を読む，書くことは可能で筆談はできる。

[図表5-2] 運動麻痺の性状による種類

種類	性状
痙性麻痺	筋肉の緊張が高まりつっぱった感じ。筋肉の萎縮はない。
弛緩性麻痺	筋緊張低下がある。
ミオパチー	骨格筋の障害あるいは神経筋接合部の障害による筋力低下がある。

[図表5-3] 運動麻痺の分布による分類

部位	状態
単麻痺	一側の上肢または下肢の麻痺である。表在性脳腫瘍や脳梗塞で起こる。
片麻痺	同側の上・下肢の麻痺であり，脳血管障害や脳腫瘍などの皮質脊髄路の障害による対側の運動麻痺
交代性片麻痺	脳幹病変により，同側の脳神経麻痺と対側の片麻痺が生じる。
対麻痺	両側の下肢の麻痺である。脊髄以外の脊髄障害によることが多い。
四肢麻痺	四肢全体の麻痺である。頸髄疾患によることが多い。

を使い歩行し，廊下の段差をなくし，玄関から外は階段からスロープにして環境面を整えた結果，「室内から外へ出る」という行為が可能となり，ADL（日常生活動作）が拡大する。このような日常生活のなかでの成功体験が自信となり，次の目標につなげることもできる。さらに，**自力で外に出られないというジレンマや不快な気分が軽減することもあるので，心の変化も見逃さ**

[図表5-4] 麻痺の型

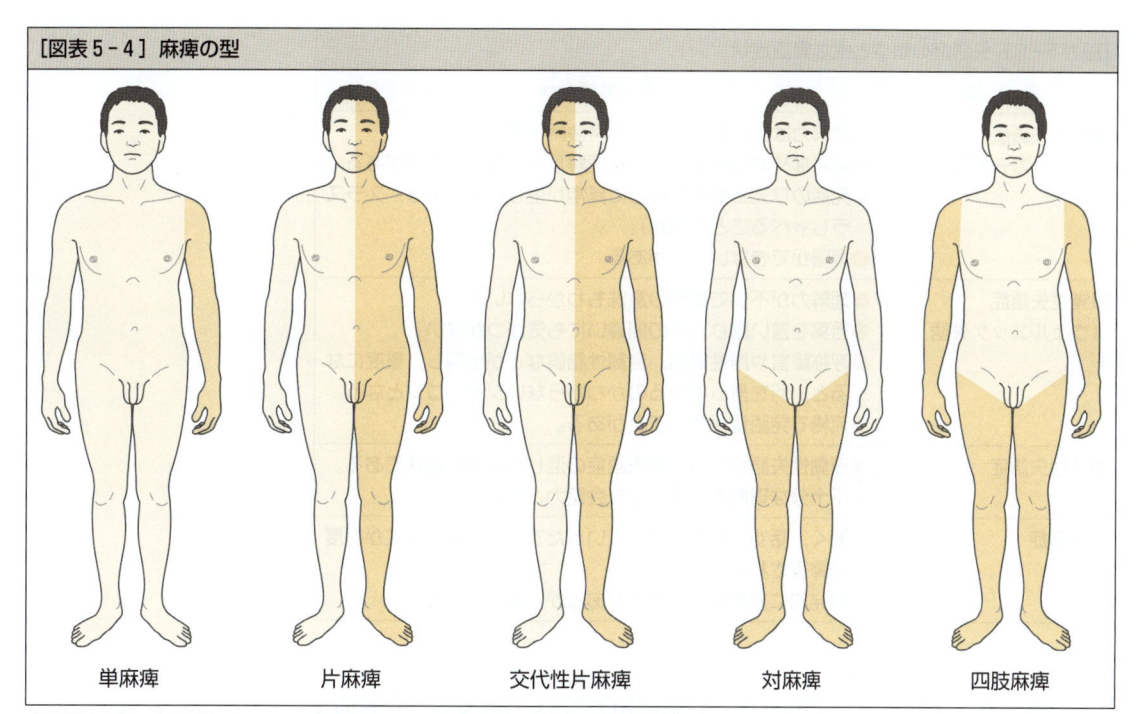

| 単麻痺 | 片麻痺 | 交代性片麻痺 | 対麻痺 | 四肢麻痺 |

水戸美津子編:新看護観察のキーポイントシリーズ 高齢者,69,中央法規出版,2011.

ずに観察することが大切である。

　脳梗塞による発声器官への障害としての運動障害性構音障害では発声の状態や声の大きさ,口唇や舌の動き,呂律緩慢,流涎の有無等を観察する。呂律が緩慢なために言葉が不明瞭であっても,ゆっくりと話せる雰囲気のなかで会話でき,家族や訪問看護師はよい聞き手になることが大切である。また,脳梗塞により大脳皮質や言語中枢に障害が生じる失語症では,**日常生活のコミュニケーションにほとんど障害がない軽症のものから,話すことも聞くことも困難な重度のものまでさまざまである**。そのため,**訪問看護師は失語症のタイプ[図表5-5]を理解し,コミュニケーション時の在宅療養者の話し方(流暢,たどたどしい,意味不明,話すことができないなど),表情,動作,態度,反応などを注意深く観察する**。どのようなことを補うことでコミュニケーションがとれるのか,コミュニケーションをとるための配慮や工夫が必要である。例えば,言葉の理解に障害(ウェルニッケ失語:感覚性失語症)がある場合には,情報が多すぎるとわからなくなり混乱するので,話や質問をできるだけ具体的にし,語数は少なく,名詞や動詞等の単語をゆっくりと2～3回繰り返して話し,理解を助ける。聞き違いもあるので,そのときにも繰り返し説明することが必要である。実物を提示したり,ジェスチャーで示すことが有効なこともある。コミュニケーションをとりながら,在宅療養者の注意が訪問看護師に向けられているかどうかを観察する。言葉の表出に障害(ブローカー失語:運動性失語症)がある場合には,言葉がなかなか出てこないので,ゆっくりと待って話ができるように対応し,無理に話すように強制したり言葉の使い方に多少の間違いがあっても訂正しないようにする。表情やジェスチャーなどで非言語的コミュニケーションをとる,選択肢を提示して

[図表5-5] 失語症の類型と主な言語症状

類型	主な言語症状
運動性失語症 （ブローカー失語）	● 理解力は比較的良好で，日常会話程度は問題ない。 ● 複雑な文や情報量が多いと理解がやや難しいことがある。 ● 発話のリズムや抑揚などに異常が生じる（例えば，スラスラしゃべることが困難）。 ● 復唱ができないことがある。
感覚性失語症 （ウェルニッケ失語）	● 理解力が不良で単語の意味もわからない。 ● 言葉を言い誤り，その間違いにも気がつかない。 ● 呼称障害や語性錯誤，音韻性錯誤などが出現し，重度になると，何を言っているのかわからないジャーゴンとなる。 ● 流暢で発話量が多いことがある。
混合性失語症	● 運動性失語症と感覚性失語症の混じりあった症状である。 ● 不十分な理解力と不十分な会話力となる。
全失語症	● 聞く，話す，読む，書くといったすべての言語様式が高度に障害される。 ● 偶発的に言葉が出ることがあるが，再現性はない。

選んでもらう，実物をさしてもらう，YES／NOで答えられるような質問を訪問看護師からするなどして，在宅療養者が何を言いたいのかをよく観察し理解に努め，少しでも意思が表現できるように支援していくことが大切である。失語症の在宅療養者は，症状に対する苛立ち，いつよくなるかもわからないあせりや不安，落ち込み，悲嘆，感情失禁等，さまざまな精神状態を呈し，悩みや障害をもちながら葛藤しつつ生活している。そのため，訪問看護師はその心理面も含めて観察し，在宅療養者の回復への意欲が向上するためにはどのような支援があるかを考え，生活の実態（家族構成やキーパーソン，家族のなかでの存在，生活習慣や趣味など）を把握する。例えば，歌が上手で趣味がカラオケであったという発症前の情報をもとに，好きな歌を聞いたり口ずさむことを提案することで，また歌うことができるようにと歌の練習に取り組むことがある。訪問看護師は，このような「頑張っている姿」を尊重し認め，わずかな変化も見逃さずに観察し「声が大きく出るようになりましたね」「言葉がはっきりして以前のように歌も上手になってきましたね」などとフィードバックすることが大切である。

　摂食・嚥下障害では，食事時の姿勢，食事時の動作，咀嚼や嚥下の状態，食事時のむせこみや食べこぼしの有無，口腔内の食物残渣や舌苔の有無，口唇や舌の動き，歯の状態（義歯のゆるみの有無），食事時間などの観察が必要である。誤嚥の予防としては，食事に集中できる時間を確保して，自力摂取可能でも一口ずつゆっくり食べるように（食べるペースが速くならないよう）誘導する。食事の形態は野菜や肉を一口大にカットし，きざみ食やペースト食にして，お茶などの水分には増粘剤（トロミアップやつるりんこ等）を用いてとろみをつけ，飲み込みやすくする。また，食事前の嚥下体操は口腔の運動機能の維持・改善，唾液分泌の維持等に有効といわれているので，家族や訪問看護師と一緒に実施するとよい。嚥下体操時も口唇や舌の動き，流涎の有無，意欲などを観察する。本来食事は，生活のなかでの楽しみや喜びでもあ

るので，きざみ食やペースト食についての思いや満足感の有無を把握することも必要である。誤嚥性の肺炎を繰り返したり，栄養が十分に摂れない場合には，医療的な処置として，胃管カテーテルや胃ろう造設にて経管栄養法を実施することもあるが（水戸美津子編『新看護観察のキーポイントシリーズ 高齢者』p.214，中央法規出版，2011参照），本人が「死んでもいいから，口から食べたい。経管栄養は絶対に嫌だ」と拒否する場合もある。訪問看護師は，本人や家族が経管栄養法の目的や方法をきちんと理解しているかどうかを確認し，理解していない場合には説明し，十分に話し合いをもち，そのうえで本人が納得した方法を決定できるよう支援する必要がある。また，むせこみがひどいときや喀痰が多いときには誤嚥も考えられるため，吸引を行って誤嚥や窒息を予防することもある。

誤嚥性肺炎

一般に高齢者の誤嚥性肺炎は，口腔内の細菌を含む唾液や食物残渣，逆流した胃内容物が気道内に流入することによって引き起こされる。高齢者の場合，特に無症候性の脳血管障害の頻度が高く，明らかな神経症状が認められなくても不顕性の誤嚥が起こりやすい。食事中の誤嚥はむせたり咳き込んだりしてわかるが，夜間，就寝中に誤嚥していることもある。また，身体活動性が低下している高齢者では，呼吸筋の低下により口腔内の唾液や口腔内の細菌を少量ずつ気管内に吸引し，肺炎に至るケースも少なくない。

口腔内に食物残渣などが残っていると，温度，湿度，栄養の3条件がそろうので，口腔内に細菌が繁殖しやすくなる。誤嚥が必ずしも肺炎を引き起こすとは限らないが，特に免疫力の落ちている高齢者は誤嚥性肺炎を併発しやすくなる。

そのほかの具体的な観察と援助

観察視点③
脳梗塞の再発予防
在宅療養生活のなかで脳梗塞の再発防止や廃用症候群予防のための活動をとりいれて，継続して行っているかどうかを観察する。

　脳梗塞を発症した高齢者は再発という不安を抱えながら療養生活を送っていることが多い。機能訓練でADL（日常生活動作）が向上しても，再梗塞を起こすと心身の機能低下は免れない。再梗塞のリスクファクターとして，高血圧，肥満，糖尿病，喫煙，アルコール，運動不足，緊張，ストレス等がある。これらのリスクファクターを在宅療養者がもちあわせていないかを観察し，在宅療養者が療養生活を自己管理し再発予防ができるように支援していくことが必要である。

　心身の機能を低下させてしまう要因として廃用症候群がある。活動することが少なくなると身体の筋肉や骨も弱くなり関節も拘縮してしまう（『新看護観察のキーポイントシリーズ 高齢者』p.247，「関節拘縮予防のための看護観察」参照）。さらにこのような状態が進み寝たきりとなる可能性もある。日々の活動性を低下させる要因には，発熱による体調不良，脱水，睡眠不足のための日中の眠気（昼夜逆転），便秘による食欲不振，食事摂取低下によるカロリーの摂取不足，そのほかに精神的な落ち込みなどがある。訪問看護師は，これ

らの状態を観察し，臥床していてもできる上・下肢のリハビリテーションを促したり，できる限り離床して椅子や車椅子に腰掛けて抗重力位をとることや，通所リハビリテーション施設（デイケア）に通い，運動機能の維持や向上，口腔機能の向上のためのリハビリテーションを継続することを提案する。とじこもりは，寝たきりになるおそれがあるため，在宅療養者が患者の会などに参加して，同じ疾患をもつ人との交流を図り活動性が低下しないように支援していく。

～～～～～～～～～～～ **脳梗塞を有する事例** ～～～～～～～～～～～

　Aさん，70歳台の男性。脳梗塞，高血圧症。妻と二人暮らし。主介護者は妻であるが近所に長男と次男がおり協力的である。身体障害者手帳1種1級，要介護4，訪問診療1回/2週，訪問看護1回/週，訪問リハビリテーション1回/週，通所リハビリテーション（デイケア）3回/週，短期入所療養介護（ショートステイ）7日間程度/月を利用しながら在宅生活を送っている。

　2階建ての一軒家で1階に自室がある。ベッド，除圧マット，ポータブルトイレ（ウォシュレット付き）に縦手すりを付けている。室内では自走式車椅子を使用し移動は健側の左手でアイドリング操作をして，左足で前に進み自走移動が可能である。玄関から外への出入りはスロープを利用している。食事は，1日1食のみ。妻の介助で全粥・きざみ食・とろみ食を摂取し，胃ろうからは，経管栄養のエンシュアHI　750mL/日，後水200mL×3/日を注入。排泄は，尿意・便意を訴え，妻の介助でポータブルトイレで排泄。入浴は，通所リハビリテーション施設を活用。更衣は，協力動作が得られるが，ほぼ全面介助。軽度の失語症，構音障害があり，自らの発語は少ないが，こちらからの話はほぼ理解できている。

　約8か月前に脳梗塞でS総合病院へ入院し，その2か月後Kリハビリテーション病院へ転院した。転院時は寝たきり状態で端座位もとれなかったが，約5か月間の入院を経て日常生活動作（ADL）が向上し，自宅退院となった。

　退院時に妻から，自宅に戻ったら経管栄養注入法の手技の確認やトラブル防止も含めて，病状を訪問看護師にみて欲しいとの希望があった。在宅へ退院するときには，本人・家族は家に帰ることができる喜びとともに不安がある。Aさんは入院前の健康な心身の状態に完全に戻ったのではなく，脳梗塞による身体的な障害があり，妻は介護だけでなく経管栄養注入の医療行為も担わなければならない。そのため，少しでも安心して病院から退院することができるように訪問看護師は本人，妻，介護支援専門員，主治医，病棟受け持ちナース，医療ソーシャルワーカー，病院の理学療法士，言語聴覚士，かかりつけ医，訪問看護師，訪問リハビリテーション（理学療法士），通所リハビリテーション（デイケア）の相談員，短期入所療養介護（ショートステイ）の相談員，ベッドや体圧分散マット等の福祉用具のレンタル業者が参加する退院前カンファレンスを開いた。本人と家族の希望は，リハビリテーションを続けてもっと動けるようになりたい，今以上に元気になりたい（なってもらいたい）であった。そのため，在宅での看護方針は，❶脳梗塞の再発を予防し自分でできることを増やし，より安定した状態で在宅療養生活を送ることができる，❷嚥下機能低下による誤嚥性肺炎を起こさない，❸妻の介護負担を増強しない，の3点とした。

　訪問看護師は，在宅療養生活のなかでの小さな変化，端座位の姿勢がより安定したとか発語や会話が多くなったなど，どのようなことでも気づいた点をAさんにフィードバックし，状態がよくなったことをともに喜び共感していった。その結果，顕著な日常生活動作（ADL）の向上は認めていないが，老いていく身体に対して現状維持のためにリハビリテーションが大切であると自覚し，訪問リハビリテーションと通所リハビリテーション（デイケア）を利用し，障害があっても家のなかにとじこもることなく，目標に向かって日々を意欲的にすごしている。

大腸がん手術後の事例

View Point

高齢者の大腸がんは無症状であることが多く，貧血や体調不良などで受診し発見されることが多い。腹部の症状や排便状況について，本人の訴えだけでなく，家族の観察した内容からや訪問看護師が直接観察することで初期に発見できる。不幸にも大腸がんが発見され治療となった場合，化学療法や内視鏡的治療・外科的手術療法の適用となる。手術で人工肛門（ストーマ）造設がされた後は，本人や家族の適応状況やメンタル面を観察しながら，ストーマ管理が確実にでき，生活に支障をきたさないように支援する。

疾患の理解と症状の観察

観察視点①

早期大腸がんの症状
早期の大腸がんは無症状のことが多いので，ふだんの生活のなかで便秘や体調不良，また疲れやすいなどの症状がないかどうかを観察する。

大腸がんの理解

　大腸がんは上皮悪性腫瘍であり大腸（直腸・結腸）に発生する。腫瘍がS状結腸や直腸にある場合には，血便，腹痛を生じるほか，腸管が狭くなり，通過障害等の排便異常が生じるため，便の形状の細小化や便秘，残便感等の症状が現れる。発病の早期や，腫瘍が盲腸，上行結腸にある場合には，無症状の場合が多い。血便は，痔の出血の場合と違い，肛門痛はなく，便に暗赤色の粘血便が混じって排泄される。また，赤黒い血塊となって，中等量の出血が続けて起こることがあるため，排便後の便の色や形の観察は重要である。

大腸がんの検査や治療

　大腸がんは，その部位や病期によって治療が異なる。大腸がんは便潜血反応，注腸X線検査，大腸内視鏡検査，血中がん胎児性抗原（CEA）などの検査によって診断される。そのほか，多臓器転移，浸潤などの検査にMRI，CT，超音波検査等が使用され診断される。
　治療には，化学療法や内視鏡的治療・外科的治療がある。定型的な結腸がんの治療では，がんを含めた腸管の切除と所属リンパ節の郭清手術を行う。直腸がんの治療では，大きくわけて肛門括約筋（機能を温存）保存手術とストーマを造設する肛門括約筋保存手術がある。

大腸がんを有する在宅療養者の観察フローチャート

疾患と障害の出現

大腸がん
- 結腸がん
- 直腸がん

症状
- 血便
- 腹痛
- 腸管の狭窄による通過障害
- 便の形状の細小化
- 便秘
- 残便感
- 早期の大腸がんは無症状の場合が多い

検査
- 便潜血反応
- 注腸X線検査
- 大腸内視鏡検査
- 血中がん胎児性抗原（CEA）
- MRI
- CT
- 超音波検査

治療
- 内視鏡的治療
- 外科的治療
  - 肛門括約筋保存手術
  - 人工肛門を造設する腹会陰直腸切断術（マイルズ手術）

観察視点
- バイタルサイン
- ストーマに対する受止め方
- ストーマパウチの溶け具合の状態
- ストーマパウチの交換頻度
- セルフケアの状態
- 便の性状
- 食事内容や摂取量
- 水分の摂取量
- 日常生活の1日の過ごし方
- ADLの状況
- 介護状況や介護の不安
- 新たな処置内容の獲得
- 医療材料等の不足の有無

観察視点
【ストーマをとりまく環境】
- 臭い，ガスの音
- 室内移動時，外出時，シャワー浴時，入浴時の工夫
- ストーマパウチやアクセサリー等の現物給付の継続の手続
- 新商品の情報の入手等

起こりやすい合併症
- 外科的合併症
  - 早期合併症
  - 晩期合併症
- 管理的合併症

観察視点
- ストーマ形状の変化
- ストーマからの排泄物の漏れの有無
- ストーマ周囲の皮膚の状態
- イレウス症状の有無
  - 排便状況・腹痛・復満・嘔気・嘔吐など
- ストーマ装具の適切度

具体的援助
- ストーマ管理
- 合併症の予防，早期発見
- 精神安定の確保
- 介護・生活相談
- 制度や社会資源についての情報提供

在宅療養生活と社会生活
- 家族受け入れの体制づくり
- 制度の理解
- 介護保険サービスの活用状況
- 医療保険サービスの活用状況
- 障害福祉サービスの活用状況
- 社会・職業復帰の促進
- 患者・家族会への参加

↓

ストーマ管理に対するセルフケア能力が確立する

↓

ストーマを保有した状態で快適な療養生活を送ることができるよう支援する

消化管ストーマについて

●ストーマの分類と適応疾患●

消化管ストーマの造設部位による分類では，結腸ストーマ（コロストミー）と回腸ストーマ（イレオストミー）に分けられている［図表5-6］。
これらの分類と適応疾患および排便状態を［図表5-7・8］に示した。

[図表5-6] ストーマの造設部位

（横行結腸ストーマ、上行結腸ストーマ、下行結腸ストーマ、S状結腸ストーマ、回腸ストーマ）

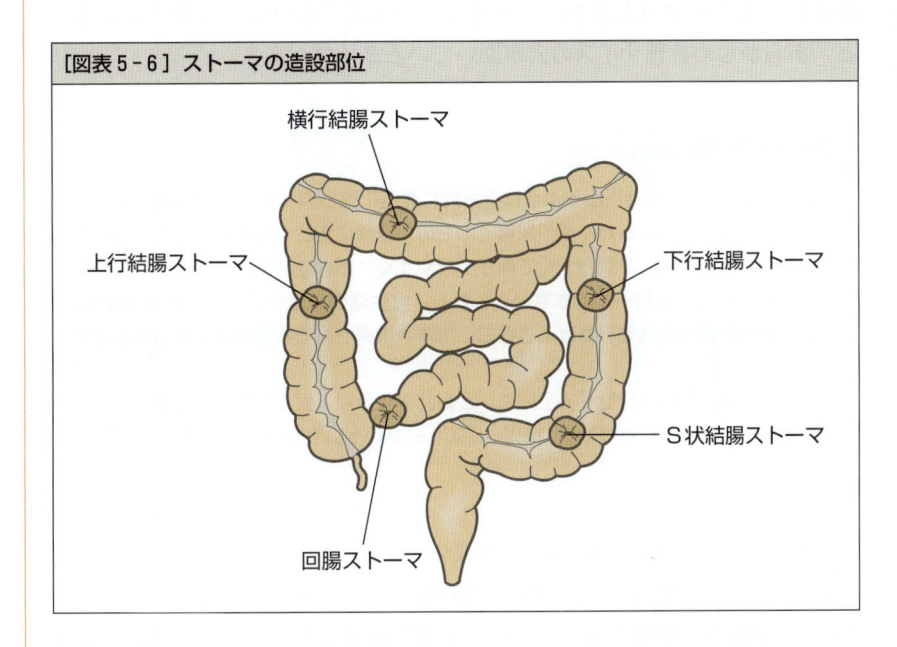

[図表5-7] ストーマの分類と適応疾患

造設部位（適応疾患）		便の状態	備考
●結腸ストーマ （結腸がん・直腸がん，結腸憩室炎，放射線大腸炎，外傷など） 結腸の部位により			永久的ストーマと一時的ストーマがある。一時的ストーマは一定期間の後にストーマを閉鎖し，元の肛門につなぎかえる手術をするものである。
	上行結腸ストーマ 横行結腸ストーマ 下行結腸ストーマ S状結腸ストーマ	おかゆ状便 おかゆ状便 軟便か固形便 固形便	
●回腸ストーマ （多発性大腸がん，潰瘍性大腸炎，クローン病，外傷など）		液状便	

[図表5-8] ストーマの種類と排便方法

ストーマの種類	排便方法	
	自然排便（時間・意志に関係なく自然に排便）	洗腸による排便（腸内の便を強制的に洗い流す）医師の指示による
上行結腸ストーマ	○	×
横行結腸ストーマ	○	×
下行結腸ストーマ	○	○
S状結腸ストーマ	○	○
回腸ストーマ	○	×

●ストーマの種類別排便方法●

術後4〜5か月は排便状態（回数・便の状態）が一定しないため，皮膚トラブルや精神的落ち込みなどを引き起こしやすいので，家族と本人にはそのつど，時間がたてば安定することを伝え，ストーマを造設したことを後悔しないようにサポートする。

●ストーマに使用する装具●

【面板（フランジまたはプレート）とストーマ袋（パウチ）】 面板とは身体に貼り付ける皮膚保護剤付きのシート，ストーマ袋は排泄物を溜める袋である。面板には，ストーマの大きさに合わせて穴の大きさを自分で調節できるものと，あらかじめ各種サイズの穴が開いているタイプがある。

> **ストーマ（Stoma）**
>
> 排泄物（便・尿）が体外に出るように手術的に腹壁に造られた排泄孔のこと。ストーマは粘膜によりつくられた，腸や尿管そのものが腹壁に出されたものである。このため，常に粘液を分泌して柔らかくて傷がつきやすく，括約筋や神経もないので排便や排尿を自分でコントロールできない。しかし，食生活や日常生活をコントロールし，自分に合った排泄方法をみつけることで，排便や排尿をある程度はコントロールできる。
>
> 日本語では，「人工肛門」「人工尿道」と表記されるが，何か特別な人工物でつくられたというイメージになりやすいため，「ストーマ」という言い方が一般的である。

装具には，単品型（面板とストーマ袋が一体となったもの。「ワンピースタイプ」とも呼ぶ）と二品型（面板とストーマ袋が別になったもの。「ツーピースタイプ」とも呼ぶ）がある。単品型は，ストーマ袋を直接貼るだけなので取扱いが簡単であり，面板が比較的柔らかいため皮膚になじみやすい。二品型は，排泄物の処理がしやすく，ガス抜きが簡単，面板を貼ったままでストーマ袋の交換ができ，入浴キャップや装着ベルトなどの付属品を取り付けることができるという特徴がある。単品型と二品型の特徴を【図表5-9】にまとめた。

ストーマの手術後の晩期合併症と観察

ストーマの合併症には，**外科的合併症**と**管理的合併症**があり，外科的手術や疾患が原因として引き起こされるストーマ合併症は，**外科的合併症**と呼ばれ，排泄物による皮膚障害，ストーマ装着の不適切な管理や技術の問題に起因する合併症は，**管理的合併症**と呼ばれている。また，ストーマ合併症は発生時期により，手術直後に発生する**早期合併症**と，手術後の経過のなかで退院後などに発生する**晩期合併症**とに分類されている。在宅では，この晩期合併症に注意することが大切である。

[図表5-9] ストーマ装具の長所と短所

	長 所	短 所
単品型	●取り扱いが簡単 ●皮膚になじみやすい。	●面板とストーマ袋が外れない(一体型)。
二品型	●排泄物の処理がしやすい。 ●ガス抜きが簡単(接合部からガス抜き可能) ●面板はそのままストーマ袋の交換ができる。 ●入浴用キャップの取り付け,洗腸用ドレーンの取り付けができる。	●面板とストーマ袋がはずれる可能性がある。 ●面板が単品型に比べて硬い。

観察視点②

ストーマ管理と合併症の予防

在宅療養生活において,本人・家族とともに良好なストーマ管理が継続できるよう,合併症を理解して予防や早期発見に努める。

ストーマの形状の変化

　晩期合併症では,主にストーマ陥没,ストーマ狭窄,ストーマ脱出,ストーマヘルニア等の症状が起こってくることもある[図表5-10]。**ストーマ陥没**は,消化管ストーマの高さが周囲の皮膚と同じかそれ以下に隠れてしまう状態で,便がもれやすく,ストーマ装具の面板と皮膚のすき間に便が入り,皮膚障害など二次的な合併症をひきおこす可能性があるため注意深く観察する。また,**ストーマ脱落**は,壊死したストーマが腹腔内に脱落することであり,外科的処置を要することもあるので,状態によっては早めに外来受診を促すことが必要である。**ストーマ狭窄**は,ストーマの周りの皮膚の炎症,瘢痕(はんこん)形成,ストーマ粘膜の血流障害による壊死などによりストーマ口が狭くなった状態である。狭窄がストーマの皮膚レベルであれば瘢痕部を切除し腸管と皮膚の再縫合などの処置がされることがある。体内に狭窄があれば人工肛門の位置を変えて再建する場合もある。狭窄部位の位置によって治療

[図表5-10] ストーマの形状の変化

ストーマ陥没	ストーマ脱出	ストーマヘルニア	ストーマ狭窄
腹壁の中にストーマが陥没した形のもの	ストーマが飛び出してしまった形のもの	ストーマの周囲が異常に盛り上がった形のもの	ストーマの口が細くなってしまった形のもの

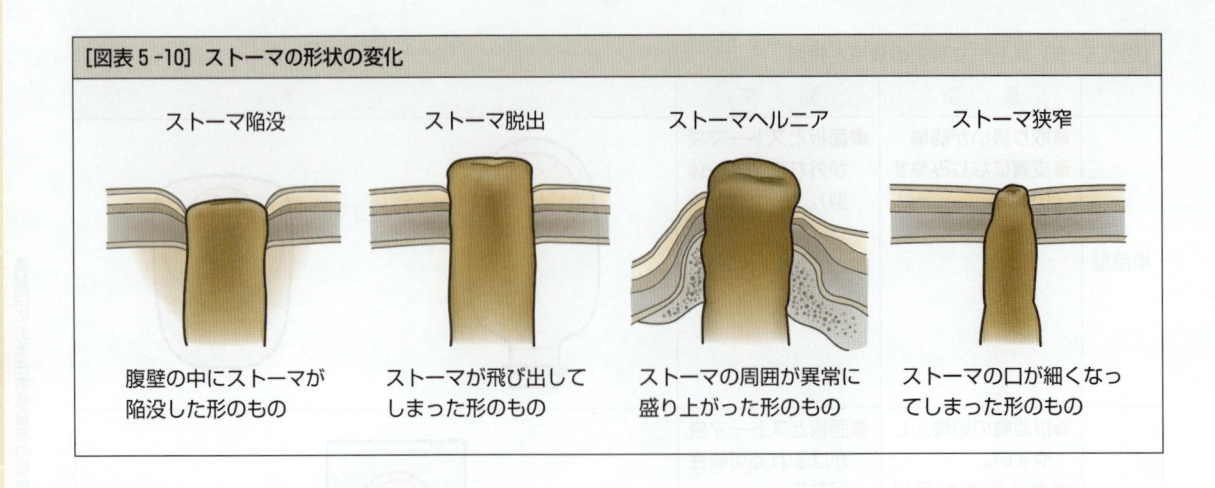

方法が異なるので確認する必要がある。また，便の排出を促すために消化の良い食品を摂取し，やわらかく煮たりするなど調理にも工夫する。さらには，イレウスを合併する場合もあるため，排便の状況や腹痛，腹部膨満感，嘔気，嘔吐などの症状の有無を観察し，症状を認めた場合には早めに医師の診察を受けられるように手配する。**ストーマ脱出**は，腸管粘膜がめくれて腹壁表面から外に脱出した状態で排便時や腹圧がかかっているときに認める。腸管粘膜の脱出度にもよるが，ひどい脱出は腸管粘膜を損傷し，潰瘍を形成したり血行阻害により循環障害を併発したり，便秘や腹痛などの症状を呈することがあるため，状態をよく観察することが大切である。**ストーマヘルニア**は，腸管が皮膚と筋膜の間に脱出し，ストーマ周囲の皮膚が盛り上がっている状態になり，腹痛を生じる。また，皮膚が曲面するために装具の密着部分にもすき間ができ，便が入り込み皮膚障害を起こしやすくなる。幅の広いベルトやサポーターで腹壁を補強する方法もあり，日常生活に問題がなければ経過を観察していくが，腹痛やイレウスを繰り返すようであれば手術になることもあるため，状態について理解し対応していくことが大切である。

ストーマ周囲の皮膚炎

　高齢者の場合，加齢に伴う皮膚の変化から，皮膚掻痒感を伴ったり，皮膚のたるみやしわによってストーマの装具を上手に装着することができない場合がある。ストーマ周囲の皮膚の観察を注意深く行いながら［図表5-11］，清潔を保ち，ストーマの状態に適した皮膚保護剤やストーマ用品の選択を行う。皮膚保護剤が肌に合わなくて皮膚トラブルを起こす場合もあるため，毎日のケアを見直し，早期に原因を見極めて対処することが大切である。

[図表5-11] ストーマ周囲の皮膚障害と対応

よく起こる皮膚障害	原因	観察と対応
術後半年くらいまでの発赤・発疹	装具の着脱といった機械的刺激による。	●装具着脱時の手技の確認 ●装着部位を清拭のために強くこすっていないかどうか
かぶれ，びらん	ストーマのサイズと穴のサイズが合わないため，排泄物が皮膚に触れ続けたり，擦れたりする。	●ストーマ周囲のどの部分がかぶれているのか ●皮膚保護剤の接着面を観察し，排泄物が潜り込んでいる個所を確認する。 ●装具を貼る前に補正用皮膚保護剤を使用して面板の接着面の皮膚のデコボコやしわを補正する。 ●皮膚保護剤の密着性を高めるため，ストーマ用ベルトなどを使用する。

皮膚保護剤

便などの刺激から皮膚を保護する。装具の接着面についているものとペースト状，粉末状，板状，リング状のものがある。皮膚保護剤の作用としては，①皮膚に密着して便を皮膚に付着させない粘着作用，②汗や便・尿の水分を吸収する吸水作用，③皮膚に付着した便の刺激を抑える緩衝作用，④細菌の繁殖を防ぐ作用がある。皮膚保護剤は，まだ粘着力が強い時期に交換すると剥離刺激によって皮膚障害を起こす。逆に，設定された（メーカーが製品ごとに明記している）貼付期間より長く使用し続けると，粘着力の低下から便の漏れを生じ，皮膚障害を起こす。装具交換のタイミングは，製品ごとの貼付有効期間と身体の状況に合わせて行う。ストーマ周囲にしわや凹凸がある場合には，補正用の皮膚保護剤を使用すると漏れを防ぐことができる。補正用皮膚保護剤には，ペースト状のものやパウダー状（水分を吸収してゲル状になる）のものがある。

装具交換の手技の観察

　本人や家族がストーマ周囲の皮膚を保護し，臭いや排泄物の漏れが起こらない確実なストーマケアが実施できているか確認する。特に，ストーマのサイズに適した装具を用いているか，皮膚にかぶれなどの皮膚障害が生じていないか，ストーマ周囲の皮膚のくぼみやしわに対応できているか，漏れはないか，手先の機能や視力が低下している場合に，容易に取り扱うことができるか，排泄物処理が適切にできているかなどを観察し，必要に応じて支援する。

そのほかの具体的な観察と援助

ストーマがあるからといって，基本的には日常生活に制限はないが，食事，入浴，衣服，運動，外出，旅行，性生活などの工夫について本人や家族と検討する。便がやわらかくなりやすい食物や，ガスが生じやすい食物などを避けるように助言する際は，高齢者は「食べてはいけないもの」と解釈してしまう場合があるので，「気をつけて食べる」「控え目にする」と伝えたほうがいいこともある［図表5-12］。

高齢者は，便が漏れてしまうことを気にして，食事量を減らしたり，飲水を控えたりすることがあるが，便秘を招くことにもなるため，規則正しくバランスのとれた食事がとれるように相手の理解度を確かめながら時間をかけて十分な説明を行う。逆に下痢傾向になるとストーマの管理が難しくなり，電解質のバランスを崩しやすいので，下痢時には脱水徴候（倦怠感，微熱，傾眠傾向，意識混濁など）やストーマ周囲の皮膚状況（発赤，びらん）について観察し，必要に応じて安静，補水などを行う。高齢者は，下痢になるとますます水分補給を控えるということがあるため，脱水の危険性についても理解を得る必要がある。

ストーマのセルフケアが確立することで，自信につながり，社会生活を積極的に送ることができるようになる。高齢者は，視力の低下や巧緻動作（手先の細かい動作）が不自由になることにより，ストーマのセルフケアに時間がかかることがある。それでも，排泄は自尊心にかかわる問題であるため，説明や指導時の反応を確かめながら，その人のできる機能を引出し，自分でできるという自信をもってもらえるように援助することが大切である。そのため，家族の理解度や手技の習得度の観察も重要である。

▶▶▶ 観察視点③
ストーマ造設後の心理状態
ストーマ造設後の心理的な状態やセルフケアの状況をアセスメントし，療養生活が継続できているかを観察する。

[図表5-12] ストーマ造設時の注意食品

便がやわらかくなりやすい食品	●タコ，イカ，ゴボウ，セロリ ●天ぷら，フライ，ウナギ ●そば，コンニャク，キノコ類，海藻，野菜や果物の皮・スジ・種（パイナップル，ミカン，スイカなど） ●牛乳（乳糖不耐），冷たい飲み物，炭酸飲料，コーヒー
便が硬くなりやすい食品	米飯，もち，うどん，パン，柿など
ガスの発生しやすい食品	炭酸飲料，ビール，イモ類，ゴボウ，レンコン，大根，栗，魚介類，ラーメン，豆類
においが強くなる食品	ネギ類，ニラ，ニンニク，チーズ，アスパラガス，卵
よく咀嚼する必要がある食品	キノコ類，海藻類，コンニャク，しらたき，タケノコ，豆類，パイナップル

水戸美津子編：新看護観察のキーポイントシリーズ 高齢者，144，中央法規出版，2011．

身体障害者手帳

永久的なストーマをつくったすべての人が手術直後から身体障害者手帳の内部障害4級が受けられる。身体障害者手帳が交付されると，世帯所得に応じて装具の給付金が市町村より支給されることもあり，また，税金の控除や減額，交通運賃の割引などのサービスを受けることができる。また，ストーマ装具の自己負担金は，医療費控除の対象となる。

～～～～～～～～～ 大腸がんを有した手術後の事例 ～～～～～～～～～

　Bさん，70歳台の男性。大腸がん。妻と長男の3人暮らし，同じ敷地内に長女と孫3人が暮らしている。主介護者は妻である。身体障害者手帳1種4級，要介護4，訪問診療1回/2週，訪問看護2回/週を利用し在宅生活を送っている。

　2階建ての一軒家で1階の和室にベッドを置いている。室内はバリアフリーに改修して自走式車椅子で自力で移動していたが，退院1か月後には室内歩行が可能となった。食事は自力で摂取可能，排便の処理は妻が行っているがトイレでの排尿は可能。入浴も一部介助で可能であり，コミュニケーションも特に問題はない。

　大腸がん手術で横行結腸に人工肛門造設術施行。手術直後に人工肛門の右側腹部側に発赤，熱感，硬結がみられ，硬結部より便噴出があり外科的合併症を併発した。切開術が施行され，陥没した切開部からも排便があるためにストーマパウチから漏れて人工肛門周囲の皮膚がただれ，びらんを形成した。妻がストーマパウチの交換ができるようになったことでBさんは退院を強く希望し，びらんの継続的治療が必要であったが自宅退院となった。

　介護支援相談員から訪問看護ステーションへの電話依頼で訪問看護が開始となった。Bさんはすでに退院しておりストーマ周囲のびらんの痛みがひどいため早急に訪問してほしいとの依頼であった。訪問看護師は依頼を受けた翌日に介護支援専門員と同行訪問した。妻からは「ストーマパウチから便がもれてしまうので1日に2～3回は交換しなければならない。皮膚のただれもひどいのでどうしたらよいでしょうか」と訴えがあった。Bさんは「ただれはよくなってほしいが，病院には入院したくない。家族に囲まれて家で生活したい」と，痛みのため解熱鎮痛剤を服用していた。主治医の訪問看護指示書には，「ストーマ形状が悪く周囲の皮膚のびらんの管理が必要である」と記載があったが，退院時に治療薬が処方されていなかった。そのため，訪問看護師はBさん，家族の同意を得て，直ちに主治医に状態を報告し皮膚科受診とストーマ外来の受診ができるように調整した。病院関係者と訪問看護師で退院時にカンファレンスを開いていないことが，利用者に苦痛を与えることにつながった。

　訪問看護師による訪問時のケアによって皮膚のびらん部は縮小し発赤や痛みも軽減され，自ら端座位になり下肢の挙上や，ベッドから車椅子への移乗が見守りで可能となった。この状態から，自宅でのシャワー浴が可能であると判断し，訪問看護師は車椅子からシャワーチェアへの一部介助を行うことを提案した。Bさんはストーマを心配したが，訪問看護師がシャワー浴時はそのままストーマパウチを装着し，終了間際にストーマパウチを剥がして洗浄するとケアも容易になると説明するととても喜ばれた。シャワー浴を施行するとその数日後には室内をつかまり歩行し浴室までの移動が可能となった。さらに，大好きなお風呂にも入ることができるようになりADL（日常生活動作）とQOLが向上した。訪問時のわずかな変化とお風呂が大好きという情報から訪問時のケアを組み立てた結果，Bさんが自信をもつことができ，プランターでミニトマトをつくってみたいという希望も出始めている。

（鮎澤みどり・水戸美津子）

成人期にある在宅療養者の観察と看護

View Point　成人期は，心身の機能が充実する時期であり，社会的にも周囲から多くの期待がよせられ，責任を任せられることが多い。人の一生のなかでも一番役割が多い時期でもある。社会の一員として活躍し，なおかつ家庭をもち，父親・母親として，また夫・妻としての役割を担うなど，ライフサイクルのなかでも自分だけでなく，周りのたくさんの人や組織などに対し責任をもつという重要な時期である。成人期にある在宅療養者はそのような多くの役割を担わなければならないなかで，在宅での療養を余儀なくされている人たちである。そのため，療養者本人のQOLを低下させないことや自己決定の支援，療養者を抱える家族への支援など，訪問看護師の役割は大きい。

成人の在宅療養生活の全体をアセスメントする

療養者本人の観察

【身体面の観察】身体面では，疾患の種類やその病期，重症度により日常生活の支障の度合いが異なるため，各種検査データやフィジカルアセスメントなどから的確に把握する。成人期は，心血管系の機能の低下やコレステロールの沈着など身体のなかでも変化がみられ，生活習慣病に罹患しやすくなる。例えば，サラリーマンとして働いている者は外食率も高く塩分摂取量が多くなり，高血圧になりやすい。働き盛りで残業や休日出勤など身体を酷使していることや，運動不足なども重なりメタボリックシンドロームとして指導を受ける者も多数存在する。生活習慣病としての糖尿病や心疾患などの発病者が多くなる。しかし，糖尿病などの診断がなされても，仕事や家事・育児などの忙しさも影響していると考えられるが，適切な治療を継続できていない者も多い。

【精神面の観察】精神面では，疾患や健康障害に対する本人の理解や受け止め方，在宅療養の希望などを把握する。一般的に，成人期は働き盛りであるがゆえに「精神的ストレス」を抱えていることが多い。2009（平成11）年の40歳台の死因順位は，1位が悪性新生物，2位が自殺，3位が心疾患であった。中高年の自殺理由は病気や経済的理由が上位を占める。その背景にうつ

▶▶▶ **観察視点①**

生活者の視点でとらえる健康状態に問題を抱えていても仕事や家庭の役割を優先せざるを得なくなり，疾病を悪化させてしまうこともあるため，在宅療養者が家庭や地域社会でどのような位置にあるかを確認することが必要である。

成人期にある在宅療養者の観察フローチャート

成人にとっての在宅療養生活の全体をアセスメントする

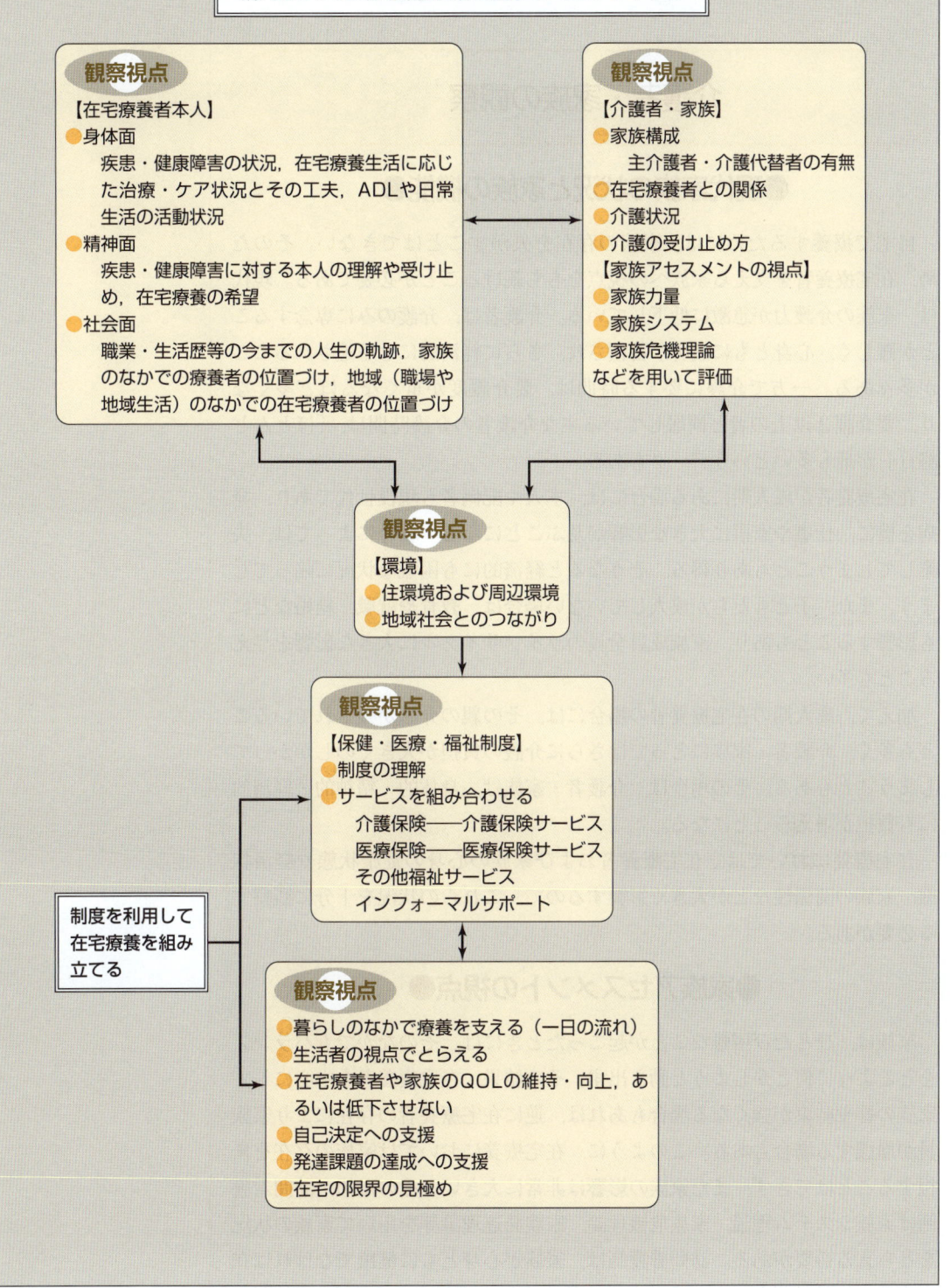

観察視点
【在宅療養者本人】
- 身体面
  疾患・健康障害の状況，在宅療養生活に応じた治療・ケア状況とその工夫，ADLや日常生活の活動状況
- 精神面
  疾患・健康障害に対する本人の理解や受け止め，在宅療養の希望
- 社会面
  職業・生活歴等の今までの人生の軌跡，家族のなかでの療養者の位置づけ，地域（職場や地域生活）のなかでの在宅療養者の位置づけ

観察視点
【介護者・家族】
- 家族構成
  主介護者・介護代替者の有無
- 在宅療養者との関係
- 介護状況
- 介護の受け止め方

【家族アセスメントの視点】
- 家族力量
- 家族システム
- 家族危機理論

などを用いて評価

観察視点
【環境】
- 住環境および周辺環境
- 地域社会とのつながり

観察視点
【保健・医療・福祉制度】
- 制度の理解
- サービスを組み合わせる
  介護保険――介護保険サービス
  医療保険――医療保険サービス
  その他福祉サービス
  インフォーマルサポート

制度を利用して在宅療養を組み立てる

観察視点
- 暮らしのなかで療養を支える（一日の流れ）
- 生活者の視点でとらえる
- 在宅療養者や家族のQOLの維持・向上，あるいは低下させない
- 自己決定への支援
- 発達課題の達成への支援
- 在宅の限界の見極め

病が関係していることが多い。

【社会面の観察】社会面では，社会の一員としてさまざまな役割を担う時期に疾患を抱えることになるため，本人の苦悩は大きい。訪問看護師は，療養者の今までの人生の軌跡や，家族のなかでの立場，地域社会で担ってきた役割などを把握し，ケアに役立てるとよい。

介護者・家族の観察

●現代家族の状況と家族の機能●

　自宅で療養するためには，家族の存在を欠かすことはできない。そのため，在宅療養者を支える家族への視点をもち続けることが必要である。現代は，家族の介護力が急激に低下している。介護者は，介護のみに専念することが難しく，心身ともに疲労が蓄積され，さらに経済的にも圧迫されることが多々ある。一方で介護に要する時間は，要介護度が重くなるほど多くなり，要介護3以上の者と同居している主な介護者の介護時間は，「ほとんど終日」が最も多いというデータもある。

　在宅療養者が成人期にある場合には，本人や配偶者も現役世代であり，発病を機に，仕事や家事に大きな影響が及ぶことになる。場合によっては，失業してしまうこともあり得る。そうなると経済的にも困難な状況に陥ってしまう。また，子どもたちが成人していない場合は，教育や就職，結婚などにも影響することもあり，家族成員全員のライフサイクルに大きな影響を与えることも多い。

　加えて，成人期の在宅療養者の場合には，その親の介護が残されていることも多く，介護者・家族にとってはさらに介護の負担が大きくのしかかってしまうこともある。その場合は，介護者・家族は，身体的・精神的・経済的にも負担が増えることになる。

　在宅療養においては，在宅療養者および家族の心身の健康状態や経済状態，家族の関係性などが大きく影響するので，これらの状況を十分に観察する必要がある。

●家族アセスメントの視点●

　家族は，ひとたび困難なことが起こったときには，そのなかでもバランスをとるように何とかしようと動き出す。その結果，在宅療養者を中心にして家族の絆や結束が強くなる場合もあれば，逆に在宅療養者の存在により家族員が崩壊する場合もある。このように，在宅療養においては家族の存在を無視することはできず，また家族の影響は非常に大きい。そのため，訪問看護師は家族システム理論，家族危機理論，家族発達理論等を用いて家族の状況をとらえる必要がある。訪問看護師は，家族が心身ともに健康でなければ在宅療養の継続は厳しいということを家族自身にも理解できるように説明し，教育・相談等に応じる。

訪問看護師は，家族も支援の対象であることを忘れてはならない。訪問看護の時間は限られているが，在宅療養者のケアをスムーズに済ませて，家族と会話をもつ時間を少しでも確保したい。時間をとることが不可能な場合には，介護支援専門員や心理職などの他職種への依頼も検討する。介護のために他人と話す時間もない家族も存在する。このような家族にとって，訪問看護師は，社会との唯一の接点でもある。

環境の観察

　家庭で療養するということでは，住まいや地域とのつながりを観察することも重要である。住環境によって在宅療養者のADLが左右されるため，自宅内の環境をアセスメントすることや，玄関から外に出たときの環境や道路状況なども観察する。また，居住地域の環境として，社会サービスの整備状況や医療・介護・年金・手当などの制度の活用状況，在宅療養者・家族の自治会や公民館活動などの活用状況，居住する地域には「ご近所づきあい」や「お互いさま」などの近隣の人々とのつながりがどの程度あるのかなどの「コミュニティの力」を確認する。
　以上のように，在宅療養者本人，介護者・家族，環境の三つの視点で在宅療養を観察しアセスメントする。

医療・保健・福祉制度を利用して在宅療養を組み立てる

医療・保健・福祉制度の理解とニーズの把握

> **観察視点②** ◀◀◀
> 療養者および家族のQOLを考える
> 訪問看護師は，生活者としての視点をもちながら，暮らしのなかで療養を支える。在宅療養者や家族の希望を，医療・保健・福祉制度を利用しながらQOLの維持・向上に向けて支援を行う。

　在宅療養を維持・継続するために，療養生活の一日の流れを観察する。在宅療養者や家族のニーズを把握し，必要時には介護保険制度をはじめとした在宅サービスの利用をすすめる。訪問看護以外にもさまざまなサービスを組み合わせることにより，充実した療養生活を送ることができるように，介護支援専門員などの多職種と連携して支援する。

全般的な課題

　各種サービスを利用するには相応の費用の自己負担があることや，フォーマルサービスだけの利用では，在宅での介護を十分に行うことができないことも多い。その部分をインフォーマルサポートで担うことが必要になるが，

それも十分にあるとは言い難い。家族機能の低下や一人暮らしの要介護者も増加している。訪問看護師は，症状の変化の予測をし，その対処について家族に教育をするが，時には在宅の限界を見極めることも求められている。

統合失調症を有する事例

View Point

精神障害者の訪問看護は，在宅療養者が地域のなかでQOLを高めながらその人らしく安心して生活できることを目指して，訪問看護師が在宅療養者と一緒に考えながら，在宅療養者本人の自己決定を支援していくことである。支援のキーワードは，ストレングス，リカバリーである。
訪問看護師は，必要に応じて在宅療養者の権利を守るために，家族，職場，地域社会に働きかけることもある。

疾患と障害の出現と観察（急性期）

統合失調症の理解

統合失調症は，総人口の1％弱の人が一生のうちにかかり，その人のライフサイクルに大きな影響を与える疾病である。発症頻度は，100～120人に1人と高頻度の出現である。病状は，脳内の化学物質のアンバランスによる情報過多によるものと考えられており，知覚の障害，思考の障害，自我意識の障害，感情の障害，意欲の障害，自閉，知能・認知・病識の障害などがある。親の育て方や遺伝が病気の原因ではない。

症状と障害

精神障害の症状により，日常生活に大きな影響を与えること，在宅療養者の疾病や障害の受け止め方が，ケアに影響するのが特徴である。**幻覚や錯覚などの知覚の障害，滅裂思考や思考抑制などの思考の障害，させられ体験などの自我意識の障害などの統合失調症に特有の症状（陽性症状）**がはっきり現れるようになる時期が急性期である。これらの陽性症状は，日常生活を送る際に不適応を起こすが，本人には自覚がないことが多い。

総合失調症を有する在宅療養者の観察フローチャート

疾患と障害の出現

急性期（入院加療あるいはACTによる支援）

退院前病棟訪問

初回訪問時契約

回復期

慢性期

【統合失調症の病型】
- 緊張型
- 破瓜型
- 妄想型

【精神症状】
- 知覚の障害
- 思考の障害
- 自我意識の障害
- 感情の障害
- 意欲の障害・自閉
- 知能・認知・病識の障害　など

【起こりやすい合併症】
- メタボリックシンドローム
- 糖尿病
- がん
- 窒息　など

【治療】
- 薬物療法
- 電気けいれん療法
- 精神療法
- リハビリテーション
  SST
  認知行動療法
- 精神科デイケア／ナイトケア／デイナイトケア
- 家族への教育（家族学習教室）

観察視点

【平常時の本人の状況】
- 看護師を迎えるときの印象，表情や態度，言動，身だしなみ，化粧など
- 室内の様子
- 清潔の状況
  入浴・更衣，整理整頓，ゴミだしなどができているか
- 服薬状況や副作用
  パーキンソニズム，アカシジア，ジストニア，便秘など
- 疾患や薬の理解の程度
- 生活リズム，活動と休息のバランス
- 睡眠状況
- 随時の契約内容の確認（希望の確認含む）
- ストレングス（強み）の確認
- 経済状況

【平常時の家族の状況】
- 心身の状況，病状の理解や療養者への対応　など

観察視点

【再発のサインを見逃さない】
- 受診状況
  医師に病状を説明できているか
- 服薬の中断
- 容姿（身だしなみ）
- エピソード（経済・恋愛・仕事・健康）
- 不眠はないか
- あせりや不安
- 対人関係の過敏さ
- 物音などへの過敏さ

【社会資源・制度活用】
- 障害者総合支援法（自立支援医療，ホームヘルプサービスなど）
- 精神障害者保健福祉手帳
- 生活保護
- 障害年金制度
- 成年後見制度
- 保健所
- 市役所（障害福祉課）
- 地域活動支援センター

【具体的援助】
- 信頼関係の構築
- 全身状態／精神症状の観察
- 服薬確認
- 金銭管理
- 受診援助
- 食事，買い物，洗濯，掃除など
- 日常生活の援助や指導
- 近隣とのトラブルの相談
- 将来に対する相談
- 家族関係の調整，家族の悩み相談

- 当事者による支援
  セルフヘルプグループ
  ピアカウンセリング
- 家族会

【就労支援】
- 就労移行支援
- 就労継続支援A型（雇用型）・B型（非雇用型）
- 精神障害者社会適応訓練事業
- 公共職業安定所
- 地域障害者職業センター
- 障害者就業・生活支援センター

再発の予防，日常生活を穏やかに送れること，とじこもらずに外との交流がもてること，可能であれば就労支援まで

統合失調症者のリカバリー

症状と障害の進行と観察（回復期・慢性期）

病期と治療の継続支援

　治療によって急性期にみられた症状が治まった回復期においては，在宅療養者は消耗した状態であるため，心身の回復が必要となる。睡眠時間が長くなり，昼間でもごろごろしていることが多い。この時期を過ぎると，少しずつ活動意欲が出てくる。回復期を経て慢性期に移行する者が多い。慢性期の症状の特徴としては，**感覚鈍麻，意欲減退，無関心，ひきこもりなどの陰性症状**がみられる。

　入院期間の短縮化により，急性期を脱し回復期になると在宅療養に移行する。訪問看護の契約の前に病棟で退院前訪問看護を行うことは重要である。訪問看護についての説明を行うことや訪問看護に対する思いを知ること，訪問看護師との人間関係づくりなどに役立つからである。

　退院してからの訪問看護では，**まずは在宅療養者へのインフォームドコンセントと契約をていねいに行う。訪問看護を理解し，利用の意思決定を主体的に行うこと**は，その後の訪問看護師との関係に大きく影響する。

●日常生活のすごし方の観察と身体合併症の予防●

　訪問時には訪問看護師を迎えるときの印象や室内の様子を観察しながら，日常生活を支障なく送ることができているかをさりげなく確認する。慢性期においては，表情，雰囲気，身だしなみ，会話の内容から病状を観察する。訪問看護師は，在宅療養者に自らの生活経験を提示することで，在宅療養者の生活の道しるべともなりうる。

　合併症としてメタボリックシンドロームや生活習慣病が多くみられる。訪問看護師は，検査データや身体状況を観察するとともに，適切な生活指導を行う。

> **メタボリックシンドローム**（metabolic syndrome）
> 内臓脂肪型肥満を基盤にして，そのほか高血糖，高血圧，脂質異常症のうち二つ以上を合併した状態をいう。これにより動脈硬化，心筋梗塞，脳梗塞などの疾患を誘発しやすくなる。

観察視点①　身体合併症
精神障害者の高齢化に伴い，糖尿病やがんなどの身体合併症が増加している。しかし，発見が遅れて重症化しやすいこと，患者・家族からの診察の協力が得られにくいこと，一般科病院から受け入れを拒否されることがある。そのため，日ごろから訪問看護師による身体状況の観察が重要となる。

●薬の服用と副作用の観察●

　統合失調症者にとって薬の服用は病状の安定や再発の予防などの効果をもたらし，重要なものである。在宅療養者の薬の飲み忘れを防ぐために服薬カレンダーを利用することもある［図表5-13］。訪問看護師は，薬の服用状況

の観察や薬への思いを把握する。精神症状を抑えるために，現在十数種類の薬が使われている。症状により薬の種類，量，回数が変わる。同じ成分でも形状が異なるものもあり，携帯に便利な液剤などもある。液剤は比較的速やかに効果が出るので，在宅療養者が頓服として利用することもある。また，持効性抗精神病薬（デポ剤）は，2週間に1回程度，筋肉注射をすることで薬の効果が持続するもので，拒薬傾向の在宅療養者や，幻聴などの症状がなかなか改善しない場合に使われることが多い［図表5-14］。

[図表5-13] 服薬カレンダー

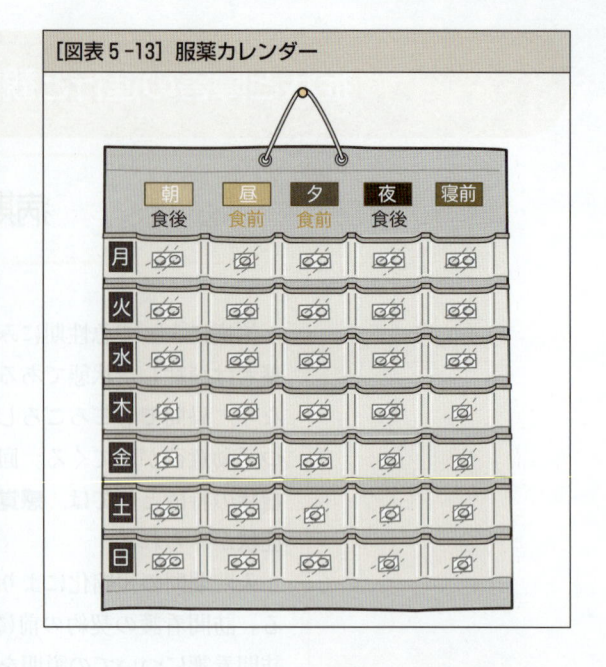

　薬は，急性期には神経の興奮を抑え，落ち着かせるために使う。慢性期には，幻覚・妄想に対する作用のほか，陰性症状や認知機能の改善を目指して使用する。そして症状が治まっても薬を飲み続けることになるため，薬とうまくつきあうことが重要である。また，怠薬・断薬は再発のきっかけにもなる。

　精神障害者には薬に対する抵抗感をもつ者も多い。また，薬に対する認識が低いとその必要性を感じなかったり，服薬を中断してしまう者もいる。訪問看護師は，在宅療養者が病識をもてるようにかかわることや，薬の必要性を理解できるように，薬に対する思いを聴き出すことも行う。在宅療養者は長い治療生活のなかで薬に対してさまざまな思いを抱えていることが多く，そのことを解消しなければ継続した服薬を続けることは難しいからである。そのため管理的に服薬指導を行うことは逆効果になってしまう。その一方で，在宅療養者本人はなかなか自分の変化に気づくことができないので，訪問看護師は薬を服用したことによる効果として在宅療養者のプラスの変化を言葉で伝えていくことも重要である。そして，薬の副作用がないかを観察し，必要に応じて主治医に連絡する。

▶▶▶ **観察視点②**

腹部のアセスメント
薬の副作用として便秘がある。抗精神病薬の内服は，慢性の便秘になりやすい。麻痺性イレウスを起こすことがあるので，腹部の観察を怠らないようにしたい。排泄物の回数・量，腹部膨満・緊満・痛み，食事摂取量や食欲などを観察する。また，妄想に伴った身体的訴えがあるとき（妊娠したなど）は，身体の変調を疑う。

●**再発のサインを見逃さない**●

　症状の悪化，再燃の兆候は，睡眠不足から始まることが多い。睡眠が十分

[図表5-14] 精神症状と薬の一例

薬品名	精神症状への効果	副作用の一部
非定型抗精神病薬 　リスペリドン（水溶液タイプもあり） 　オランザピン　など	幻覚を和らげるとともに，意欲が低下した状態から気持ちを引き上げる。	高血糖，顆粒球減少など
定型抗精神病薬 　クロルプロマジン，レボメプロマジン　など	過敏，興奮を和らげ，気持ちを落ち着かせる。	催眠作用，起立性低血圧，口渇，目のかすみ，便秘，ジストニア，アカシジア
定型抗精神病薬 　ハロペリドール　など	幻聴，幻覚，妄想を和らげる。	

にとれているか，生活リズムは崩れていないか，身だしなみを整えられているかなどを観察する。また，悪化の原因には怠薬・断薬が多いため，服薬支援は重要である。常日ごろから正しい病識を得ることができるような働きかけや，薬を継続して飲み続けることができるような支援が必要である。そのため，在宅療養者の病気の受け止め方，治療や薬に対する疑問や心配に関しては相談に応じ，主治医との調整などを行う。そのほか，対人関係に支障をきたしていないかなど，ふだんの様子との違いを観察し，**再発のサインを見逃さないようにする。**

家族の観察とその支援

　精神疾患は，その多くが再発を繰り返し慢性に経過する。統合失調症の発症年齢は，思春期・青年期であり，両親にとっては，子育てが終焉にさしかかろうとしているときでもあり，これから少し自分たちの時間がもてるだろうという時期に子どもが発病することが多い。きょうだいは思春期の時期で学生生活を送っていることが多く，これら両親やきょうだいなど家族の人生設計に大きく影響し，その後の生活が一変してしまう。家族は，なかなか病気を受け入れることが難しく，受診が遅れてしまうこともある。回復期・慢性期においては，家族は食事・金銭管理・服薬など日常生活全般にわたって，在宅療養者の援助を行わなければならなくなる。また，在宅療養者が大声で騒いだときなどは，近所に迷惑をかけているのではないかといつも神経を研ぎ澄まし緊張している家族も多い。このように，家族は心身ともに疲労しているため，家族も支援の対象となる。家族は，以下のようなさまざまな心身状況を呈することが多いので，訪問看護師は家族の状況を観察し，必要な支援を行う。

❶身体症状：めまい，しびれ，生活習慣病の悪化，不眠，腰痛，食欲不振など
❷心理的反応：後悔，罪悪感，負担感，いらだち，抑うつ感，あきらめ　など

　感情表出（Expressed Emotion：EE）の研究では，精神障害である在宅療養者に対して，「批判的なコメントが多い」「拒否する」「情緒的に巻き込まれ過ぎる」などの高EE家族と，そうでない低EE家族に分けてみると，高EE家族は再発率が有意に高かった。高EE家族は在宅療養者のために何かしたくても，どう対処していいかわからず，ますます巻き込まれ，かつ敵意や批判も増えてしまうなどの悪循環に陥っている場合が多い。最近は，家族学習教室も行われるようになり，家族が在宅療養者とどのように接するとより治療効果が上がるかを学ぶ機会ももたれるようになっている。家族は，フォーマルな支援のみならず，このような家族会やピアグループなどのインフォーマルな支援を得ることで，孤立感が和らぎ在宅療養者との距離を適度に置くことができるようになるので，訪問看護師はインフォーマルサポートの情報

を得ておくことも必要である。

精神障害者家族会

統合失調症患者や気分障害患者の家族などでつくる相互扶助を目的とした団体。病院，市町村，保健所の単位で組織している。活動は，機関紙の発行，フォーラムやシンポジウムなどの開催により，家族や会員の交流，精神障害への理解を求める活動，医療・福祉の充実を図るための行政への要望などを行っている。

家族学習会

家族同士で学び合うことで精神障害についての理解を深めることになり，家族機能の回復が図られたり，本人が安心して療養や社会復帰に向かっていける環境が整うことにつながる。また，家族同士の新たな出会いの場ともなる。

そのほかの具体的な観察と援助

●療養者本人の希望の確認●

地域で暮らす在宅療養者の主体性を尊重し，本人の希望や自分らしい暮らしとしてどのようなものを望んでいるのかを聴き出し，支援する。そのためには訪問看護師をはじめ支援する者が，在宅療養者の可能性を信じることや在宅療養者に希望を伝えることが大切である。

●ストレングス（strength）の確認●

在宅療養者のもっている力，できることを見出して観察し，その部分を生かしながら支援していく。地域で暮らし続けるためには，問題探しではなく，在宅療養者のもつ強みに着目し在宅療養者本人が力を発揮できることがポイントになる。在宅療養者の健康な部分，可能性，関心，願望を見出すことが大切である。そのため，調子のいいときに在宅療養者が口にした希望や強みを見逃さないで，訪問看護師をはじめとして多職種間で共有し，支援に生かすことが重要である。

●就労支援●

成人期の在宅療養者の場合は，仕事をして経済的にも自立したいという希望をもっている。しかし，自分の状況を正しく理解することが難しい場合も多く，先走りして失敗し，精神症状が悪化してしまうこともある。就労支援までには，なかなか困難なことも多いが，訪問看護師を含め通所施設のスタッフなどは，在宅療養者の心身の状況を観察し，多職種で地道に支援していくことが求められている。

▶▶▶ **観察視点③**

リカバリー（Recovery）
精神障害をもつ人たちが現実の状況を乗り越えて人生における新しい意味や自己実現，自分が求める生き方を主体的に追求するプロセスをさす。疾病や障害によって失ったもの（機能，自尊心，生活，人生）を回復することでもある。

●社会資源の利用と多職種連携●

　精神障害者の保健福祉制度は，身体・知的・精神の3障害のなかで一番遅れているという歴史があった。しかし2005（平成17）年に，「障害者及び障害児がその有する能力及び適性に応じ，自立した日常生活又は社会生活を営むことができる」ことを目的として障害者自立支援法（現・障害者総合支援法）が制定され，さまざまな社会資源が利用できるようになった。

　人々が地域で暮らすためには，衣食住が満たされることが必要である。精神障害者は，両親が老いて家族との同居が難しい場合には，生活保護や障害年金などの支給を受けながらアパートで独り暮らしをしている者もいる。その際には，ホームヘルパーに食事や洗濯，買い物などの日常生活の支援を受けることもある。

　在宅療養者が地域で暮らすということは，訪問看護師だけの支援では支えきれない。そのため，さまざまな社会資源を活用することや多職種連携が必要になる。地域生活支援センターの職員，保健所保健師，市役所の福祉の窓口（ホームヘルパーの派遣や生活保護受給など），作業所職員などや，インフォーマルサポートとしての当事者団体，家族会などとのかかわりがある。これらの人々とともに在宅療養者が地域で安心して暮らすことができるように支援していく。

　訪問看護の対象者は，病院を退院後の慢性期の者が主であるが，最近では，慢性期のみならず，急性期の在宅療養者も地域で支えようという動きも出てきており，全国各地で先駆的な取り組みとしてACT（Assertive Community Treatment）が始められている。

自立支援医療
障害者総合支援法によるもので，自立支援医療（精神通院医療）として，精神疾患の治療のために医療機関に通院する場合に，医療費の自己負担分の一部を公費で負担する制度。

生活保護
日本国憲法第25条に規定する理念（生存権）に基づき，国が生活に困窮する対象者の世帯に対し，最低限度の生活を保障し，その自立を助長する制度である。最低限の生活が送れない人間を放置せず，社会全体で支え合うべきであるという価値観が背景にある。なかなか仕事に就けなかったり，資産がない，家族の支援が受けられないなどで生活保護を受給している精神障害者は多い。

精神障害者保健福祉手帳

精神障害があるために，長期にわたり日常生活または社会生活への制約（障害）がある人を対象としている。これらの人々の自立と社会参加の促進を目的として，各種の支援策が講じられている。疾患の状態と障害の状態の両方から判定され，障害の重い順に1級，2級，3級の3段階になっている。各市区町村担当窓口で手続きが行われ，手帳の有効期間は2年間である。

ACT（Assertive Community Treatment）

重い精神障害をもつ人の，より自立的で質の高い地域生活を援助するための訪問型のプログラムであり，多職種チームによる包括的な地域ケアプログラムである。重症のためにサービスを受けにくい人々にアウトリーチにより医療・保健・福祉を含むさまざまなサービスを提供する。

~~~~~~~~~~~ 統合失調症を有する事例 ~~~~~~~~~~~

　Hさん，40代の男性。統合失調症，C型肝炎。アパートで単身生活を送っている。病歴は，20歳ごろより対人恐怖があり，時々空笑もみられたが，30歳ごろ，家にひきこもるようになる。この間の10年，トラックの運転手をしていた。「他人が自分のなかに入っていたずらをする」という主訴で，今までに3回の入院歴がある。性格は内気。本人の希望は，「社会参加しながらアパート生活を維持したい」というものである。

　統合失調症の治療は，内服薬として，エビリファイ錠®，ジプレキサ錠®が処方されている。そのほかに，リスパダールコンスタ®を2週間間隔で筋注している。

　また，2年前からγ-GTPの値が上昇し，C型肝炎と診断された。1か月ほどインターフェロンによる治療が行われていたが，うつ状態が強くなり訪問看護師から医師に情報提供し中止になった。強力ネオミノファーゲンCとウルソ錠でGOT，GPTの経過をみていたが，1年前に慢性肝炎に移行した。現在も慢性肝炎の内服治療中である。

　福祉サービスは，生活保護受給，精神保健福祉手帳2級。

　医療支援体制は，自立支援医療により2週に1回の通院。また，週5日間，病院のデイケアに通う。デイケアでは，絵手紙や書道，SSTを行っている。

　訪問看護は週1回，おおよそ60分。訪問看護に対する医師の指示内容は，「今までの経過から本人のみでは内服管理ができない。無為自閉，生活リズム不安定である。病識が乏しく，症状をうまく語れない。幻覚妄想も動揺的に出現しており，生活全般の見守りや指導が必要」とある。訪問看護の目標を，「幻覚妄想が悪化せず，生活に意欲がもてること，肝炎の悪化を防ぎ，治療が継続できること」としている。支援内容は，統合失調症に関する小冊子の読み合わせをして病識がもてるようにかかわることや，服薬確認をしながら薬に対する思いや態度を知り，薬に対する正しい知識を与えること，必要時医師とのパイプ役になることや，姉と電話や連絡ノートを活用して連携を図ることである。また，体を動かすことが少ないので，ラジオ体操や散歩をしたり，体重を減らすために食事指導を行った。トランプやオセロをとおして，療養者との関係づくりにつとめている。時には掃除や片付けなどを一緒に行っている。

　両親はすでに死亡。きょうだいは，本人以外に姉が1人おり，近隣の市で家庭をもっている。姉がキーパーソンだがかかわりがよく，毎日電話で服薬確認をしたり，週に1～2回自宅を訪問し，生活の支援を行っている。また，毎週訪問時には薬の空袋のチェックをしている。

　毎日の生活は，9時に起床し，デイケアに通う。夕方帰ってきたら毎日外食。19時に就寝薬服用。21時就寝。ADLは自立している。金銭管理は，姉が少しずつ振り込んだもの

を，自分でおろしている。電話代は姉宅に請求がくる。現在，訪問看護やデイケア，姉の協力もあり，精神状態は安定してきている。

精神科デイケア

精神障害者が，地域で生活しながら昼間病院に通い，グループで趣味活動，作業活動，SST（Social Skills Training；社会生活技能訓練）などを通して行われる社会復帰集団治療をいう。昼間の6時間以上通院して行う。その他，16時以降行われるものを精神科ナイトケア，デイケアとナイトケアを組み合わせた10時間を標準とするものを精神科デイナイトケアという。

精神科リハビリテーション

作業療法やレクリエーションにより対人関係のとり方を身に付ける，体力や集中力を付けるといったことを通して，対人関係技法，ストレス対処法を学ぶ。

うつ病を有する事例

View Point　テンポの激しい社会や不景気などの影響もあり，うつ病は，現代社会においてポピュラーな病気になりつつある。誰にでも起こりうる心の病気であるが，治療に結びつかないことも多い。病気と認識せずに，もっとがんばらなければ，と本人も周囲も叱咤激励することがある。多くの人が一人で悩み，家族もどうしようもなく苦しんでいる。特に，中年の男性による自殺の多くはその背景にうつ病が影響していると考えられている。社会問題ともなっているうつ病を早期に発見し，治療のルートに乗せることは早期回復につながる。しかし，うつ病は再発しやすい病気でもあり，長期にわたる継続した支援や見守りが必要である。そのため，在宅療養者だけでなく，家族，職域までの支援を要する。

疾患と障害の出現と観察（初期・増悪期）

うつ病の理解

　一生涯でおよそ10人に1人あるいは20人に1人がうつ病になるといわれている。また，再発を繰り返すことが多い。うつ病の誘因は，身体の病気，就職，昇進，転勤，出産，更年期，配偶者の死，親しい人との離別，引っ越し，新築，ほっとしたときなど，さまざまであり，悪いことが起こったときだけでなく，本人にとってよいことでも誘因になりうる。症状は，気分が滅入る，元気が出ない，悲観的な考え，不安感，自責感などの抑うつ状態である。主に薬物による治療が行われる。この際，入院であれば，保護された環境で治療に専念できるという利点がある。一方，在宅療養の場合は，家族，近隣，友人，通院，服薬，食事，睡眠などの生活環境は複雑である。在宅療養者は，これら多くの刺激のなかで，ふだんの生活を送りながら療養することになる。うつ病は環境，すなわちふだんの生活の仕方が大きくかかわってくる病気である。したがって訪問看護師は，在宅療養者が抱えている苦痛や各種の症状，それらの変化をていねいに観察しながら，**服薬のみならず，家族関係を含めた生活の調整や在宅療養者自身の物事の考え方などを変化させるような働きかけ**を行う。

国の自殺予防対策

日本における自殺死亡者は，例年，3万人程度で，いっこうに減る傾向がみられないことから，2006（平成18）年に自殺対策基本法が制定され，また自殺予防総合対策センターが設置された。

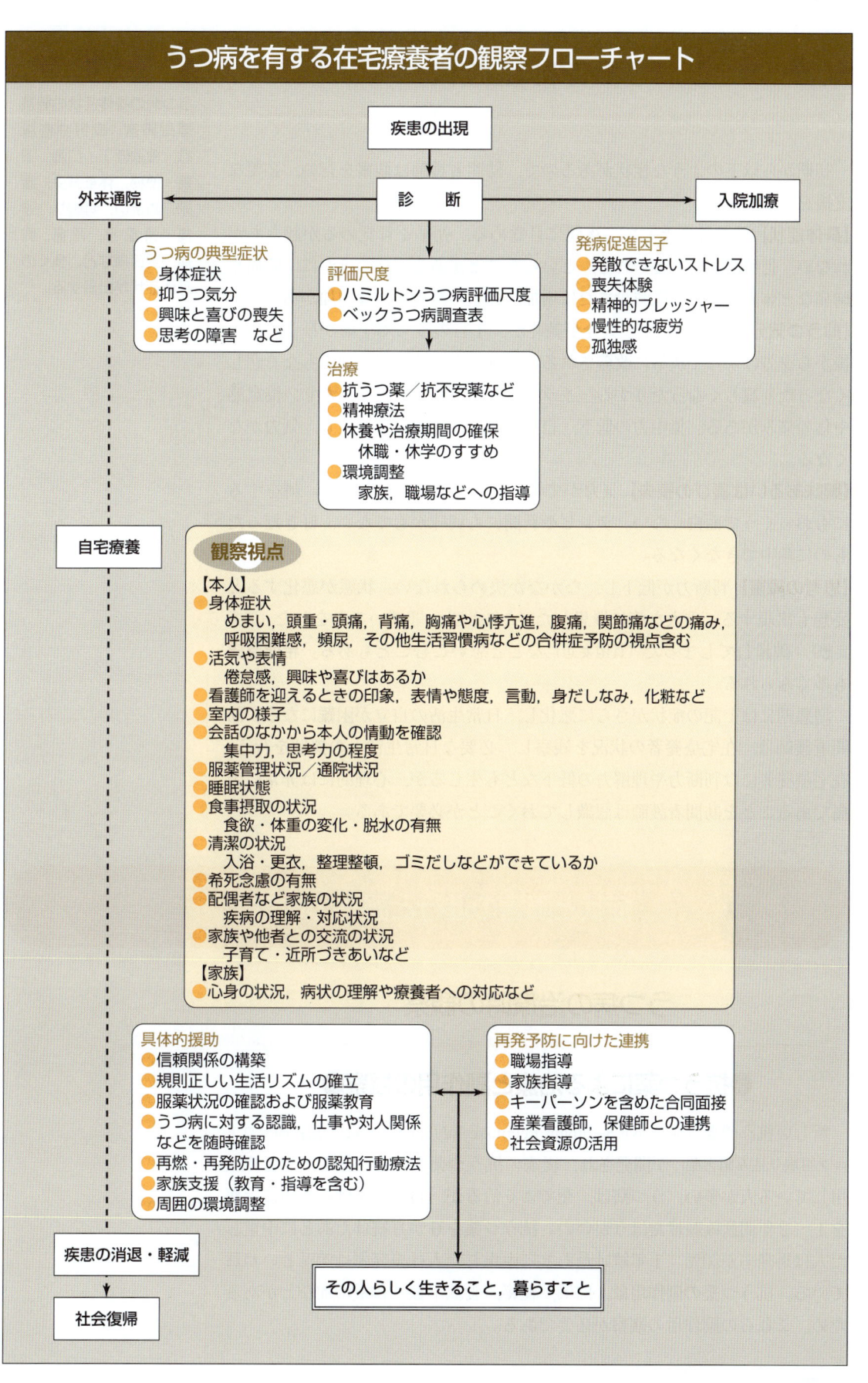

うつ病を有する在宅療養者の観察フローチャート

```
                            疾患の出現
                               ↓
           外来通院 ← ─────  診　断  ───── → 入院加療
                               ↓
```

うつ病の典型症状
- 身体症状
- 抑うつ気分
- 興味と喜びの喪失
- 思考の障害　など

評価尺度
- ハミルトンうつ病評価尺度
- ベックうつ病調査表

発病促進因子
- 発散できないストレス
- 喪失体験
- 精神的プレッシャー
- 慢性的な疲労
- 孤独感

治療
- 抗うつ薬／抗不安薬など
- 精神療法
- 休養や治療期間の確保
  　休職・休学のすすめ
- 環境調整
  　家族，職場などへの指導

自宅療養

観察視点

【本人】
- 身体症状
  　めまい，頭重・頭痛，背痛，胸痛や心悸亢進，腹痛，関節痛などの痛み，呼吸困難感，頻尿，その他生活習慣病などの合併症予防の視点含む
- 活気や表情
  　倦怠感，興味や喜びはあるか
- 看護師を迎えるときの印象，表情や態度，言動，身だしなみ，化粧など
- 室内の様子
- 会話のなかから本人の情動を確認
  　集中力，思考力の程度
- 服薬管理状況／通院状況
- 睡眠状態
- 食事摂取の状況
  　食欲・体重の変化・脱水の有無
- 清潔の状況
  　入浴・更衣，整理整頓，ゴミだしなどができているか
- 希死念慮の有無
- 配偶者など家族の状況
  　疾病の理解・対応状況
- 家族や他者との交流の状況
  　子育て・近所づきあいなど

【家族】
- 心身の状況，病状の理解や療養者への対応など

具体的援助
- 信頼関係の構築
- 規則正しい生活リズムの確立
- 服薬状況の確認および服薬教育
- うつ病に対する認識，仕事や対人関係などを随時確認
- 再燃・再発防止のための認知行動療法
- 家族支援（教育・指導を含む）
- 周囲の環境調整

再発予防に向けた連携
- 職場指導
- 家族指導
- キーパーソンを含めた合同面接
- 産業看護師，保健師との連携
- 社会資源の活用

疾患の消退・軽減
　↓
社会復帰

その人らしく生きること，暮らすこと

うつ病の典型症状

初期から以下のような症状があるので，訪問看護師は観察を行い，必要な支援を行う。

【身体症状】睡眠障害として，夜間に目覚める，朝早く目覚めるが起きあがれない，何時間寝ても寝られる，といったことがある。そのほかに，頭痛や胸痛など体の痛み，食欲減少または増加，体重の減少または増加がある。

【抑うつ気分】1日中いやな気分が続くが，1日のうちで午前がひどく，午後から夕方にかけて次第に改善される。憂うつな気持ちで，理由もなく悲しくなったり寂しくなったりする。イライラして怒りっぽくなったり，倦怠感や体の痛みがある。集中力の低下，自殺願望，疲れやすさが生じ，気力がなくなる。

【興味あるいは喜びの喪失】気力がでず，動作がゆっくりとなる。何をするにもおっくうで面白くない。テレビや新聞にも興味がもてない。好きだったものに熱中できなくなる。

【思考の障害】判断力が低下し，なかなか決められない。状態が悪化すると妄想も出現する。重大な病に罹患した（心気妄想），罪深いことをした（罪業妄想），破産してしまった（貧困妄想）などと思いこむこともある。**希死念慮**も多くみられる。

増悪期には上記の症状がさらに悪化し，日常生活の自立が困難になる。訪問看護師は，在宅療養者の状況を観察し，必要な日常生活上の援助を行う。在宅療養者には判断力や理解力の低下なども生じるが，心理的には非常に苦痛であることを訪問看護師は認識しておくことが必要である。

> ▶▶▶ **観察視点①**
> うつ病の身体症状の観察
> 睡眠障害，疲労や倦怠感，食欲低下，口渇，下痢・便秘，体重減少，頻尿，めまい，耳鳴り，頭痛・頭重感，背痛，胸痛，関節痛など，多くの身体症状が出現する。

症状と障害の進行と観察（回復期）

うつ病の治療時の観察

●抗うつ薬による治療と副作用の観察●

新しい抗うつ薬（Selective Serotonin Reuptake Inhibitors：SSRI，選択的セロトニン再取り込み阻害薬）が開発され，従来の抗うつ薬よりも副作用が少なく服用している人が多い。うつ病は，薬でよく治るが，再発を避けるためには薬を1～2年間飲み続けたほうがいい。抗うつ薬を6か月続けたあとに中止した人は再発率が50％，1年続けたあとに中止した人は再発率は20％といわれている。抗うつ薬の副作用は，口渇，便秘，食欲不振や体重増加などがあるため，これらの副作用の観察が必要である。

●精神療法と療養者の言動の観察●

認知行動療法等が行われる。認知行動療法ではうつ病になりやすい物の見方や考え方（認知），感じ方（感情），振る舞い（行動）を，具体的な出来事をもとにしながら思考を少しずつ変えていく。自らの考え方の癖を見直して，前向きに考えられるようにうながす。例えば，いつも失敗してしまうというような考え方を変え，自分を責めずに励まし，なんとかなるというような認知に変えていくなどである。これらを行うには，治療者と在宅療養者の信頼関係をもとに，共感的に誠実さをもって何度も繰り返して地道にかかわることが求められる。

●休養状況の観察●

病気であることを説明し，休養させる。必ず治ることを保証する。励まさない。治るまでは，退学，辞職などの重大な決定をしないように指導する。

●環境調整（周囲の疾患理解の状況）●

うつ病は，環境がもたらすストレスにより発病する。そのため，家族，友人，職場など，周りの人たちが病気をどれだけ理解するかにかかっている。また，必要時は，職場の産業看護職や地域の保健師にも連絡し，多方面から支えることもある。

メンタルヘルス対策

厚生労働省は，うつ病や自殺対策の一つとして職場におけるメンタルヘルス対策，過重労働対策，心身両面にわたる健康づくりに関して，さまざまな指針を出している。

労働災害認定

業務に起因してうつ病になった場合に労働災害の認定がなされると，解雇制限や労働者災害補償保険法に基づく保険給付金などメリットがある。

再適応に向けた療養者の観察と支援

訪問看護では，在宅療養者の身体症状，態度や言動をよく観察する。室内環境の確認をしながら本人の日常生活の遂行状況を通して，活気の有無を確認する。在宅療養者や家族は，「気力の問題なので薬には頼らない」と発言する者もいるため，**服薬指導は大変重要**である。

訪問開始当初の対応は，在宅療養者に支持的にかかわり，信頼関係を構築する。在宅療養者はさまざまなことを判断することが難しくなり，また自信をなくしていることが多い。日常生活の一つひとつを一緒に考え，「このよ

うに考えたらどうだろうか」と前向きな考え方を提示しながら，ゆっくりとていねいに支援していくことで，次第に自信を取り戻すことができるようになる。病気の特徴から，午前中は気分が悪く，午後から夜にかけてはよくなることが多いので，訪問の時間も在宅療養者と相談して決定するとよい。うつ症状が軽減され，やや気分が上向いたときに，自殺をすることが多い。希死念慮の有無を常に確認し，本人と自殺をしないという約束をすることも重要である。また，状態の悪いときには，退学や離婚，退職などの重要な決定は後回しにするようアドバイスする。

在宅療養者には，その**思考のパターンをできるだけ変化させ，最終的には肩の力を抜いて無理せずに，その人らしく生きること，暮らせること**ができるよう支援していく。

家族の観察とその支援

▶▶▶ **観察視点②**

家族の病気の理解状況の観察

うつ病の療養者と暮らす家族は，その症状の影響を受けており，家族の心理も揺れている。しかし，家族による病気や症状の理解・協力がなければ療養者の回復は難しい。

うつ病に限らず，精神疾患に罹患した場合，家族は非常にショックを感じて，自責の念や不安にかられたりする。また，在宅療養者をケアすることで家族の心身の疲労も増す。そのため，訪問看護師は家族もケアの対象であると認識し，心身の状態を観察する必要がある。訪問看護師は，まずは家族の苦労をねぎらうことから始め，うつ病とはどういうものなのかを家族にも理解してもらい，在宅療養者の治療に協力してもらうことである。**回復には家族の協力が不可欠である**ため，家庭での在宅療養者への対応を説明し同意を得る。訪問時，訪問看護師はさまざまな家族の不安を聴くことになると思われるが，まずは共感的に接する。そして家族への教育も行う。さらに，必要に応じてうつ病の家族教室をすすめる。

そのほかの具体的な観察と援助

●再発予防に向けた連携●

地域で暮らす一人の生活者としての視点をとおして，在宅療養者の日常生活の不自由さはどのようなところにあるのかを観察する。在宅療養者を支えるための社会資源には，訪問看護とホームヘルプサービスがあり，両者の連携は重要である。例えば，地域のごみ出しやその他午前中に片づけなければならない用事を在宅療養者一人ではできない場合は，ホームヘルパーに依頼し，その時間帯に訪問し一緒に行うこともある。精神障害者の場合，相談の窓口となる者はいるが，介護保険制度のような介護支援専門員の役割を担う者がいないため，訪問看護師がその役割を担うことも多い。訪問看護師は，在宅療養者が安心してその人らしく暮らすことができるように，地域の社会資源に精通し，ケアマネジメントすることが求められている。また，地域の

保健部門と連携して，家族教育を含めた家族支援を行うことなどを通して周囲の環境を整えることも必要である。

~~~~~~~~~~~~ うつ病を有する事例 ~~~~~~~~~~~~

　S子さん，50代の女性。うつ病と糖尿病がある。家族は，定年を数年後に控えた夫と，大学生の子ども2人の4人家族である。うつ病の発病の契機は，3年前に高価な布団を通販で購入したことであった。この出来事があってから次第に自分を責めるようになり，生きる気力をなくして大量服薬により緊急入院となり，応急処置を受け一命をとりとめた。病院では薬物療法と精神療法で，徐々に改善がみられ，外出，外泊を繰り返したのちに，訪問看護につなげての退院となった。現在は，家のなかのことをいろいろとやりたい気持ちがあるが，膝や腰の痛み，手足のしびれ，むくみがあり，思うように動けないという。また，糖尿病は5年前に発病している。

　生活歴は，小中高と問題なく卒業し，高校卒業後に事務系の仕事に就職。30代で結婚と同時に退職した。本人によると，小さなことを気にかける性格だという。

　S子さんは，「サービスを利用しながら，なんとか家事を行い，主婦として母親としての役割を担っていきたい。家での生活を継続していきたい」と話している。

　現在は，抗うつ薬の服用により再発を予防できている。また，糖尿病も内服薬，食事療法により血糖値およびHbA1cも正常範囲内である。

　福祉サービスは，精神障害者保健福祉手帳2級を取得し，障害者総合支援法に基づきホームヘルパーの派遣を週1回受けている。ヘルパーは，自宅の環境整備，調理，洗濯，通院・外出をS子さんと一緒に行っている。

　医療支援体制は，自立支援医療により精神科病院に2週に1回通院。訪問看護サービスは週1回で，おおよそ60分の訪問を受けている。医師の訪問看護への指示として，①生活習慣，生活リズムの確立，服薬確認，②生活技術，家事能力の獲得，③家族との交流，④ヘルパー活用があげられている。

　訪問看護師は，「社会資源を活用して，在宅で主婦としての役割を担いながら穏やかに生活を送ること」を目標に支援している。S子さんは，些細なことで不安になり自責的になりやすく，また気持ちの焦りが強い。そのため，訪問看護師は何を優先的に行うのか，やらなくていいものは何かを一緒に考えて思考を整理している。S子さんは，「家の片付けができない，片付けなければ……」と口にすることが多いが，見た目にはきれいに整理できているので，できているところを大いに評価し，自信をつけるようにしている。服薬管理は，訪問看護師がセットし，薬を薬カレンダーに入れて毎日自分で確認し服用ができている。糖尿病については，生活のストレスから間食が増え，体重の増加がみられるときがあるので，カロリー計算を一緒に行い，アドバイスを与えることや，食事指導を栄養士から受けるように支援している。

　家族の治療への協力も大切なので，訪問看護師は連絡ノートを活用し，S子さんの現在の状況や，S子さんの気持ちを家族に伝えるようにし，本人と家族をつなぐ役割を果たしている。また，訪問時に夫や大学生の子どもたちが家にいるときには，S子さんの病気のことや対応の仕方を教育指導している。

　訪問看護師は，S子さんの思いに共感的態度で接し，できなくて困ってしまう気持ちを受け止め，本人と一緒に順序立てて考えていき自信をつけることをていねいに行い，認知を変容し行動を変化させるようにアプローチしていくことを地道に続けることにより，現在では少しずつ家事ができるようになり，笑顔もみられるようになってきている。

うつ病専門のデイケア

うつ病の回復期にあり，生活リズムはほぼ整いつつある者が，職場に戻ることができるように治療するための専門的なデイケア。通所することで決まった時間に通うこと，楽しみを見出すこと，集中力をつけること，体力をつけることなど，集団・個別のプログラムをとおして，職場復帰をめざすというものである。

肺がんを有する事例

View Point　肺がんの死亡者数はがん全体のなかで最も多い。肺がんは，症状が出ることなく進行することも多く，その治療は根治することが難しく，再発や再燃，転移を起こしやすい。疼痛や呼吸器症状などの緩和を図り，在宅療養者本人や家族のQOLの維持・拡大に努める。在宅療養者・家族の病識を確認しながら，不安や苦痛なく療養生活を送れるように生ききるための支援を行う。

疾患の出現と観察（急性期・慢性期）

肺がんの在宅療養者の理解

　日本人の死因の第1位は悪性新生物である。今や日本人の2人に1人ががんになる時代ともいわれており，訪問看護ステーションの新規の契約者もがんの在宅療養者が多い。がんの治療は日々進化しており，手術や化学療法，放射線療法などの治療を組み合わせながら在宅療養者のQOLを維持しつつ進められる。在宅療養者は治療が終了しても，再発や転移の不安を抱えながら生活することになるため，身体のみならず心理的負担も大きい。再発防止のために外来通院や短期入院を繰り返しながらの生活を継続的に行うことになるため，在宅療養者のみならず家族の思いは複雑である。可能な限り納得した治療や生き方ができるような**自己決定に向けた支援が必要になる**。しかし，再発により化学療法などの積極的な治療が困難になり，全身状態の悪化がみられる場合もある。一般的に，このころに訪問看護が開始されることが多い。訪問看護師は，在宅療養者や家族が安心して安楽に日々をすごすことができるように，症状コントロールに向けた観察や支援を行う。また，在宅療養者および家族のQOLを満たすために，双方の希望を聞き，そしてさまざまな情報を集め，その人らしく残りの日々を有意義に送ることができるように自己決定への支援を行う。

症状の観察

　肺がんは根治が難しく，再発・再燃・転移を起こしやすい。そのため，急性期病院を退院後も，外来での検査や治療を行いながら，治療の経過や転移を起こしていないかなど継続した症状の観察が必要となる。在宅療養者の苦痛の訴えに耳を傾け，それにより日常生活に支障がないか確認する。在宅療養者に息苦しくないか尋ねることや，喘鳴や心悸亢進，チアノーゼなどに伴

▶▶▶ **観察視点①**

痛みのアセスメント
痛みは主観であるため，本人以外にはわからずとらえにくい。訪問看護師は痛みの状況を主観的・客観的に観察・アセスメントし，予測・予防的なケアを行い，可能な限り療養者のQOLを低下させないようにする。

肺がんを有する在宅療養者の観察フローチャート

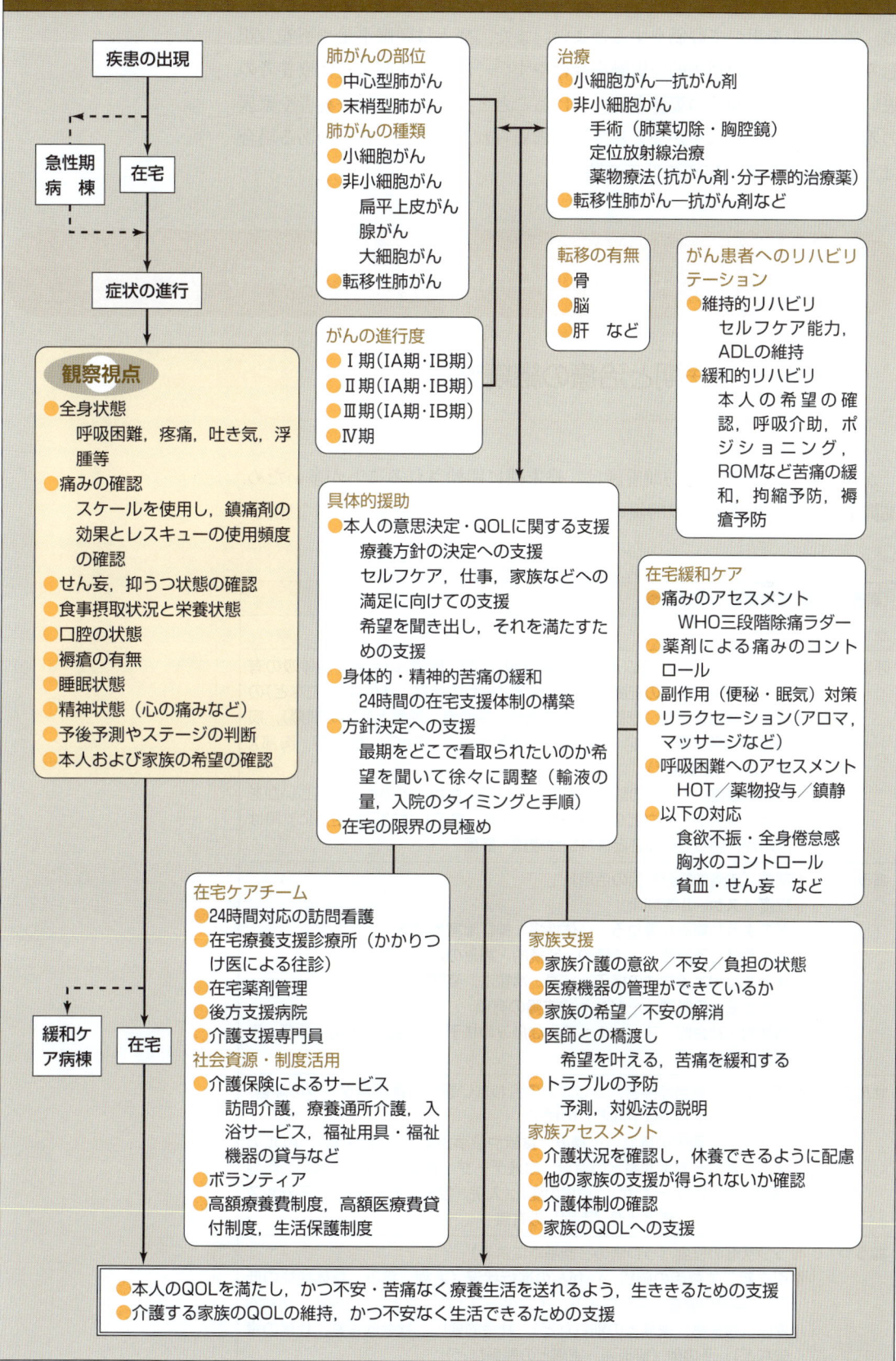

疾患の出現 → **在宅** ⇢ **急性期病棟** → **症状の進行**

肺がんの部位
- 中心型肺がん
- 末梢型肺がん

肺がんの種類
- 小細胞がん
- 非小細胞がん
  扁平上皮がん
  腺がん
  大細胞がん
- 転移性肺がん

治療
- 小細胞がん―抗がん剤
- 非小細胞がん
  手術（肺葉切除・胸腔鏡）
  定位放射線治療
  薬物療法（抗がん剤・分子標的治療薬）
- 転移性肺がん―抗がん剤など

転移の有無
- 骨
- 脳
- 肝 など

がん患者へのリハビリテーション
- 維持的リハビリ
  セルフケア能力，ADLの維持
- 緩和的リハビリ
  本人の希望の確認，呼吸介助，ポジショニング，ROMなど苦痛の緩和，拘縮予防，褥瘡予防

がんの進行度
- Ⅰ期（ⅠA期・ⅠB期）
- Ⅱ期（ⅡA期・ⅡB期）
- Ⅲ期（ⅢA期・ⅢB期）
- Ⅳ期

観察視点
- 全身状態
  呼吸困難，疼痛，吐き気，浮腫等
- 痛みの確認
  スケールを使用し，鎮痛剤の効果とレスキューの使用頻度の確認
- せん妄，抑うつ状態の確認
- 食事摂取状況と栄養状態
- 口腔の状態
- 褥瘡の有無
- 睡眠状態
- 精神状態（心の痛みなど）
- 予後予測やステージの判断
- 本人および家族の希望の確認

具体的援助
- 本人の意思決定・QOLに関する支援
  療養方針の決定への支援
  セルフケア，仕事，家族などへの満足に向けての支援
  希望を聞き出し，それを満たすための支援
- 身体的・精神的苦痛の緩和
  24時間の在宅支援体制の構築
- 方針決定への支援
  最期をどこで看取られたいのか希望を聞いて徐々に調整（輸液の量，入院のタイミングと手順）
- 在宅の限界の見極め

在宅緩和ケア
- 痛みのアセスメント
  WHO三段階除痛ラダー
- 薬剤による痛みのコントロール
- 副作用（便秘・眠気）対策
- リラクセーション（アロマ，マッサージなど）
- 呼吸困難へのアセスメント
  HOT／薬物投与／鎮静
- 以下の対応
  食欲不振・全身倦怠感
  胸水のコントロール
  貧血・せん妄 など

在宅ケアチーム
- 24時間対応の訪問看護
- 在宅療養支援診療所（かかりつけ医による往診）
- 在宅薬剤管理
- 後方支援病院
- 介護支援専門員

社会資源・制度活用
- 介護保険によるサービス
  訪問介護，療養通所介護，入浴サービス，福祉用具・福祉機器の貸与など
- ボランティア
- 高額療養費制度，高額医療費貸付制度，生活保護制度

家族支援
- 家族介護の意欲／不安／負担の状態
- 医療機器の管理ができているか
- 家族の希望／不安の解消
- 医師との橋渡し
  希望を叶える，苦痛を緩和する
- トラブルの予防
  予測，対処法の説明

家族アセスメント
- 介護状況を確認し，休養できるように配慮
- 他の家族の支援が得られないか確認
- 介護体制の確認
- 家族のQOLへの支援

在宅 ⇢ **緩和ケア病棟**

- 本人のQOLを満たし，かつ不安・苦痛なく療養生活を送れるよう，生ききるための支援
- 介護する家族のQOLの維持，かつ不安なく生活できるための支援

う呼吸困難の有無を観察し，必要時には酸素療法や体位を工夫して症状の緩和に努める。呼吸困難感や痛みは，在宅療養者の主観に大きく影響されるため，スケールを用いて評価をするとよい。また，痛みは睡眠不足や不安，悲しみ，孤独感などの精神的な影響を受けやすい。訪問看護師は在宅療養者の思いを受け止め，傾聴の姿勢を持ち続けることと，一方で在宅療養者や家族の希望をみつけ，それをかなえる支援が求められる。また，痛みのある場合は，症状緩和を図りADLの低下を防ぐ。

症状の進行と観察（慢性期・終末期）

病期と治療の継続支援

がんの在宅療養者への訪問看護は，終末期に開始されることが多いため，訪問看護の利用期間も比較的短いことが多い。慢性期・終末期の主な症状の

[図表5-15] 主な症状とその観察

症　状	観　　察
呼吸困難	●客観的観察……リズム，回数，無呼吸（時間・間隔）の有無，肩呼吸の有無，鼻翼の広がりの程度，冷感・チアノーゼの有無，体位（起座位など）の状況，意識レベル，聴診（呼吸の強弱，呼吸音，呼気と吸気の間隔），痰の性状（色，量，臭い，粘稠性），検査データ（SpO$_2$，肺活量，胸部X線，CT，MRIなど） ●主観的観察……本人の訴え（どのような苦しさか，どのくらい苦しいかをフェイススケールなどのスケールを活用），息苦しさで日常生活に支障はないか，困っていることはないか確認・評価
痛み	●部位（皮膚神経分布図の活用） ●程度（スケールを利用） ●どのような痛みか尋ねる……体性痛・神経障害性疼痛 ●痛みを感じる時間……持続的・断続的・痛みの波の有無 ●痛みを緩和する方法の様子……温・冷罨法，姿勢，体位 ●日常生活への影響……ADLへの支障の有無 ●精神的・社会的・スピリチュアルな痛みの様子……会話，表情，態度，家族からの話
せん妄	●精神症状（見当識障害，つじつまの合わない言動，睡眠パターンの障害，注意力・集中力の低下など）の様子 ●引き起こす要因の確認……痛み，食欲や食事摂取状況（低栄養），ADLの状況，電解質異常や脱水の有無，血液データ（貧血の有無），薬剤の影響（薬の変更はなかったか），環境の変化（入院，独居，同居など），不安やストレスの程度，睡眠状況（不眠）の有無
抑うつ	●うつ状態の程度（うつ病の診断基準による） ●引き起こす要因の確認……がんの進行状況（治療，痛み，身体機能の低下），薬剤の影響（ステロイド，インターフェロンなど），心理的・精神的要因（喪失感，家族との別れなど），社会的要因（社会的役割，仕事の喪失など），その他（経済面，家族との関係など）

観察は［図表5-15］のとおりである。

せん妄は、終末期のがんの在宅療養者に出現することが多いため、訪問看護師は在宅療養者の状態を観察し、支援を行う。抑うつは、身体状況の悪化、痛み、うつ病の既往、周囲の関心や協力が得られないことなどにより高く出現する。研究により頻度の差はあるが、10～40％弱とある。訪問看護師は在宅療養者や家族の言葉に耳を傾け、早めに対処することで本人のQOLの低下を防ぐことができる。

そのほかの身体症状としては、食欲の低下、嘔気、嘔吐等の出現があるので、食事摂取量の低下や低栄養による褥瘡が出現していないかなどの観察を行う。

さらに、病状の進行に伴い、精神状態も不安定になる。訪問看護師は、在宅療養者の生活歴を把握して、つらさや寂しさ、悲しさを受けとめる。

治療による副作用などの出現は、在宅療養者や家族の不安を招くことになるため、病院との連携や心理的支援も必要である。

在宅では、在宅療養者はできるだけ家族員としての役割を遂行しようとする。例えば、自営業者や主婦としての役割をできる限り続けたいと願うのである。また、在宅療養者や家族は、残された時間を有意義に過ごしたいという気持ちもあるが、身体機能の低下でなかなか訪問看護師に言いだしにくくあきらめてしまっていることもある。訪問看護師には、在宅療養者・家族のさまざまな希望を日ごろのケアのなかから聴き出し、叶えられるような支援も求められている。つまり、**本人・家族のQOLを満たすための支援**である。例えば、家族とともにレストランで食事をしたい、旅行に行きたい、両親の墓参りに出かけたいなどの希望を聴き出し、それを叶えるために支援するなどである。

> **観察視点②**
>
> **がん患者にみられる
> うつ病**
>
> がんの在宅療養者は、痛みや倦怠感などの身体的苦痛のみならず、再発・進行に伴う病気の過程においてさまざまな心理的苦痛を経験する。がんの在宅療養者のうつ病は、本人のQOLを低下させたり、治療選択の判断を変えるなどの影響があるため、適切な治療を行うことが重要である。

がん患者へのリハビリテーション

在宅療養者には、何とか現状を維持したり、あるいは少しでもよくなりたいという気持ちがあり、希望をつなぐためにリハビリテーションにも積極的である。そのため、**がんのリハビリテーションも重要な視点となるため**［図表5-16］、訪問看護師は理学療法士と連携したり、指導を受けるなどして、訪問看護の支援に組み込んでいくとよい。特に、終末期（一般的に生命予後6か月以内）における緩和的リハビリテーションは、在宅療養者のADLの維持や拡大を図ることにより、本人のQOLを満たすためにも重要である。その具体的な目的は、呼吸機能の維持と呼吸困難の緩和、廃用症候群の予防、浮腫の改善、可能な限りの経口摂取や排泄の自立、痛みの緩和、精神面の支援などがある。その方法として、呼吸リハビリテーション、リンパドレナージ、ポジショニング、リラクセーション、温熱療法、ADLの維持のための日常生活の指導、在宅療養者や家族とのコミュニケーションなどがある。がんに伴う身体的・精神的・社会的苦痛や症状を可能な限り緩和することで、

> **観察視点③**
>
> **在宅緩和ケア**
>
> がんの在宅療養者が自宅で安心して苦痛なく、自分の望むように時間を過ごすことができるように、訪問看護師や医師、薬剤師等による在宅医療チームにより身体的症状マネジメント、精神的ケア、日常生活の援助、家族ケアを含めて総合的に提供することが求められている。

[図表5-16] がんのリハビリテーションの分類（Diezの分類）	
予防的 （preventive） リハビリテーション	がんと診断された後，早期に開始されるもので，手術，放射線治療，化学療法の前もしくは後すぐに施行される。機能障害はまだないが，その予防を目的とする。
回復的 （restorative） リハビリテーション	治療されたが残存する機能や能力をもった患者に対して，最大限の機能回復を目指した包括的訓練を意味する。機能障害，能力低下の存在する患者に対して，最大限の機能回復を図る。
維持的 （supportive） リハビリテーション	がんが増大しつつあり，機能障害，能力低下が進行しつつある患者に対して，すばやく効果的な手段（たとえば，自助具やセルフケアのこつの指導など）により，セルフケアの能力や移動能力を増加させる。また，拘縮，筋萎縮，筋力低下，褥瘡のような廃用を予防することも含まれる。
緩和的 （palliative） リハビリテーション	終末期のがん患者に対して，そのニーズを尊重しながら，身体的・精神的・社会的にもQOLの高い生活が送れるようにすることを目的とし，温熱，低周波治療，ポジショニング，呼吸介助，リラクセーション，各種自助具・補装具の使用などにより，疼痛，呼吸困難，浮腫などの症状緩和や拘縮，褥瘡の予防などを図る。

辻哲也：悪性腫瘍（がん），千野直一編：現代リハビリテーション医学（改訂第2版），489，金原出版，2004.

在宅療養者がその人らしく生きることへのサポートをする。

家族の観察とその支援

　在宅療養者の病状の進行に伴い，家族による医療処置も含めた身体介護が急速に増加する。訪問看護師は，家族が医療機器の管理ができているか，介護量の増加の程度や，それに伴う腰痛や睡眠不足等の身体的負担はどの程度かを観察する。また，在宅療養者の病状の悪化により家族の気持ちは揺れ，死を意識するようになるため，家族の不安の状況を確認する。

　家族のなかに病気を抱えた者が出ることで，さまざまな役割の変更を強いられる。いわゆる危機状況をなんとか乗り越えることができても，介護者家族は，在宅療養者の介護だけでなく，今までの在宅療養者が担っていた一家の大黒柱としての役割とか，仕事，家事，子どもの世話などさまざまな役割を担っており，かなり疲れている。一方，介護という危機状況を乗り越えられないときには，その後の家族と在宅療養者の姿は悪循環をたどることも予測される。このように在宅療養者と家族は密な関係にあり，双方が安定していないと在宅療養を続けていくことは難しい。

　訪問看護師は，家族を観察し，アセスメントを行い，在宅療養者と家族が安心し安定して，かつQOLを維持しながら在宅で暮らすことができるように支援を行う［図表5-17］。

　そして，**家族は，在宅療養者の療養の経過のなかでさまざまな意思決定を行うことになる**。その際に，訪問看護師は医師との橋渡し役も担いながら，

[図表5-17] 家族のアセスメント

療養者の状況	健康の段階，年齢，身体障害のレベルやADL状況，健康障害の程度，医療処置，病気の受け止め，意欲，コミュニケーション能力，対人交流など
家族の状況	家族の発達段階，家族のもつ力（家族構成と家族間の関係，職業，健康状況，時間や精神的ゆとり，病気の受け止めやその理解），経済状況，介護意欲（療養者との関係，介護の受け止め，価値観，今までの介護等の経験）
周囲の環境	住環境，地域の社会サービスの整備状況，インフォーマルな支援，コミュニティの力

　在宅療養者と家族が治療やサービス利用，療養の場などについて，ともに納得いく選択ができるように支援する。また，QOLの視点からも，家族にも在宅療養者とともにやりたいことや，やり残したことはないかを確認していく。何らかの希望が出された際には，できる限りかなえることができるように働きかける。

　訪問看護師は病状の変化を予測し，その対処を家族に説明し，できる限り不安を軽減できるように支える。そして，状態が悪化しターミナル期に移行した際には，家族それぞれが心身ともに支え合えるように働きかけるなどの**家族間の調整**を行うことや，フォーマル・インフォーマルな支援体制を整える。家族は，再発・転移などへの不安を抱えたり，次第に具合の悪くなる在宅療養者をみていることに不安が強くなることも多い。訪問看護師は，介護者に対して常に**情緒的サポート**を行うとともに，早いうちからいつでも入院できる選択肢があることを話して，家族が過度の介護負担を感じることなく生活できるように支援する。また，緊急時の対応方法の指導や，症状の変化の予測と対処を**家族に教育**し，トラブルの予防を随時行う。そして訪問看護師は**在宅ケアの限界を知っておく**ことも必要である。

そのほかの具体的な観察と援助

症状の進行に伴う全身状態観察と在宅ケアチーム

　がんの在宅療養者には，医療処置等の必要性や終末期には急速な病状の変化がみられる。全身状態，睡眠，痛み，栄養状態などの観察を行いながら，チームでケアにあたることが必要になる。在宅医療では，往診医の24時間対応（在宅療養支援診療所），訪問看護師による24時間対応，介護支援専門員（病状経過を理解している），訪問リハビリテーション，バックベッド（病院・有床診療所・緩和ケア病棟），レスパイトケア施設（介護保険施設など），病状管理に使用する薬剤供給の調剤薬局などが必要時提供される。在宅福祉には，デイサービス（医療依存度の高い人への対応する），介護福祉士による訪問介護，訪

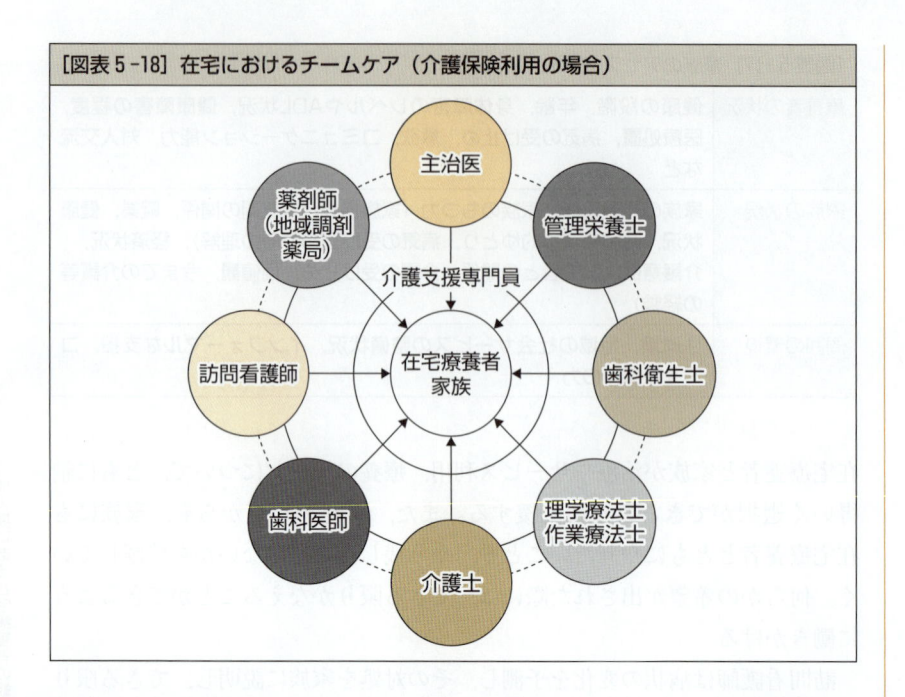

[図表5-18] 在宅におけるチームケア（介護保険利用の場合）

（図：在宅療養者・家族を中心に、介護支援専門員、主治医、管理栄養士、歯科衛生士、理学療法士・作業療法士、介護士、歯科医師、訪問看護師、薬剤師（地域調剤薬局）が連携）

問入浴サービスなどがある。そのほか，近隣等のボランティアや介護用品の貸与などがある。これらをうまく組み合わせたチームとしての支援が必要である［図表5-18］。

社会資源の利用と多職種連携

　がんは，介護保険における16の特定疾病に該当するため，40歳以上65歳未満の第2号被保険者も介護認定されると**介護保険によるサービスを利用できる**。退院調整を担う看護師と訪問看護ステーションとの連携が重要であり，在宅療養者や家族の希望が叶うように速やかに退院に向けた支援が求められている。在宅で受けるサービスは，訪問看護以外のものとしては，主に**ホームヘルパーによる訪問介護，訪問入浴介護，福祉用具貸与**といったものが中心になることが多い。例えば，在宅療養者が，自宅で安全かつ自立した生活を送ることができるように手すりをつけたり，ベッドやポータブルトイレを使用するなどの住環境を整備するとよい。これらは介護保険のサービスとして利用できる。

　経済面では，働き手である夫ががんになった場合などは，休職するあるいは退職するなどにより大黒柱がいなくなることで，医療費の支払いなども含めて家族は経済的な不安にも直面することになる。高額療養費制度，高額医療費貸付制度，生活保護制度による医療扶助などのサービス情報を訪問看護師は把握し，必要時に情報提供する。

〜〜〜〜〜〜〜〜〜〜 肺がんを有する事例 〜〜〜〜〜〜〜〜〜〜

　Mさん，50代，男性。肺がん末期。要介護4。自営業。一軒家で，妻と未婚の次女と同居。長女は別に所帯をもっている。妻は2階でパッチワークを週2回教えている。Mさん

は1階で療養。

3か月前より腹部が張る感じがあり、近医を受診する。X病院を紹介され入院。病名・余命（治療すれば1年、しなければ3か月）を告知される。TS-1®の内服治療を開始し、自宅加療を希望して退院。X病院への通院が困難となったため、Yクリニックを受診し、訪問診療・訪問看護の開始となる。在宅療養に対する思いについては、本人は「自宅になるべくいたい」、妻は「家での看取りも考えている（選択肢がある）」と語っていた。

在宅療養開始後の経過は、TS-1®の副作用による強い嘔気・嘔吐があり、本人の希望により1か月後に中止した。疼痛に関しては、非ステロイド性抗炎症薬（nonsteroidal anti-inflammatory drugs：NSAIDs）とデュロテップMTパッチ®にてNRS0～1程度にコントロールできていた。レスキューとしてオキノーム®を内服。食欲が低下しており、IVHを施行。

Mさんは疾患・余命の受容ができており、娘たちともゆっくり話す時間をもち、別れへの準備を行っていた。妻にも今後の経過は説明され、在宅での看取りも覚悟しつつあった。訪問看護では、「本人が苦痛なく安楽に自宅ですごせること、家族が安心して介護できること」を目標に支援した。医療保険による概ね60分の訪問看護を週2回行い、点滴ルートの交換やCV管理、保清を実施した。訪問時、旅番組をよく観ていたので話しかけると、「山梨に姉がいるので会いに行きたい。でも、どうせできないよ」と本人が言った。家族も、できれば連れていきたいがこんな状態ではもう無理だろうとあきらめていた。看護師は、本人や家族の希望を何とかかなえることができないものかと主治医に相談したところ、本人が希望するのであれば行ってみたらどうかと了解を得、なおかつ緊急時の医師への紹介状も書いてくれた。看護師は車内やホテルでの過ごし方のアドバイス、持参する物品や薬品の確認、トラブル時の対処についての説明を行った。準備が整い、亡くなる1か月前に2泊3日の山梨への家族旅行ができた。看取り後に妻に会ったところ、「こんなにいろいろなことができるとは思わなかった。長女が積極的で、次の旅の話もしていた。本人の希望を少しでもかなえることができて本当によかった」と語った。

療養通所介護

末期がんや難病などで、中心静脈栄養や気管切開、胃ろうなど医療処置を要する療養者が通所できる日帰りデイサービス。看護師の観察のもとに日常生活の支援やリハビリなどを行うので安心してすごすことができる。

在宅療養支援診療所

24時間体制で往診や訪問看護を実施し、在宅ケアと在宅医療の中心的役割を担う診療所である。自宅でのターミナルケアや慢性疾患の療養などへの対応が期待されている。

終末期医療の決定プロセスに関するガイドライン

厚生労働省は、緩和ケアの充実など終末期を迎える療養者や家族を全人的に支えるために医療や福祉の専門職者によるチームにより可能な限り疼痛やその他の不快な症状を十分に緩和し、総合的な医療およびケアを行うことが必要であるとの考え方のもとにガイドラインを作成した。

（林裕栄）

在宅療養児の観察と看護

View Point

健康障害のある小児には，「児童の権利」が保障されていなければならない。それは，尊厳を確保し自立を促進して，良質な保健・医療・教育を受け，成長と発達を最大限に享受し，家族から愛され，家庭と地域社会で幸せに成長することである。
　胎生期や出生時の異常，出生後の疾患で急性期医療を必要とした後に，家庭での在宅療養生活を支えるのは在宅看護である。在宅療養の小児と親・家族のニーズを適切にアセスメントし，社会資源を活用して，必要な在宅看護を提供するためには観察力が必要である。在宅療養児と家族のライフサイクルの各時期で出現する危機［図表5-19］を予測し，多くの専門職や療育の機関と連携・協働していかなければならない。

小児の在宅療養生活の全体をアセスメントする

小児本人の観察

【身体面の観察】身体面では，小児の疾患・健康障害の状況を観察する。
【精神面の観察】精神面では，疾患・健康障害に対する本人の理解や受け止めを観察する。小児自身は疾病や障害を理解することが難しい場合があるため，本人の気持ちや感情の表現を観察する。
【社会面の観察】社会面では，保育所・幼稚園・通園療育施設，学校などの集団生活での成長・発達過程を観察する。そのためには多くの専門職との協働が必要である。また，家族内での小児の位置づけを知ることは，小児の成長・発達を促す支援にとって重要である。

▶▶▶ **観察視点①**

小児と家族の観察
小児本人と親・家族の関係はバランスよく保たれていることが必要である。疾患や健康障害がある場合は，身体面の発育や発達が遅れがちになるが，家族のなかで尊厳と自立が確立していることを観察する。

親・家族の観察

- 家族構成と小児との関係，養育状況を評価する。
- 日々の養育と介護の負担度を判断する。
- 親と家族の疾病理解や障害受容，養育の受けとめをアセスメントし支援を

在宅療養児の観察フローチャート

小児にとっての在宅療養生活の全体をアセスメントする

観察視点
【小児】
- 身体
  疾患・健康障害の状況，在宅療養生活に応じた治療・ケア状況とその工夫
- 精神
  疾患・健康障害に対する本人の理解や受けとめ
- 社会
  保育所・幼稚園・学校などの集団生活での成長・発達過程，家族内での小児の位置づけと家族関係

観察視点
【親・家族】
- 家族構成
- 小児との関係
- 養育状況
- 健康障害・養育の受け止め
- 家族アセスメントの視点
  家族力量，家族システム，家族エンパワーメントモデルなどを用いて評価

観察視点
【環境】
- 住環境および周辺環境
- 社会への参加
- 集団生活環境
- 地域社会とのつながり

観察視点
【医療・保健・福祉制度】
- 制度の理解
- サービスを組み合わせる
  児童福祉法―小児慢性特定疾患の医療給付
  障害者総合支援法―障害福祉サービス，補装具
  医療保険―医療保険サービス
  市区町村のその他福祉サービス
  インフォーマルサポート

制度を利用して在宅療養を組み立てる

観察視点
【全般的な課題】
- 看護師としての生活者の視点
- 本人や家族のウェルビーイングの向上
- 児童の権利の保障
- 自己決定への支援
- 発達課題の達成への支援
- ライフサイクルの各時期で出現する危機を予測し，多専門職の協働により危機前から対応

[図表5-19] 障害のある子どもと親の危機的時期・状況

危機的時期		危機的状況
Ⅰ	誕生（障害を受けた時期）～障害が予測されたとき	
Ⅱ	生後3か月～3歳	乳幼児健康診査などで専門病院を紹介されたとき
		専門病院などを受診しようとするとき・したとき
		障害が分かったとき，診断・説明を受けたとき
Ⅲ	3歳～4歳	集団生活，幼児教育を選ぶとき
Ⅳ	小学校入学時期	就学前健診，小学校選択
Ⅴ	中学校・高等学校入学時期	進級にあたっての学校選択（特に肢体不自由児など）
Ⅵ	学齢期終了時	高校卒業後の進路について
Ⅶ	成人式を迎える時期	その後の生活を選択する時期
Ⅷ	30歳～40歳台	親の加齢が進んでくる時期
Ⅸ	50歳以上	親が自分の死後を考える時期
Ⅹ	一生を終える時期	（親よりも先のときがある）

佐鹿孝子ほか：親がわが子の障害を受容する過程での支援――障害児通園施設に来所した乳幼児と親への関わりを通して，小児保健研究，61(5)，677-685，2002．

進める。
● 小児の在宅療養を継続するためには，親や家族の在宅で看ることの力量をアセスメントする必要がある。

環境の観察

　住居環境，居住地域の周辺環境，および社会参加の場や集団生活の環境は，疾病や障害の内容，発達段階に対して，安全（安心）でバリアフリーであるかどうかを観察する。

医療・保健・福祉制度を利用して在宅療養を組み立てる

医療・保健・福祉制度の理解とニーズの把握

▶▶▶ 観察視点②

制度の理解とニーズの把握
在宅療養であっても良質な医療・保健・教育を受け，成長・発達を最大限に享受していくためには，医療・保健・福祉制度を有効に利用することが不可欠である。そのためには，親がこうした制度を理解し，利用するための手続きを行うことが必要である。

　慢性疾患（11疾患群―514疾患）の小児は，**「小児慢性特定疾患治療研究事業」の申請手続きをすることにより医療費給付が受けられる**ため，家族へ情報提供をする。
　また，上記の事業とは別に，障害者総合支援法を利用するためには，身体障害者手帳や療育手帳などの申請をしなくてはならない。障害のある小児の親は，障害受容の状況により，それらの申請を拒む場合もある。なぜ拒むのか，家族の状況をよく観察しながらニーズの把握を行う。**障害者総合支援法（自立支援医療など）の理解や申請の手続きへ向けた支援が必要である**。また，このほかにも障害児福祉手当などの諸制度が利用できる。

全般的な課題

　児童の権利に関する条約第23条に,「児童は障害の有無に関わらず権利が保障されるべきである」旨がうたわれている。**権利を保障するためには,発達の途上にある在宅療養の小児と親・家族のニーズを的確にアセスメントし,活用可能な資源を用いて,必要なケアを判断できる観察力が必要である。**加えて,医療的ケアを受けながら家庭で生活し成長・発達する小児と家族を看護(支援)していくという視点をもつ。

　小児は,6～7歳になると日常のことは自分で決めることができる。例えば,錠剤にするか粉薬にするかを自分で選ぶことは可能であるので,徐々に自己決定できる力を養うように支援する。さらに,健康障害により成長・発達が遅れがちであるが,発達課題の達成に向けて支援することが大切である。

　小児,特に乳幼児期の親子は多くのニーズをもっている。それらは健康障害の有無にかかわらず,親子が潜在的にもっているニーズである。健康障害の内容と程度,家族の養育力に応じて,社会資源を活用し,在宅療養の小児に対して必要なケアを行い支援する。

　在宅療養の小児のなかには,成人する前に一生を終える者もいる。訪問看護師は,終末期であっても,本人,きょうだい,親の一人ひとりの生活が充実し,自己実現が目指せるように支援していく。

筋ジストロフィーを有する事例

View Point 進行性疾患で，遺伝子治療などが研究されているが，現在，進行を防止することはできない。最も多い重度なデュシェンヌ型では，10歳前後から歩行不能となり，多くは30歳台で心不全や呼吸不全などで亡くなる。そのため，病期に応じて，心身機能を最大限に発揮できるようにケアすることが看護の目標になる。残された生活を安楽で豊かにすごせるように支援する。乳幼児期に疾病の診断と告知を受けるため，親の障害受容への支援が大切である。

疾患と障害の出現と観察

筋ジストロフィーの理解

▶▶▶ **観察視点①**

病型と病期の理解
病型を把握し，小児と家族の理解の状態と現在の病期などを把握しながら，次の病期への進行を予測する。身体能力を維持し，変形拘縮を防止するための日常の機能訓練などに親子や他の専門職と協働してかかわり，喜びや哀しみを共感して信頼関係を築く。

　デュシェンヌ型筋ジストロフィーはジストロフィン遺伝子の異常により発症し，進行性に全身の筋線維が変性壊死していく疾患である。遺伝子異常を原因とする病型が多数あるが，デュシェンヌ型と福山型先天性筋ジストロ

[図表5-20] 筋ジストロフィー機能障害度の厚生労働省分類（新分類）

ステージⅠ　階段昇降可能
　　a─手の介助なし
　　b─手の膝おさえ

ステージⅡ　階段昇降可能
　　a─片手手すり
　　b─片手手すり膝手
　　c─両手手すり

ステージⅢ　椅子からの起立可能

ステージⅣ　歩行可能
　　a─独歩で5m以上
　　b──人では歩けないが物につかまれば歩ける（5m以上）
　　　1）歩行器　　2）手すり　　3）手びき

ステージⅤ　起立歩行は不能であるが，四つ這いは可能

ステージⅥ　四つ這いも不可能であるが，いざり這行は可能

ステージⅦ　いざり這行も不可能であるが，座位の保持は可能

ステージⅧ　座位の保持も不能であり，常時臥床状態

筋ジストロフィーのリハビリテーション・マニュアル，2011．（編集・発行：厚生労働省精神・神経疾患研究開発費，筋ジストロフィーの集学的治療と均てん化に関する研究，主任研究者 神野 進（国立病院機構刀根山病院名誉院長））

筋ジストロフィーの在宅療養児の観察フローチャート

疾患と障害の出現

筋ジストロフィーの定義と病型
- デュシェンヌ型
- 福山型先天性
- その他

症状と障害
- 筋線維（主に肢体―四肢体幹―筋）の壊死と再生
- 筋萎縮と筋力低下
- 知的発達障害と脳形成異常
- 心不全
- 嚥下障害　など

起こりやすい合併症と二次的障害
- 呼吸障害―無気肺―呼吸不全
- 摂食障害（そしゃくと嚥下の障害）
- 脊柱変形
　　側彎症など
- 胃食道逆流現象
- 呼吸器感染症
- 関節拘縮・変形・股関節脱臼など
- てんかん
- 排泄困難と便秘
- 排尿困難

症状と障害の進行

観察視点
- 全身状態
- 体温
- 食事と栄養状態
- 活気や表情
- 睡眠状態
- 筋力の低下状態
- 変形と拘縮の状態
- 親の障害の受けとめ
- 家族の負担の状態

病状の進行防止
- 薬物療法
　　臨床研究の段階
- 感染症の防止
- 合併症の管理
　　呼吸管理
　　栄養管理
　　心機能管理

リハビリテーション
- 発達促進
　　移動能力の発達，知的能力の発達，情緒と行動の発達，日常生活動作の発達
- 機能維持
　　変形と関節拘縮への訓練，呼吸訓練，心理的支援，補装具と福祉機器
- 思春期以後
　　意思表示への支援，抑うつなどの心理的支援，訪問リハビリテーション，福祉機器と介護機器，社会参加　など

具体的援助
- 呼吸障害への援助
　　姿勢コントロール，気道浄化と排痰，人工呼吸器の点検
- 食事のケア
　　食事姿勢：誤嚥と嘔吐の予防
　　摂食：食事形態（軟菜食／トロミ食）
　　誤嚥・嘔吐の予防
- 服薬の援助：剤型など
- 排泄のケア
- 心理的支援：抑うつ／不安など
- 意思表示への支援
- 訪問看護とレスパイト
- かかりつけ医（主治医）

観察視点
- 喘鳴，無呼吸，呼吸困難，酸素飽和度
- 血圧と心拍数／不整脈
- 浮腫や尿量と体重変動など
- 栄養状態と脱水の有無
- 嘔気，嘔吐／腹痛（イレウスなど）
- 排尿と排便の状態：回数と性状
- 皮膚の状態：発赤／褥瘡，化膿，清潔など
- 口腔衛生
- 心理状態（不安など）

終末期を生きるための支援
- 小児の希望の実現（自己実現）への援助
- 親の希望の実現（自己実現）への援助
- きょうだい児の希望の実現（自己実現）への援助
- 終末期への援助
　　看取りへの望み
　　生前からのグリーフケア

フィーは代表的な病型であり，進行が早く病状も重度である。本稿ではデュシェンヌ型を中心に述べる。

症状と障害

　病理所見では筋線維壊死と脂肪変性を示し，四肢近位部の筋萎縮と筋力低下が遠位部に比し著しい。進行性に障害度［図表5-20］に示した病期をたどる。心臓の横紋筋も障害され，心不全を生じる。知的発達障害や脳形成異常を伴う場合がある。

症状と障害の進行と観察

筋ジストロフィーの障害度（病期）と変形拘縮および症状

　デュシェンヌ型筋ジストロフィーの移動能力は3歳から4歳頃（ステージⅠ）で最も高い。すでに，四肢近位筋の筋力は低下しており，ふくらはぎの仮性肥大を認める。アキレス腱の拘縮が始まり尖足（せんそく）になると歩行障害を早めるので，幼児期からストレッチ運動を親子に指導し十分に習慣づけする。プラスチックの短下肢装具を利用して拘縮予防を行うこともある。座位生活（ステージⅤ）に入ると，左右非対称の座位姿勢は側彎症を重度化させるため，姿勢保持が大切である。ステージⅤの時期では，心機能低下や呼吸機能低下が明確になるため，心不全と呼吸不全に注意する［図表5-21］。積極的に電動車椅子を利用することは，学校生活と社会参加，生活の質（QOL）にとって大切である。

▶▶▶ **観察視点②**

障害度と症状
進行性疾患のため，障害度と心機能・呼吸機能の観察が重要である。母親の罪悪感と，絶え間なく能力を喪失していく小児の体験に共感できることが大切である。障害度（病期）に応じて適切な支援を行う。ステージⅧ（寝たきり状態）の病期が人生の半分を占めるため，社会参加への支援が重要な課題である。

［図表5-21］呼吸不全の症状	
自覚症状	●息切れ，易疲労感，倦怠感（夜間の姿勢調整の要求） ●起床時の寝覚めの悪さ，眠気，頭痛，頭重感 ●胃部不快，嘔気，腹痛
他覚症状	●意識障害（低覚醒） ●頻脈，不整脈 ●とぎれとぎれの発話，睡眠時無呼吸，鼻翼呼吸，下顎呼吸 ●顔面蒼白，手足の末端・爪のチアノーゼ ●尿量の減少，浮腫

筋ジストロフィー症の療養と看護に関する臨床的，社会学的研究研究成果報告書，厚生省，平成5年度を一部改変

機能訓練の内容

　関節拘縮と脊柱変形（後側彎）は，ステージの進行を早め，臥床中の疼痛を増強して頻回に体位変換とポジショニングの調整を主介護者に求める要因となっている（夜間の呼吸不全による身のおきどころがない倦怠感を「痛い」と表現することもある）。そのため，機能訓練の重要課題は，関節可動域訓練と変形防止の体幹ストレッチ運動である。

　呼吸機能の低下に伴って浅く非効率な呼吸パターンとなるため，腹臥位での排痰訓練や呼吸訓練は重要である。筋力維持訓練として，基本動作訓練やセルフケア動作訓練は有効である。したがって，**機能訓練の様子を観察し，訓練への動機づけを図り，機能訓練士と協働して小児と家族を支援する**。

病期に応じた支援

　ステージⅣに入ると，感冒（発熱）などで数日間臥床したことがきっかけで歩行不能（ステージⅤ）へと進行する。そのため，感染予防（ワクチン接種など）は大切である。

　呼吸不全［図表5-21］と心不全は，他覚的に把握することが困難である。生命へのリスクだけでなく，疲労感，低活動や不活発，消極性などを引き起こし，疼痛などの愁訴を増して介護者（母親）の夜間の介護負担を増加させる。そのため，**在宅であっても呼吸機能（酸素飽和度など）や心電図などのチェックを行う必要がある**。

　デュシェンヌ型では，13歳をすぎたころから，心不全と呼吸不全に対して，ACE阻害剤やβ遮断薬を投与し鼻マスクの非侵襲型陽圧人工呼吸器を開始する。服薬指導や人工呼吸器の装着指導が大切な課題となる。

対人交流促進の支援

　学齢期の子どもにとってあたりまえの活動に参加できるように，訪問看護師は適切な観察と支援を行う。過労を避けなければならないが，これらの活動への参加は，小児と親・家族の喜びとなり，QOLや達成感をもたらす。ステージⅧであっても，福祉機器（電動車椅子やパソコン入力機器など）を利用して，社会参加を維持し家族に支えられた豊かな人生を達成できるように，観察し支援する。

そのほかの具体的な観察と援助

●食事の観察と服薬の援助●

咀嚼・嚥下機能を確認し，誤嚥や気道閉塞を防ぐ。軟菜食，キザミ食，トロミ食などの嚥下機能に応じた食事の援助を行う。栄養素とカロリー管理のために栄養士と協働する。

●排泄の観察とケア●

呼吸不全期では，肺塞栓などを防止するために，十分な水分摂取を指導し援助する。

腹筋の筋力低下などに伴い便秘傾向になるため，排便の観察，排便介助，食事内容の指導が重要である。

●呼吸の観察とケア●

呼吸機能の低下とともに，会話が途切れ小声となり，意思表示が困難になる。疾病の経過が不安であり，うつ傾向になりやすいため，「気持ちを静かに傾聴する」などの支援が必要である。口腔内細菌と臥床生活による無症候性肺炎や沈下性肺炎を予防するために，口腔衛生を観察し，親と小児に保清とブラッシングを指導する。

●親・家族の介護負担の観察とケア●

介護負担や不安が増し，親と家族に気持ちのゆとりがもてなくなると，本人との関係に負の影響を生じる。**介護負担を軽減するためにも，訪問看護やレスパイトなどの社会資源を活用することを勧める。**

●終末期を生きるための観察と支援●

小児自身の希望と，親やきょうだい児の希望の実現（それぞれの自己実現）を支援する。共感的な態度で小児と家族にかかわる。**家族の看取りへの希望については十分な時間をかけて話し合いを進めておくことが重要である。**親にとっては，わが子の終末期の世話をすることになるため，**生前から親へのグリーフケアが行われていると，わが子を看取ったときの罪悪感や自責の念**などの悲嘆の反応が少ないと考えられる。

▶▶▶ 観察視点③

支援の目標
日々の生活が少しでも安楽で苦痛が少なくすごせ，自己実現と社会参加につながるように援助する。終末期であっても，小児と親・家族の希望の実現に向け支援する。

> ### 筋ジストロフィーの終末期
>
> 筋ジストロフィーは進行性疾患であり，十数年間にわたってステージⅧ（寝たきり）をすごす。この間，心不全対策と人工呼吸器管理を継続するが，電動車椅子などを利用して社会参加することが可能である。そのため，一般的な意味での「終末期」があてはまらない。広義にとらえれば十数年間が「終末期」となり，狭義の「終末期」は存在しない。
>
> ＊医療と福祉の情報などは，（一社）日本筋ジストロフィー協会のホームページ（http://www.jmda.or.jp/）で閲覧することができる。

～～～～～～～ 筋ジストロフィーを有する小児の事例 ～～～～～～～

　Nさん17歳，高校2年生である。両親と姉の4人暮らし。福山型先天性筋ジストロフィーで，重度の脊柱変形（後側彎）と両下肢拘縮がある。四肢の筋力低下が著しいが自動運動は可能である。寝返りや座位保持ができず，移動では電動車椅子を使用し自分で操作できる。身長約130cm，体重25kgである。身体障害者手帳1級。

　日常生活状況は，食事はスプーンの使用が可能であるが，筋疲労となるため全介助している。副菜は，窒息などを防ぐために刻み軟菜食である。排泄は，便器で座位姿勢を保持できず，抱っこでトイレに座り，介助者に身体を支えてもらいながら排泄している。介護者の負担が大きくなると，おむつ（リハビリパンツと尿取りパット併用）で対応している。清潔では，母親が抱えて入浴しており，週2回のヘルパー利用を併用している。口腔ケアは介助で，うがいは臥床のまま行う。夜間就寝中は，変形や拘縮の疼痛などが生じ，母親が約1時間ごとに，体位変換やクッション調整の介助を行っている。

　特別支援学校にスクールバスで通学している。国語が得意であり工作などが大好きである。人の前に立って，皆をまとめることなどに積極的で社交的である。

　月2回，車椅子ダンスの会に参加している。高校生らしくアイドルに興味があり，さまざまなDVDを楽しみ，母親の車で姉と一緒に映画やショッピングに出かけることも多い。

　心筋障害などのために，定期的に大学病院（1回／月）に母親と通院している。日常の健康管理は母親が行い，疲労が蓄積しないよう休息などに心がけている。風邪症状などの出現時に早めに対処できるよう，予備の感冒薬や抗生剤を得ている。

　訪問看護を週1回利用し，心拍，血圧，体温，排尿，排便などのバイタルサインと体重測定，皮膚（発赤など）の観察などの健康状態のチェックを受けている。医療費は小児慢性特定疾患治療研究事業を活用している。

　今後の生活については，車椅子ダンスを続け，友達との交流を積極的に行っていきたいと話している。また，高校卒業後は，障害者の通所事業（地域作業所）を利用し，持ち前の社交性を生かし生活をしていく予定である。将来は障害者同士で生活できるグループホームでの自立を希望している。

　母親の就労継続や介護負担の軽減のために，障害者総合支援法の居宅介護や短期入所介護の利用を併用していく予定である。両親は一日一日を楽しく生きることを大切にし，輝きながらの人生になるようにという思いですごしている。

脳性麻痺を有する事例

View Point　脳性麻痺は受胎から新生児期に障害を生じ，その障害は一生続く。成長・発達は緩徐であるが，発達の道程（道すじ）をたどり，乳幼児期の早期からリハビリテーションを開始して各発達段階を達成し，自己実現ができるように支援することが重要である。

疾患と障害の出現と観察

脳性麻痺の理解

▶▶▶ **観察視点①**

脳性麻痺の理解
脳性麻痺は姿勢と運動機能の障害であるため，小児の日常生活に大きな影響をおよぼす。また，随伴障害や二次的障害を生じやすい。

　脳性麻痺とは，受胎から新生児期までに生じた脳の非進行性病変に基づく，永続的な運動および姿勢の異常をきたした状態の総称である[*1]。運動障害の病型は，**手足が麻痺し痙直がみられるもの（痙直型）と，不随意に手足や顔や体が動くもの（異緊張型・アテトーゼ型）**がある。緊張性の姿勢と姿勢反応の障害を示し，定頸や寝返り運動が障害される。随伴障害と二次的障害〔図表5-22〕，起こりやすい症状〔図表5-23〕を示した。発達を促進し，二次的障害を予防するためには，乳幼児期から療育センターなどの専門の療育施設でリハビリテーションを行う。また，日常生活での姿勢保持や遊びのなかに機能訓練の要素をとりいれることが必要であり，機能訓練士（理学療法士・作業療法士・言語聴覚士）による指導が行われる。

[図表5-22] 起こりやすい随伴障害と二次的障害

脳・神経	●てんかん，痙攣重積 ●知的発達障害 ●広汎性発達障害 ●感覚統合障害
感覚器	●視覚障害 ●聴覚障害
骨・筋など	●脊柱側弯症 ●関節拘縮 ●股関節脱臼，四肢変形
呼吸器	●喘鳴，呼吸困難
口腔器管	●咀しゃく障害，嚥下障害
消化器	●胃食道逆流障害

[図表5-23] 脳性麻痺児の観察項目

体温	●高熱症候群，発汗 ●体温調節障害（低体温症）
呼吸	●喘鳴，呼吸困難 ●呼吸パターン ●酸素飽和度
栄養状態	●身長と体重，皮下脂肪量（上腕）
脱水の有無	●皮膚の湿潤乾燥など
皮膚	●湿疹，びらん，褥瘡，化膿
食事と咀しゃく嚥下	●口唇過敏，咀しゃく，むせ，嚥下
活気	●表情
睡眠の状態	●入眠困難，夜間の覚醒，発汗，起床時の寝覚めと機嫌，生活リズムなど
姿勢と運動と筋の状態	●姿勢反射と筋緊張 ●痙性 ●不随意運動 ●筋の萎縮
排便と排尿	●便の性状，便秘 ●尿の性状，尿量

脳性麻痺の在宅療養児の観察フローチャート

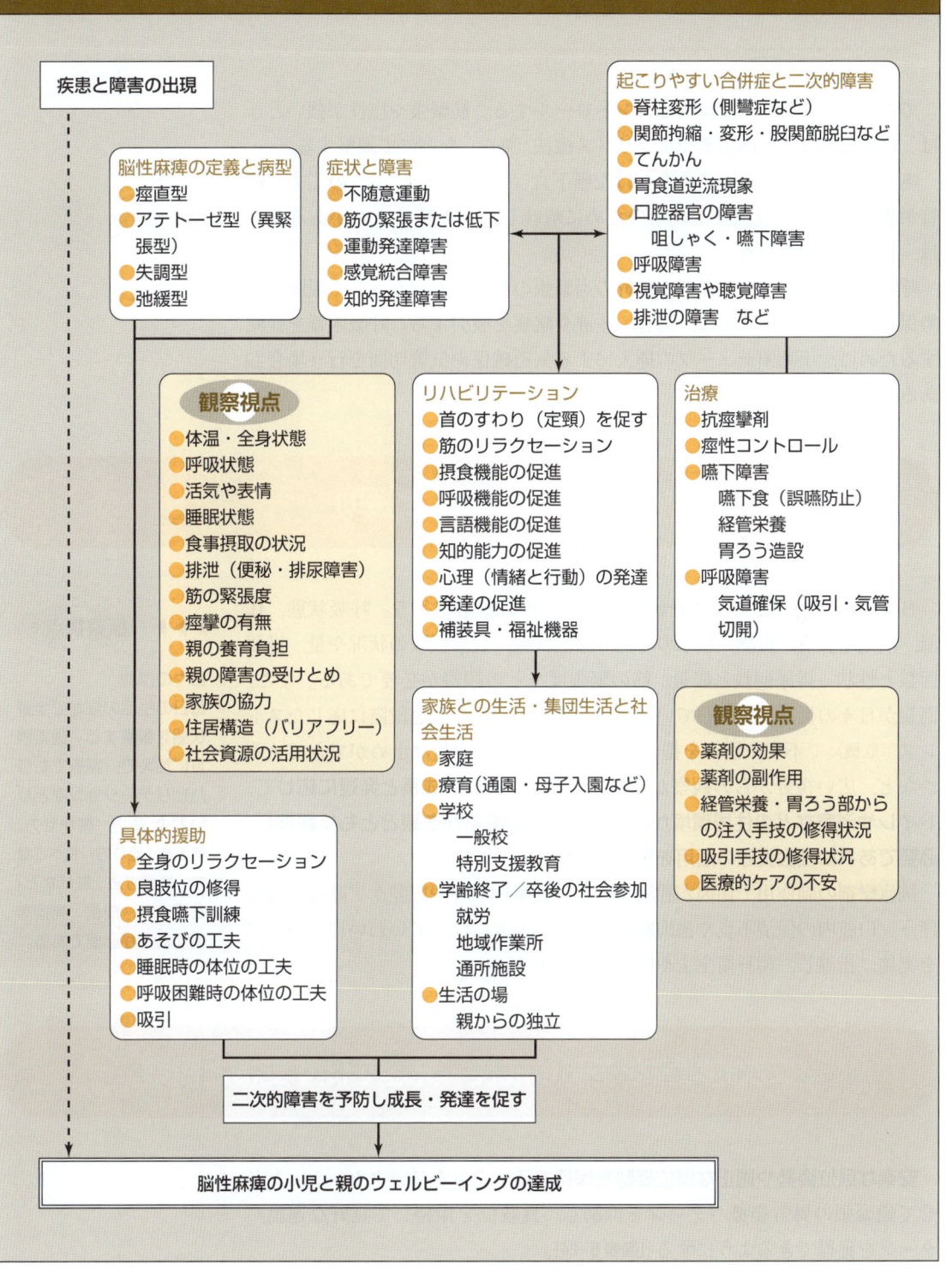

疾患と障害の出現

脳性麻痺の定義と病型
- 痙直型
- アテトーゼ型（異緊張型）
- 失調型
- 弛緩型

症状と障害
- 不随意運動
- 筋の緊張または低下
- 運動発達障害
- 感覚統合障害
- 知的発達障害

起こりやすい合併症と二次的障害
- 脊柱変形（側彎症など）
- 関節拘縮・変形・股関節脱臼など
- てんかん
- 胃食道逆流現象
- 口腔器官の障害
  咀しゃく・嚥下障害
- 呼吸障害
- 視覚障害や聴覚障害
- 排泄の障害　など

観察視点
- 体温・全身状態
- 呼吸状態
- 活気や表情
- 睡眠状態
- 食事摂取の状況
- 排泄（便秘・排尿障害）
- 筋の緊張度
- 痙攣の有無
- 親の養育負担
- 親の障害の受けとめ
- 家族の協力
- 住居構造（バリアフリー）
- 社会資源の活用状況

リハビリテーション
- 首のすわり（定頸）を促す
- 筋のリラクセーション
- 摂食機能の促進
- 呼吸機能の促進
- 言語機能の促進
- 知的能力の促進
- 心理（情緒と行動）の発達
- 発達の促進
- 補装具・福祉機器

治療
- 抗痙攣剤
- 痙性コントロール
- 嚥下障害
  嚥下食（誤嚥防止）
  経管栄養
  胃ろう造設
- 呼吸障害
  気道確保（吸引・気管切開）

具体的援助
- 全身のリラクセーション
- 良肢位の修得
- 摂食嚥下訓練
- あそびの工夫
- 睡眠時の体位の工夫
- 呼吸困難時の体位の工夫
- 吸引

家族との生活・集団生活と社会生活
- 家庭
- 療育（通園・母子入園など）
- 学校
  一般校
  特別支援教育
- 学齢終了／卒後の社会参加
  就労
  地域作業所
  通所施設
- 生活の場
  親からの独立

観察視点
- 薬剤の効果
- 薬剤の副作用
- 経管栄養・胃ろう部からの注入手技の修得状況
- 吸引手技の修得状況
- 医療的ケアの不安

二次的障害を予防し成長・発達を促す

脳性麻痺の小児と親のウェルビーイングの達成

治療

てんかんに対して抗痙攣剤でコントロールする。筋緊張や痙性が強いときは，筋弛緩剤などの内服薬やボツリヌス療法（筋注）などにて調整する。

嚥下障害に対してはとろみをつけた嚥下食（軟菜食やキザミ食）の工夫や経管栄養を行う。胃食道逆流現象のために嘔吐したり誤嚥リスクがあるときは，胃ろう造設を行う。

呼吸障害に対しては，頸部や体幹の過緊張のリラクセーションや腹臥位姿勢保持などを行うとともに，適宜，唾液や喀痰を吸引する。呼吸困難を軽減するために，下咽頭チューブの挿入による気道確保や気管切開を行う場合もある。

具体的な観察と援助

日常の生活のなかで，全身状態と感染症状の観察を行う。呼吸状態，体温，活気や表情，機嫌，痙攣の有無，睡眠状態，食事摂取の状況や量，排便回数と性状，排尿回数と尿量，筋の緊張度などの観察が必要である。また，両親が日々の世話で疲労していないか，発達の遅れや発達段階に応じたストレス（危機）で不安や悩みを抱いていないか，障害の受け止めができているかなど，広い視野からの観察が必要である。さらに，**成長と発達に応じて，トイレや浴室などの住居環境がバリアフリーであるかを親とともに観察し，必要であれば社会資源の活用を提案する**。

抗痙攣剤の副作用で歯肉が腫脹すると，食事摂取時や口腔ケア時に疼痛を伴う。口腔内の保清不良や歯肉腫脹を認めるときには，ていねいに口腔ケアを実施，指導し，歯科衛生士や医師に相談する。

▶▶▶ **観察視点②**

日々の援助
毎日の生活のなかで全身状態を観察する。通園療育に加えて，家庭でもリハビリテーションをとりいれた育児（寝かせ方，抱き方，座り方，食べさせ方，排泄方法，遊びなど）を行って，成長・発達を促すことが必要である。

二次的障害を予防し成長・発達を促す支援と観察

安楽な臥位姿勢や適正な座位姿勢を保持する。全身をリラクセーションさせて過緊張の異常姿勢パターンを抑制し，良肢位を保持して良好な運動パターンを獲得できるようにする［図表5-24］。

摂食嚥下では，❶口への食物の取り込み，❷咀しゃく，❸嚥下という一連の食事運動を訓練し発達させる。この一連の食事運動は，食事時の姿勢や呼吸機能とも関連しているので，摂食嚥下中の緊張した姿勢と呼吸状態を観察しながら援助を行う。体幹と頭部の適正な挙上姿勢を保持できているか，嚥下時に唇を閉じて十分な嚥下力を発生させているか，呼吸障害があっても嚥

[図表5-24] 筋の過緊張のリラクセーション姿勢

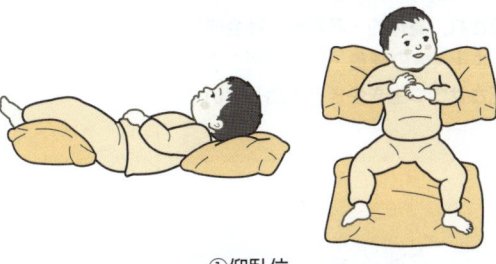

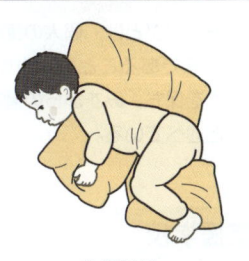

①仰臥位　　　　　　　　　　　　　　　　　　　　　②側臥位

仰臥位と側臥位にて，リラックスした対称性の屈曲姿勢を保持するために適切にクッションを利用する。

及川郁子監：発達に障害のある子どもの看護（新版 小児看護叢書3，285，メヂカルフレンド社，2005．所収）

> **観察視点③**　◀◀◀
>
> **成長・発達を促す支援**
> 日常生活や遊びのなかに機能訓練の要素をとりいれながら，二次的障害を予防する。また，長期的視点で成長と発達を見通し，自己決定へ向けた小児と家族のエンパワーメントの向上を観察する。現在のライフサイクルよりも先のサイクルへ向けた課題を観察し支援を行う。このことは，小児と家族のウェルビーイングの達成へつながることになる。

下時の息止めが十分であるかなどを観察する。

発達を促す遊びの工夫では，小児の発達段階に応じて，身体運動を促す遊び，目と手の協調運動を促す遊び，歌や絵本など声を出す遊びなどをとりいれる。**遊びながら（楽しみながら），運動能力と知的能力の発達が進んでいく。**

筋の過緊張などがあると，夜間も苦痛，発汗，呼吸の障害などが生じ，睡眠障害で生活リズムが乱れがちになる。日中に遊びや体操で楽しく身体を動かして日中の生活リズムを整え，就寝後も静かな寝室環境でリラクセーションを図り，夜間の睡眠を促す。

通園療育施設などでのリハビリテーション（機能訓練）を観察し，積極的に参加できるように支援する。機能訓練では，定頸（首のすわり）などの運動能力，知的能力，言語能力の発達などを目的としたプログラムを実施する。また，呼吸機能訓練や摂食嚥下訓練も実施する。**座位保持装置，車椅子，下肢装具などの補装具や福祉機器を活用し，日々の生活が広がり生き生きと活動できるようにする。**

小児にとって家庭は大切な社会生活の第一歩である。在宅療養の小児にとっても同様である。家庭（家族）での社会生活とともに，脳性麻痺の小児は療育を必要としており，通園療育施設や保育所，幼稚園への通園と生活を観察し支援する。小学校の入学にあたっては，一般校または特別支援学校の選択を迫られるが，**親と小児が，障害程度と小児の権利や将来のライフサイクルを考慮して適切に自己決定できるように，情報を提供し，相談機関などと連携して支援する。**学齢終了後の社会生活の場の選択に関して，親と小児のエンパワーメントを促しながら，相談機関と連携して支援する。障害者総合支援法に基づく日中活動の場として，生活介護，自立訓練（機能訓練，生活訓練），就労移行支援，就労継続支援（福祉的就労），地域活動支援センター（小規模作業所やデイサービス）などの選択肢が広がることが望ましい。

ウェルビーイング

ウェルビーイングとは，個人の権利や自己実現が保障され，身体的・精神的・社会的に良好な状態であること[*2]。小児について，髙橋[*3]は「人権の尊重・自己実現，子どもらしさを保ち，みずからの潜在的な可能性を開花させつつ生き生きと生活している状態」と述べている。

特別支援学校

特別支援学校は，視覚障害者，聴覚障害者，知的障害者，肢体不自由者または病弱者（身体虚弱者を含む）に対して，幼稚園，小学校，中学校または高等学校に準ずる教育を施すとともに，障害による学習上または生活上の困難を克服し自立を図るために必要な知識技能を授けることを目的とする（学校教育法第72条）。

支援機関

社会福祉法人日本肢体不自由児協会（http://www.nishikyo.or.jp/）社会福祉法人全国重症心身障害児（者）を守る会（http://www.normanet.ne.jp/~ww100092/）

~~~~~~~~~~~~~ 脳性麻痺の小児の事例 ~~~~~~~~~~~~~

Hちゃん，5歳女児。脳性麻痺で四肢痙性麻痺である。てんかんがあり，抗痙攣剤（フェノバール®）を服用している。5人家族で3人きょうだいの第二子である。身長104cm，体重15kg。身体障害者手帳は1級である。

日常生活動作はほぼ全介助であるが，地域療育センター（以下，「療育センター」と略す）に週3日通所し，発達支援のための機能訓練や保育に参加している。言語発達に遅れと構音障害があるが，ゆっくりした発語で日常会話は可能である。摂食機能障害（咀しゃくと嚥下）のため軟菜食（とろみ食）であり，座位バランス保持が困難で，移動は主に車椅子である。衣服の着脱を含めて日常生活動作は全介助である。

療育センターでの訓練内容は，理学療法士による全身のリラクセーションと座位・四つ這い位，平行棒内での下肢装具の介助立位歩行訓練，作業療法士による遊びを通した発達訓練，上肢の協調性訓練，スプーンでの食事動作や衣服着脱などの練習をしている。言語聴覚士により構音や摂食機能訓練を受けている。保育では，子どもの集団のなかでの社会性発達支援と就学レディネス支援などが組み込まれている。

障害者地域活動ホーム（※）での日中一時支援事業と医療保険での訪問看護（重度障害者医療費助成制度）を活用し，健康状態のチェックと指導，週2回の入浴サービス，きょうだい児や母親の病気受診時の支援（日中の一時見守り）などの支援を受けている。

来年4月には小学校に入学する。両親は，兄と同じ地域の小学校に入学させたいと考え，教育委員会と小学校の校長に相談し，Hちゃんとともに両親で学校見学と校長との面接を行った。車椅子で移動するためのエレベーターがないこと，教諭の人数に制限があること，看護師の配置がないことなどにより，特別支援学校を紹介された。いくつかの特別支援学校を見学し，看護師が配置されている特別支援学校を選択した。スクールバスの乗車時間が長時間（約60分）であり，通学による疲労などが心配である。

母親は，Hちゃんが小学校に入学した後，教師として復職を希望しており，障害のある子どもも預かってくれる学童保育を探している。障害者地域活動ホームも組み合わせて利用したいが，特別支援学校からの送迎の問題などが未解決であり，復職へ向けた準備は暗礁に乗り上げている。

※「地域活動ホーム」は在宅の障害児・者およびその家族などの地域生活を支援する拠点施設であり，横浜市が独自に設置している（現在，市内に41か所あり）。

（佐鹿孝子・白石恵子）

引用文献

- ＊1 矢田純一・中山健太郎編：小児科学（第8版），687，中山書店，2000．（脳性麻痺の定義）
- ＊2 中谷茂一：子ども家庭福祉・保健用語辞典，14，財団法人資生堂社会福祉事業団，2002．
- ＊3 髙橋重宏：子ども家庭福祉論―子どもと親のウェルビーイングの促進，12-13，放送大学教育振興会，1999．

参考文献

- ◎1 水戸美津子編：新看護観察のキーポイントシリーズ 高齢者，中央法規出版，2011．
- ◎2 大田仁史監：今すぐ役立つ介護シリーズ⑥脳卒中後の生活――元気が出る暮らしのヒント，創元社，2009．
- ◎3 日野原重明・井村裕夫監：看護のための最新医学講座 脳・神経系疾患，中山書店，2002．
- ◎4 日野原重明・井村裕夫監：看護のための最新医学講座 消化管疾患，中山書店，2001．
- ◎5 岡崎美智子・正野逸子：根拠がわかる在宅看護技術（第2版），メヂカルフレンド社，2010．
- ◎6 及川郁子監：発達に障害のある子どもの看護（第2版），最新看護学叢書3，メヂカルフレンド社，2005．
- ◎7 船戸正久・高田哲編：医療従事者と家族のための小児在宅医療支援マニュアル（第2版），MCメディカ出版，2010．
- ◎8 川越博美他総編集：最新訪問看護研修テキスト［ステップ2］小児・障害児看護（第1版），日本看護協会出版会，2010．
- ◎9 伊藤利之監：発達障害児のリハビリテーション，永井書店，2008．
- ◎10 陣内一保・安藤徳彦監：こどものリハビリテーション医学（第2版），医学書院，2008．
- ◎11 Finnie NR編著，梶浦一郎・鈴木恒彦訳：脳性麻痺児の家庭療育（原著第3版），医歯薬出版，1993．
- ◎12 江草安彦監：重症心身障害マニュアル，医歯薬出版，1998．
- ◎13 前川喜平・辻芳郎編：標準小児科学（第4版），556，医学書院，2000．
- ◎14 佐鹿孝子ほか：親が障害のあるわが子の死を受容する過程―グランデッド・セオリー・アプローチを用いた2事例の質的研究，埼玉医科大学看護学科紀要2(1)，27-34，2008．
- ◎15 佐鹿孝子ほか：重い障害のある親に対するグリーフケア（第2報）――わが子の死を受容していく過程と支援の課題，埼玉医科大学看護学科紀要6(1)，9-15，2013．

6 認知症高齢者の観察と看護

Introduction

　この章では，アルツハイマー病，脳血管疾患，レビー小体病，ピック病による認知症について説明し，共通する症状と各疾患特有の症状，およびその観察ポイントについて解説している。また，中核症状（記憶障害，見当識障害，思考判断障害）と行動心理症状（BPSD）について具体的に説明している。

　基礎疾患の違いによって認知症状の出現の仕方や対応は異なるが，認知症ケアの基本として，❶事故防止，❷残存機能を最大限に生かす，❸日常的に現実見当識訓練（Reality Orientation：RO）を行う，❹情緒を安定させる，❺家族支援を積極的に行う，といったことについて，具体例を挙げながら説明している。

　実際には，認知症の進行とともに日常生活上の困難が多々生じることになる。認知症に対しては，いまだほとんど治療法がない。このため，中核症状や行動心理症状を減少させるか，あるいは緩和させる方法としての環境整備が必要である。認知症の人は自分の身の回りに生じるさまざまなことを理解し，それに対処することが困難となり，感覚や行動に混乱を生じやすい。つまり，情緒を安定させることが難しい。特に，さまざまな音が認知症の人の抱える不安を増強すると考えられる。認知症の人が落ちつける環境を家族とともに考えつくることが重要である。こうしたことにより，家族介護力をできるだけ保持し，社会との交流を促進しながらよい方向へともっていくことなどについて説明している。

　本章では，できるだけ実際の現場での対処方法について記載した。

　フローレンス・ナイチンゲールは**「不必要な物音，すなわちこころの中に何か予感をかきたてるような物音は，患者に害を与える」**（『看護覚え書』p.73「物音」），**「患者の目に見えないところからくる音はすべて，患者にとっては不意の物音と同じに感じられるということを忘れてはならない。特別に神経の興奮しやすい患者にとっては，同じ部屋の中に人がいるよりも頭上からのあるいは薄い仕切りの向こうの部屋からの音のほうがずっと有害となるということはよく納得できる」**（『看護覚え書』p.91）。記憶障害，見当識障害，思考・判断障害のある認知症の人は，常に「漠然とした不安」を抱えている。それゆえ，目に見えないところから発せられる音は不安を増強させる。

　さらに，**「『治せないものはがまんすべきである』というのは，看護婦にとってはきわめてたちの悪い，ほかに類をみないほど危険な格言である。看護婦ががまんとかあきらめとかいった言葉をこのように使う場合は，それはほかの言葉でいえば，不注意と無神経ということである——すなわちそれは，彼女自身に対しては恥をあらわし，病人に対しては無責任をあらわす」**（『看護覚え書』p.145）と述べている。すべての看護をする際に共通することであるが，特に，終末期にある人や認知症のある人への看護において，がまんさせること，あきらめることはしてはならないことである。

認知症高齢者の観察と看護

View Point

認知症とは，正常に発達した知能がその後に起こった慢性の脳機能障害のために異常に低下した状態である。認知症状を呈する基礎疾患として，アルツハイマー病，脳血管疾患，レビー小体病，ピック病などがあり，いずれも治療法が確定していない疾患である。そのため，疾患の進行を遅らせたり随伴症状を緩和させる薬物療法，介護者・家族によるケアの工夫，社会の理解・支援体制整備という3側面からのアプローチが必要である。

認知症は，基礎疾患の進行とともに会話が成り立たなくなり，読み書きも困難となるが，症状や行動を「わからないもの」「理解できないもの」として対応するのではなく，その人の暮らしを観察し，「その行動の意味はなんだろう」とていねいに注意深くみることで，対応の糸口はみえてくる。

認知症の理解

観察視点①

基礎疾患の理解
認知症の基礎疾患をよく理解したうえで，体調変化や疾患の不具合，リスクを予測し，早期発見と体調管理ができるよう観察し支援する。

認知症とは

認知症とは脳疾患による症候群であり，通常は慢性あるいは進行性で，記憶，思考，見当識，理解，計算，言語，判断を含む多数の高次脳機能障害を示すが，意識の混濁はない。つまり，成長とともに正常に発達した知能がその後に生じた慢性の脳機能障害のために低下し，徐々に自立した生活が困難になった状態である。

認知症を引き起こす主な疾患として脳内疾患（アルツハイマー病，脳血管疾患，レビー小体病，ピック病，頭部外傷後遺症等）と感染性疾患（各種脳炎）がある。[図表6-1]に比較的多い疾患の特徴等を示した。最も多いのはアルツハイマー病による認知症であり，全体の約半数を占め，次いで脳血管疾患によるものが20〜30％程度，レビー小体病によるものが10〜20％程度といわれている。[図表6-1]に示したように疾患によってそれぞれ特徴はあるが，どのような症状の現れ方をするのかについては個別性が高く，生活歴を含めてその人をよく観察することが必要である。

また，認知症は良性健忘やうつ病，せん妄と間違えやすいといわれる[図表6-2]。良性健忘のほとんどは治療の必要はないが，うつ病とせん妄は適

認知症状のある人の観察フローチャート

観察視点

リスクのある生活

↓

認知症の理解
認知症の基礎疾患をよく理解したうえで，体調変化や疾患の不具合やリスクを予測し，早期発見と体調管理ができるよう観察し支援する。

観察項目
- 基礎疾患
  アルツハイマー病，脳卒中，レビー小体病，ピック病等
- 生活歴，検査
- 中核症状
- 行動心理症状（BPSD）
- 身体の麻痺の部位と程度
- パーキンソン様症状

認知症ケアの基本
❶事故を未然に防止する，❷残存機能を最大限に生かす，❸現実見当識訓練を行う，❹情緒の安定，❺積極的な家族支援

治療の継続
認知症の治療は基本的に完治を目指すものではなく，現状の維持と行動心理症状の緩和を目指すものだが，内服がうまくできない人がいるため，安全で正確な内服方法を個別に検討することが必要である。

観察項目
- 薬物療法の内容
  薬剤名，量，回数，副作用
- 内服状況
  正確にできているかどうか
- 受診または訪問診療状況

環境整備
在宅生活のなかで，不安を生じさせるものがないか，事故が生じる危険性がないかを本人や家族と点検し，必要に応じて助言する。

観察項目
- 光，音の環境調整の有無
- 転倒防止策の状況
- 防災策の状況
- リスク回避の程度

生活上の困難への対応
認知症の人の行動や症状の出方はさまざまであり，生活環境も一人として同じ人はいないため，生活上の困難は百人百様である。訪問のつど，訪問看護師自身の目で観察し，本人と家族とのコミュニケーションを通して総合的にアセスメントする。

観察項目
- 生活上のトラブルや失敗の有無と内容
- 食事に関する困難
- 排泄に関する困難
- 入浴に関する困難
- 更衣，身支度に関する困難

予後への対応
基礎疾患により経過や予後は異なる。訪問看護師は，心身の状態を常に観察し，家族と予後について十分に話し合い，終末期の対応について確認をしておく。

観察項目
- 認知症状の進行状況
- 嚥下機能の程度
- 運動機能の程度
- 終末期の家族の希望の確認

家族介護力の保持
家族の介護力の程度をよく観察し，家族の心身の健康状態を常に観察すること，訪問時は必ず家族をねぎらうことを念頭に訪問する。

観察項目
- 家族介護力の程度
- 介護負担状況
- 介護者の健康状況
- 認知症の受け止め方

社会との交流
社会との交流状況について，家族や本人から聴きとり，継続的な交流の機会が少ないようであれば家族と相談して交流の機会をつくる。

観察項目
- 外出頻度と内容
- 訪問者の有無
- 本人や家族の意向

↓

安心した生活へ

[図表6-1] 主な認知症とその特徴など

	特徴・主な症状	発症機序	治療
アルツハイマー型認知症	アルツハイマー病による。人格が徐々に変化。40歳台からの発症（若年性）があり、進行が早い。記憶障害・見当識障害、思考・判断力（実行機能）障害により妄想、抑うつ、徘徊などが現れる。運動機能障害はほとんどない。	大脳皮質の神経細胞萎縮・消失により神経細胞が大量に減少。大脳皮質の広範囲に斑状の老人斑（βアミロイドタンパク）が蓄積、神経細胞内に神経原線維化（異常リン酸化タウタンパク）が起こる。脳萎縮は側頭葉から頭頂葉にかけて著しく、進行すると前頭葉に及ぶ。	原因不明。主に進行をある程度遅らせる薬（アリセプト）を内服。
脳血管型認知症	脳卒中による。急性発症と慢性発症により症状の現れ方が異なる。慢性発症（特に多発性脳梗塞）の場合には初期の自覚症状として物忘れ・頭痛・めまい・耳鳴り・しびれなどがあり、徐々に感情失禁、記憶障害、思考・判断力障害、運動機能障害などが現れ、抑うつ、意欲低下などが生じる。四肢麻痺、失語症、構音障害を伴うことが多い。	脳梗塞、脳出血、脳動脈硬化症などにより神経細胞や神経線維が障害される。	脳血管障害の再発予防と認知症の症状への対症療法が治療の中心である。リハビリテーションなどで回復が期待できる。
レビー小体型認知症	レビー小体病による。人格は保たれることが多く、男性に多く、進行はなだらか。生々しい幻視があり、注意・覚醒レベルの変動、抑うつ、不安が強い。視覚認知・視覚構成障害が強い。気分の変動が大きく無気力状態にもなりやすい。体が硬くなる、動作が遅くなる、小またで歩くなど運動障害が出現することがありパーキンソン病に似た症状が出ることが多い。	脳の特定の神経細胞のなかに、特異的な変化（レビー小体）が現れる。	抗精神病薬による精神症状のコントロールと運動症状に対する抗パーキンソン病薬、自律神経障害に対しての血圧コントロールが主となる。
前頭側頭型認知症	ピック病が代表的疾患。初期症状は物忘れよりも人格変化が中心、同じことを同じ時間に繰り返すなどの行動障害（常同行為）、や脱抑制、無関心・無気力、注意の転導性亢進（注意を向けるべきもの以外のものに注意が移りやすい）などの特異的症状がある。	脳の前頭葉から側頭葉にかけての部位が萎縮する。	多動、徘徊などに対して抗精神病薬を対症療法で使用する。

切な治療が必要である。

●アルツハイマー病による認知症●

　脳内で特殊なたんぱく質異常（βアミロイドタンパクと異常リン酸化タウタンパクの蓄積）が起こり、脳内の神経細胞が脱落することによって起こるとされている。これにより、脳の神経細胞の減少が生じ、脳（側頭葉、頭頂葉、後頭葉）が萎縮し、知能や身体全体の機能も低下する。特に、脳の側頭葉海馬の脳神経細胞が減少するため、最初に軽度の記憶障害が起こり、徐々に進行

して見当識障害や思考・判断力障害が生じ，それに伴って行動心理症状（BPSD）を呈してくる。初期には記憶障害によるひんぱんな物忘れ，空間的見当識障害である慣れた道で道に迷うことなどが起こる。中期には，多動（徘徊）や高度の知的障害，巣症状（失語，失行，失認）が現れ，後期になるとコミュニケーションが困難となり拒食や過食なども現れ全身状態が悪化する。しかし，このBPSDの現れ方は環境要因に強く影響されるため個人差が大きい。

[図表6-2] 認知症と間違えやすい病態

良性健忘	一種の加齢現象であり，とっさに人の名前が出てこないことや物の置き忘れなどがあっても，ヒントをもらうと思い出せたり，後で思い出すことができるものであり，忘れたための失敗がわかり後悔したりする。特に治療の必要がない。
うつ病	亜急性に発症して，ゆううつ気分が必ずみられる。意欲低下，食欲低下，頭重感，不眠などの症状がある。
せん妄	浅い意識障害のため状況判断ができない状態。急激に発症して，夜間に悪化し，昼夜逆転がみられる。幻覚，幻視や異常な行動などがある。

●脳血管疾患による認知症●

多くは多発性脳梗塞によって梗塞周囲の神経細胞や神経線維が傷害されて起こるが，単一の大きな梗塞や出血によっても起こる。アルツハイマー病の30～40％には脳血管病変があるといわれる。特に，高齢のアルツハイマー病患者では，ラクナ梗塞，皮質下梗塞，微小梗塞，微小出血，白質病変など，いわゆる小血管病変が高率に存在する。

手足のしびれ，頭痛，めまいなどを繰り返すうちに，徐々に認知症が目立ってくる場合と，突然の脳卒中で急激に進行し，四肢麻痺，失語症，構音障害を伴うことがあり，傷害の部位や大きさによって，異なる神経学的局所所見を呈する。

高血圧症，糖尿病，肥満，運動不足などが動脈硬化を進行させるので，それらの治療や予防は脳血管型認知症の予防になる。

●レビー小体病による認知症●

初老期に発病することが多く，進行性の認知症状とパーキンソン様症状を主症状とする。病理学的には，多数のレビー小体（神経細胞や神経突起のなかの特有な封入体）が大脳皮質全体に出現することによって発症する。レビー小体が脳幹と大脳皮質双方に発現するとパーキンソン病と似た症状が出現する。認知機能の変動があるため，その人の症状出現のパターンが日内変動なのか，また何日間の周期で起こるのかを観察する。

レビー小体病では，生々しい幻視や妄想とパーキンソン様症状が特徴で，初期から幻視がある。例えば，「寝ていたら，のら猫が数匹家のなかに入ってきて，台所で餌を探して歩きまわっているので追い払いました」といった幻視や「窓の外で，美奈ちゃんが焚火しているの。危ないから，なかに入るように言ってくる」と夜中に外へ出ようとするような生々しい幻視が見えたりする。また，「台所からお米を盗まれた」などの被害妄想が生じることもある。

また，パーキンソン様症状が出現すると動作が緩慢となり，姿勢反射障害や便秘や失禁，起立性低血圧などの自律神経症状を伴うことがあり，転倒の危険が増す。

●ピック病による認知症●

　ピック病の発症は，40〜50歳がピークであり初老期に多い。局所性の脳萎縮が前頭葉，側頭葉を中心とした脳の前方領域に現れる。

　特有な症状として，「人格障害」「脱抑制行為」「常同行動」があり，病識はない。初期には記憶障害や見当識障害はほとんどない。怒りっぽくなったり，騒がしくなったり，無視したり，不真面目な態度をとる，活動的な人が何もしなくなるなど，性格や人格が極端に変わり，それが行動に現れる（人格障害）。他人に無遠慮であるが，悪意もなく反省もないことから周囲にはその行動が病気であることがわからないことが多い。そのため，不快感や反感を招き，人間関係が壊れることが多い。本能的な欲求がコントロールできなくなって店内に並んでいる商品を平気で食べてしまったり，万引きなどの犯罪を起こすことで病気が発見されることもある（脱抑制行為）。また，「毎日同じ時間に同じ公園に行く」「必ず決まったコースを通る」ことに異常にこだわり，途中に障害物があってもそのまま進むため（常同行動），途中にある信号や障害物を無視することで大事故につながったりする。その行動を止めようとすると，衝動的に怒ったり，暴力行為に及んだりする。また，集中力の低下のために，じっとしていられない多動や徘徊，多弁，周囲への過干渉などの活動性が亢進することがある。

検査

　認知症は，基礎疾患によって治療法が異なること，疾患によっては治癒する可能性があるものもあるため，早期に正確な診断を下すことが必要である。そのため，早期に外来受診し，神経学的検査，画像診断などを受けることが必要である。

　認知症（急激な脳血管病変によるものを除く）は，身体的苦痛を自覚することが少ないため，周囲の者が異変に気づいても本人が受診を拒む場合が多い。病識のある人は問題ないが，病識のない人を外来受診させることは難しく，在宅ケアの場では「どうしたら認知症専門外来等に受診させられるでしょうか」との相談を家族からしばしば受けることになる。「もの忘れ外来」「老年科」「精神科」「心療内科」「神経内科」などのある病院で健康診断を受けることにして，その際に認知症の受診につなげたり，かかりつけの医師がいる場合には，その医師に専門医への紹介状を書いてもらったり，一番信頼している子どもや親戚の人に説得してもらうなどの工夫が必要である。

●神経心理学的検査●

　知的機能や認知機能，記憶，実行機能などについて調べる検査である。検査の多くは，口頭での質問や文字や図形，絵などを書く／描くものである。
　神経心理学的検査は，主に認知機能の障害を定量的にとらえることができ

[図表6-3] 長谷川式認知症スケール（HDS-R）

No.	質問内容		配点	記入
1	お歳はいくつですか？（2年までの誤差は正解）		0 1	
2	今日は何年の何月何日ですか？　何曜日ですか？ （年月日，曜日が正解でそれぞれ1点ずつ。）	年	0 1	
		月	0 1	
		日	0 1	
		曜日	0 1	
3	私達が今いるところはどこですか？ （自発的に出れば2点，5秒おいて，家ですか？　病院ですか？ 施設ですか？　の中から正しい選択をすれば1点。）		0 1 2	
4	これから言う3つの言葉を言ってみてください。あとでまた聞きますので よく覚えておいてください。 （以下の系列のいずれか1つで，採用した系列に○印をつけておく。） 　1：a）桜　b）猫　c）電車　2：a）梅　b）犬　c）自動車		0 1 0 1 0 1	
5	100から7を順番に引いてください。 （100－7は？　それからまた7を引くと？　と質問する。 最初の答が不正解の場合，打ち切る。）	（93）	0 1	
		（86）	0 1	
6	私がこれから言う数字を逆から言ってください。(6-8-2, 3-5-2-9) （3桁逆唱に失敗したら打ち切る。）	2-8-6	0 1	
		9-2-5-3	0 1	
7	先ほど覚えてもらった言葉をもう一度言ってみてください。 （自発的に回答があれば各2点，もし回答がない場合，以下のヒントを与え 正解であれば1点。 　a）植物　b）動物　c）乗り物）		a : 0 1 2 b : 0 1 2 c : 0 1 2	
8	これから5つの品物を見せます。それを隠しますので何があったか言ってください。（時計， 鍵，タバコ，ペン，硬貨など必ず相互に無関係なもの。）		0 1 2 3 4 5	
9	知っている野菜の名前をできるだけ多く言ってください。 （答えた野菜の名前を右欄に記入する。途中で詰まり， 約10秒待ってもでない場合にはそこで打ち切る。） 5個までは0点，6個＝1点，7個＝2点， 8個＝3点，9個＝4点，10個＝5点		0 1 2 3 4 5	
			合計得点	

　　　　　満点：30
　　カットオフポイント：20/21（20以下は認知症の疑いあり）

長谷川和夫：認知症の知りたいことガイドブック　最新医療＆やさしい介護のコツ，144-145，中央法規出版，2006.

る。また，期間をおいて検査することで，その経時的な変化を把握することができる。

　臨床では，長谷川式認知症スケール（HDS-R）とMini-Mental State Examination（MMSE）がよく使用されている。

　長谷川式認知症スケール（HDS-R）は，年齢，現在の年月日と場所，簡単な引き算，身近な野菜の名前などについての九つの設問からなり，満点は30点であり20点以下は認知症の疑いありとする簡易スクリーニング検査である[図表6-3]。この検査は記憶に関する負荷が高い。

　Mini-Mental State Examination（MMSE）は，長谷川式認知症スケール

[図表6-4] Mini-Mental State Examination（MMSE）

	質問内容	回答	得点
1（5点）	今年は何年ですか。 いまの季節は何ですか。 今日は何曜日ですか。 今日は何月何日ですか。	年 曜日 月 日	
2（5点）	ここは何県ですか。 ここは何市ですか。 ここは何病院ですか。 ここは何階ですか。 ここは何地方ですか。（例：関東地方）	県 市 階	
3（3点）	物品名3個（相互に無関係） 検者は物の名前を1秒間に1個ずつ言う。その後，被検者に繰り返させる。 正答1個につき1点を与える，3個すべて言うまで繰り返す（6回まで）。 何回繰り返したかを記せ＿＿回		
4（5点）	100から順に7を引く（5回まで），あるいは「フジノヤマ」を逆唱させる。		
5（3点）	3で提示した物品名を再度復唱させる。		
6（2点）	（時計を見せながら）これは何ですか。 （鉛筆を見せながら）これは何ですか。		
7（1点）	次の文章を繰り返す。 「みんなで，力を合わせて綱を引きます」		
8（3点）	（3段階の命令） 「右手にこの紙を持ってください」 「それを半分に折りたたんでください」 「机の上に置いてください」		
9（1点）	（次の文章を読んで，その指示に従ってください） 「眼を閉じなさい」		
10（1点）	（なにか文章を書いてください）		
11（1点）	（次の図形を書いてください）		
		得点合計	

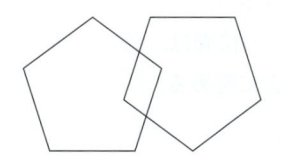

Folstein MF, et al："Mini-mental state". A practical method for grading the cognitive status of patients for the clinician. J Psychiatr Res 1975；12：189-198.

（HDS-R）と併用されることが多く，国際的には最も普及している方法である［図表6-4］。11の設問からなり，満点は30点で，23点以下を認知症の疑いありとする。認知機能の低下による影響が大きい視空間能力と構成能力を判断する図形の模写の設問がある。

Clock Drawing Test（CDT）は，時計の絵および指定された時刻に針を

描く描画検査である。構成能力や視空間能力，言語理解力，知的機能などを評価する。年齢や教育歴の影響を受けにくく，認知症の重症度診断や類型診断の一指標として有用である。

日本語版Clinical Dementia Rate（CDR-J）は，記憶，見当識，判断力など7項目を評価する。日常生活面からの臨床的な評価法である。本人を直接観察することや家族からの聴き取りにより，健康，認知症の疑い，軽度，中等度，高度の5段階で重症度を評価する。

日本語版Alzheimer's Disease Assessment Scale（ADAS-J）は，見当識，記憶，言語機能，行為・構成能力を評価する検査である。11の課題から構成されている。継続的に複数回実施し，得点変化によって認知機能の変化を評価する検査である。

このほかにも，さまざまな神経心理学的検査が行われているが，これらは，全般的注意のレベル，記憶のレベル，視空間認知・操作のレベル，行動や概念の転換などが検査されている。しかし，一つの検査で診断されることはなく，複数の検査を組み合わせて診断されることが一般的である。

訪問看護師は在宅療養者の人格を検査の結果で安易に評価しないようにする。同時に，在宅療養者と家族には，これらの検査はある一面の評価であり，変動することを説明し，落胆したり不安になったりしないように説明を行う。

[図表6-5] 認知症の診断に用いられる画像診断

CT	X線CTは，生体組織細部のある断面におけるX線吸収係数の分布をコンピュータで処理して映し出す。安全，迅速に高い精度で脳の形態上の変化を調べることができる。脳梗塞や血腫，水頭症，腫瘍など認知症の原因となり得る頭蓋内病変を検出する最も簡便な方法である。短時間で検査できる。
MRI	核磁気共鳴現象を利用したコンピュータ断層撮影である。安全でCTより鮮明でかつスピーディに脳の形態上の変化を調べる検査。頭蓋内の微細構造の変化の検出に優れ，海馬・扁桃核を観察することが可能である。
SPECT	single photo emission CTの略。体内にRI（放射性同位元素）を注入し，体の周りに機械を回転させて体内から放出される放射線の分布を画像にし，断層画面を作成する。脳の血流量や代謝機能の情報から，脳の働きをみる検査。局所の血流低下パターンの情報を得ることが認知症の鑑別の診断に有用である。
PET	positron emission tomographの略。陽電子を利用した断層撮影。ブドウ糖が代謝される様子を測定することで，脳の働きをみる検査。アルツハイマー型認知症は血流低下よりも糖代謝低下のほうが強いため，より鮮明に病変を検出する。

● 画像診断 ●

画像診断であるCTとMRIは，脳の形態上の変化を検査し，SPECTとPETは脳の働きをみるものである**[図表6-5]**。これらの検査は，狭い検査台の上で行われるため，事前に十分に説明し不安の除去に努める。

中核症状

アルツハイマー型認知症の場合には，脳の変性によって生じてくる中心的症状（＝中核症状：記憶障害，見当識障害，思考・判断障害）が疾患の進行とともに揃ってくる。それ以外の疾患に関してはすべてが揃っているわけではないが，認知症の人を理解するためには重要な症状である。

●記憶障害●

　記憶は，一般的に新しい物事を記憶する（記銘），一定期間記憶を保つ（保持），記憶した内容を思い出す（想起），記憶した内容に間違いがないと確認する（再認）という働きがある。認知症の初期には，記銘しそれを想起することに障害が起きやすく，短期記憶があいまいになりやすい。進行すると記憶を保持することや再認することが難しくなり，生活に困難をきたすようになる。

　いろいろな物（者）やことを忘れていくというのは，人を常に不安な状況におく。訪問看護師や家族は「記憶に障害がある世界に生きているとは，どういう体験をしていることなのか」と常にイメージしながら，相手の行動を観察する。例えば，音の記憶が薄れていく人にとって，後ろで大きな音がしたときに，その音が何の音であるかを忘れていれば，何かが追いかけてくる音と感じるかもしれない。工事の音を忘れてしまった人は，外での大きな断続的な音を何か巨大なものが家に入ってくる音と勘違いして興奮しているのかもしれない。このように想像してみることで，観察の仕方も対応の仕方も大きく異なる。

　電話をかけたことを忘れて何度も同じところに電話をしたり，差し出された食べ物も，「美味しい」「大丈夫」と言われても，それがどんなものかを忘れてしまっていると怖くて食べられないし，**間違った行為に対して正しいことを何度も説明されても，また，すぐに同じ間違いをしてしまうようなことが起こる**。なぜなら，その正しく教えられた行為をすぐに忘れるからである。

　ところが，その教えられた内容は忘れているにもかかわらず，その人に**否定され訂正されたときのイヤな感情だけは残る**といわれる。例えば，トイレに行ったことを忘れて，すぐにまたトイレに行くというAさんに「今，行ったばかりでしょう！」といやな顔をしてたしなめても，行ったことを忘れているAさんには**怖い顔でしかられたという感情しか残らない**。このことを家族に十分理解してもらうことが必要である。なぜ，トイレに何度も行きたがるのかを家族に確かめてもらうような接し方を助言することが大事である。**記憶に障害があれば，「忘れること」「間違えること」は当然のこと**であることを周囲の人が理解できるように支援する。具体的援助として，メモを残す方法をともに考えたり，出来事を印象づける方法を考える。

●見当識障害●

　見当識には日時や季節などの時間的な事柄に関する認識（時間に関する見当識），今いる場所はどこであるのかの認識（場所に関する見当識），目前にいる人物は誰であるのかの認識（人物に関する見当識）がある。

　見当識障害とはこれらの認識が障害され，**時間や場所，人物がわからなくなっていく**ことである。多くは，時間，場所，人物の順に障害されていくといわれている。時間が認識できないと長時間待つとか，予定に合わせて準備することができなくなり，家人とトラブルになったりする。場所に関する見

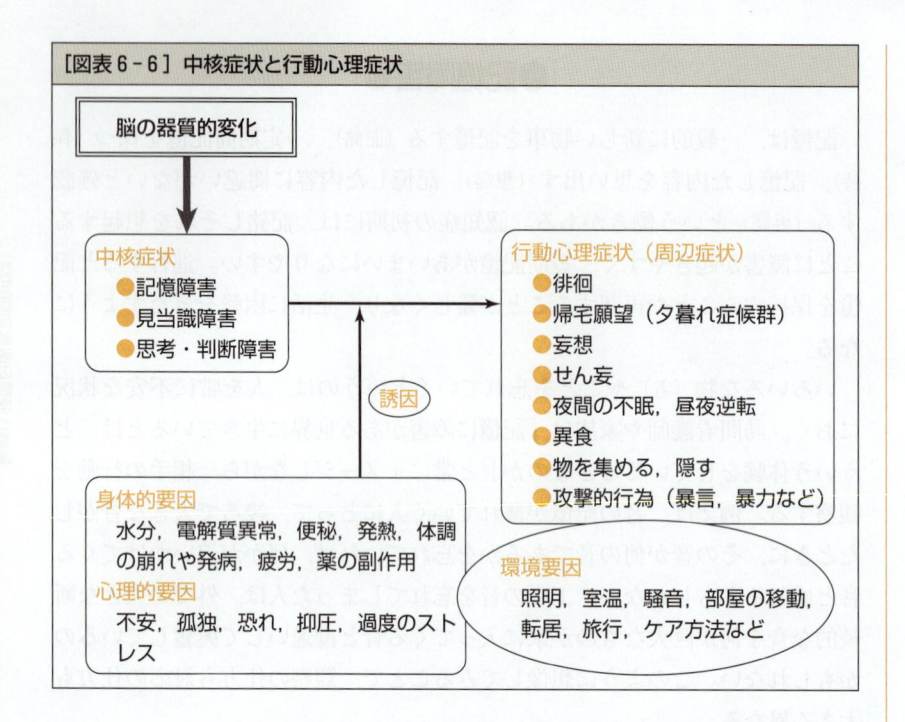

[図表6-6] 中核症状と行動心理症状

```
脳の器質的変化
      ↓
中核症状                    行動心理症状（周辺症状）
●記憶障害                    ●徘徊
●見当識障害                  ●帰宅願望（夕暮れ症候群）
●思考・判断障害              ●妄想
              誘因           ●せん妄
                             ●夜間の不眠，昼夜逆転
                             ●異食
                             ●物を集める，隠す
身体的要因                    ●攻撃的行為（暴言，暴力など）
 水分，電解質異常，便秘，発熱，体調
 の崩れや発病，疲労，薬の副作用
心理的要因                   環境要因
 不安，孤独，恐れ，抑圧，過度のスト    照明，室温，騒音，部屋の移動，
 レス                               転居，旅行，ケア方法など
```

当識が失われると，近所で迷子になる，通勤の道がわからなくなる，あるいはスーパーの帰り道に迷うことが生じ，進行すると自宅に帰れなくなる。過去に獲得した記憶を失うと，自分の年齢や名前，周囲の人との関係もわからなくなっていく。進行すると真夏にオーバーを着るなどという「時の感覚」そのものが感じられなくなっていく。さらには，家のなかでも，トイレの場所を間違えて座敷の隅で放尿したり，自分の家にいることが認識できずに突然「家に帰りたい」と言ったりすることがある。

●思考・判断障害●

物事を計画したり，組織立てたり，順序立てて考えたり，抽象的に思考すること，また物事を判断することが困難になる。目的に合わせた手順を考えられなくなる。このため訪問看護師や家族がやってみせたり，一緒に行ったり，ゆっくり一緒に考えることが必要である。

例えば，料理をするときに泥のついた野菜を洗わずに切るとか，じゃがいもの皮はむけるが，切るということを忘れて中身がなくなるまで皮むきをするとか，抽象的に考えるということができないなどである。このほか，失声（声そのものが出なくなる）とは違い，声は出るが意味のある言葉を発することができない失語（運動性失語）や，言われた言葉の意味が理解できない（感覚性失語），種々の感覚は正常であるが，その意味がわからなくなる（失認），運動能力の異常がないのに，日常的な動作（歯磨き，着衣）などができなくなる（失行）などがある。

行動心理症状（BPSD）

　中核症状である記憶障害，見当識障害，思考・判断障害が複雑に絡み合い，徘徊，異食，妄想，攻撃的行動などの，さまざまな行動心理症状（Behavioral and Psychological Symptoms of Dementia：BPSD）が現れる**［図表6-7］**。

　事実とは異なることを固く信じ込む妄想（物盗られ妄想，嫉妬妄想，被害妄想など），実際にはそこに存在しないものが見えたり聞こえたりし，夜間，急に興奮するせん妄などもある。夜間不眠・昼夜逆転もしばしば起こる。道に迷ったり，外出したがその目的を忘れて歩き続ける徘徊，暴言・暴力などの攻撃的行動，火や水の不始末，弄便等の不潔行為，過食，異食などがある。また，照明が暗いと混乱し，「夕暮れ症候群」といわれる夕方に見られる強い情動の不安定性を招くこともある。部屋が極端に暑かったり，寒かったり，騒々しかったりしても情動の不安定さを起こしやすい。外部の刺激の理解が難しくなり，突然に破壊的な行動を起こしたり，不安になって逃避したりする。鏡や絵画などは間違って解釈し混乱を引き起こすことがあり，そのような刺激は最小限にする配慮が必要である。これらBPSDへの対応では，その状態が起きている背景や要因の分析を行うことが最も重要である。BPSDは身体の状態（下痢による脱水等）や家族とのストレスフルな人間関係，本人をとりまく生活環境，音・光・色等による心身への刺激，性格や気質などが複雑に絡み合って生じる。

　また，BPSDは，アルツハイマー病の経過中のどの時期においても出現する可能性がある。家族には，症状が出るのは一時期のみであることを十分に説明する。症状が出たら，身体の様子と内服薬をチェックする。特に，ベンゾジアゼピン系の抗不安薬や睡眠薬，抗パーキンソン病薬，抗うつ薬，H2ブロッカー，抗ヒスタミン薬，抗コリン薬，市販の風邪薬には注意が必要である。

　以上のように行動心理症状は，❶**身体的要因**（水分・電解質異常，便秘，発熱，体調の崩れや発病，疲労，薬の副作用），❷**心理的要因**（不安・孤独・恐れ・抑圧，過度のストレス），❸**環境要因**（照明の明るさ，室温，騒音，部屋の装飾などの物理的環境）で，さらに強められたり出現頻度が多くなったりする。そのため，行動心理症状が強い場合には，これら身体的要因，心理的要因，環境要因が影響していないかどうか観察する。これらの要因は家族の介護のしかた，訪問看護師のサポートのしかたで左右されうるものでもある。BPSDがあるときには，非言語的なコミュニケーション（手を軽くなでる，背中をさする）を大切にしながらケアすること，小さな不安やストレスを溜めると妄想を引き起こすため，親身になって聴く姿勢を示し，安心感を与えるようにして不安を軽減させることが大切なことを，家族に理解してもらうことが重要である。

[図表6-7] 主なBPSDと対応例

主なBPSD	対 応 例
徘徊：あてもなく，ひたすら歩き回る。	徘徊するのには，その人なりの不安や落ち着かない理由があると考え，むやみに行動を制止しないようにする。徘徊するその人の歩調のリズムに合わせて，「何かお探しですか？」「どちらまで行かれますか？」「一緒に行きましょうか？」などと話しかけながら相手の不安の状態を観察し，落ち着くような働きかけ（声かけ，手をつなぐ，背中に手を当てるなど）を行う。
帰宅願望（夕暮れ症候群）：自分のいる場所がわからなくなったり，薄暗くなる夕方になると漠然とした不安感に襲われ落ち着かなくなり「家に帰る」と言って出ていこうとする。	光の変化や気温・湿度の変化が認知症の人を不安にする。特に，薄暗くなり，気温が下がり，空気が変わる夕暮れ時には不安感が増強される。「ここは自分の家じゃない，帰って夕飯の支度をしなければ」「保育園に孫を迎えに行かなければ」などという，昔の生活の記憶が断片的によみがえって，不安にさせることがある。「お茶を飲んでから帰りましょう」「後で送っていきますから，待っていてください」といった声かけや，落ち着くまで一緒に散歩することが，時に効果がある。
妄想：「誰かが私のお金（時計等）を盗った」「隣の嫁さんが，着物を盗んだ」「息子が貯金通帳をもっていった」などという，事実でないことを言う。	「～を取った」とか「～を盗んだ」といった物盗られ妄想のあるときには，「誰も盗らないですよ」「私じゃないわよ」「自分で，しまい忘れているんでしょ」といった，相手も自分もさらに感情的にするだけの対応は避ける。本人がそう思い込んでいるので，説明や説得は役に立たない。本人を冷静にさせるために，訴えをよく聴く姿勢を示すことが重要である。 一緒に探すことで落ち着くこともある。「それは，困ったわね。どこにあるのかしら？　一緒に探しましょう」と真摯に対応する態度を示す。
せん妄：虫がいないのに「壁に虫が這っている」「女の子がいる」などといった，現実にはないものが目の前に生々しく見える。	「虫なんているわけないでしょう」「そんなもの見えるわけないでしょ」といった対応はその人を不安にさせたり，混乱させたりする。不安がっている気持ちを受け止めて理解しようという姿勢が大切である。部屋を明るくしたり身体に触るなどして安心させる。「もう大丈夫ですよ。薬を撒きましたから」「女の子は帰りましたから，もう安心ですよ」と話のつじつまを合わせるような対応をする。
夜間の不眠・昼夜逆転：昼間は寝て，夜は起きて活動する。	昼間は生活リズムを整え，できるだけ覚醒する工夫をする。日光にできるだけ当たるようにする。夜間起きたときには，一度電気をつけて今は夜であることと，必ずそばにいることを伝えて安心させる。
異食：花や洗剤，入れ歯洗浄剤などの食べられないものを口にする。	家のなかは常に整理整頓しておく。冷蔵庫や食物の入った棚などには，カギをかけておく。
なんでも集める：他人にはごみに思える物でも集める。	家族にはごみに見えても本人には意味があるものである。「汚いでしょう」「これはごみでしょ」「汚いから捨てて」などと言わずに，そっとしておく。否定することは相手のプライドを傷つけることになる。不衛生なものや腐ってしまうものは本人が気づかないうちに捨てる。
攻撃的行為：いわゆる暴言や暴力のことである。感情をコントロールできないことによる行動。	暴言や暴力，大きな声や音などの威嚇が具体的な症状である。まず，深呼吸をさせるなど，本人を落ち着かせ，「嫌だったんですね」「気分を害されたんですね」などと声をかける。あるいは，落ち着くまで危険がないように様子を観察する。

認知症ケアの基本

　健康な人は「過去―現在―未来」という時間軸上の連続した時間とその記憶のなかで「今，この瞬間」を生きているが，認知症の人は過去も未来もなく混乱した状況のなかで今を生きていることを周囲の人たちが認識することがケアの前提である。

　認知症の人にとっては，基礎疾患や個人の生活史，さらに家族や住環境等により求めるケアは異なる。具体的には疾病と体調の管理から，日常生活の支援，自己決定にかかわることまで，総合的な支援が求められており，初期から終末期まで地域社会のなかで支えていく継続的なかかわりを基本に，生活の支援を中心とするケアの提供が求められる。その際には，その人にとって「できる」「わかる」ことを増やし，自立を助けることを基本に，体調変化や疾患の不具合や感染症等の早期発見と体調管理を行い，リスクを予測し，危険を減らし，安全性を確保できるように支援し，家族へは介護負担を減らし，生活の安定につなげるような支援が必要である。そのためには，基礎疾患や生活歴等からあらゆる可能性を予測し，観察を十分に行い，家族にも助言をしながら，目の前の事柄に対処するといった後始末的なケアから，本人にも家族にも失敗させないケアを目指すことである。

　以下に，認知症ケアの基本を整理した。

●事故防止●

　認知症高齢者は，認知能力の低下のほかにもさまざまな機能が低下するため危険回避が自分では上手にできない。このため，転倒，誤飲，火傷，交通事故等を起こさないようにその人の周囲の環境全体の観察を行い，危険な部分については家族または本人と十分に検討し改善を図る。

●残存機能を最大限に生かす●

　本人が有する「力」を最大限に生かし，「生きがい」「やりがい」のある暮らしを支援する。できることに目を向けるケアをするために，日常生活行動の一つひとつを家族あるいは本人とともにできることを確認する。例えば，入浴の準備はできないが，石鹸とタオルを渡せば身体を洗えることが確認できれば，支援の方法も変わってくるし，本人の満足度も高くなる。

●日常的に現実見当識訓練を行う●

　記憶障害や見当識障害があり，混乱した生活のなかで天気が曇ったり雨が降ったりして日中から薄暗いと，朝なのに夜だと勘違いすることがある。また，自分の家にいるのに，「帰らせていただきます」と言って家族を当惑させたり，身近で世話をしている介護者が誰なのかがわからなくなり，家族を落胆させたりする。日々の暮らしが常に曖昧な不安定な状況のなかで生きているために，混乱しやすい。この不安や混乱を軽減する方法の一つとして現

実見当識訓練（Reality Orientation：RO）がある。その人にかかわる人全員で一貫性のある方法で根気強く行うと，効果がある。具体的には，毎日の生活のなかで，日時や場所などの基本的な情報を自然な型で繰り返し与えるようにする。例えば，食事のときに「ごはんですよ」とは言わずに「昼の12時になりました。昼ごはんですよ」「夜の7時になりました。夜ごはんですよ」とか，「夜の8時になったので，お風呂に入ろう」「おはよう。今日は7月3日の朝の7時だよ」「夜，9時のニュースが始まるからリビングに行こうよ」というように，必ず時間や場所，季節をセットにして言葉に入れて現実認識を高めるように家族に助言する。

●情緒を安定させる●

　認知症の人は，時間や空間認識が混乱したなかで「漠然とした大きな不安」を抱えているといわれる。このため，個々の人に合った情緒を安定させる方法を家族とともに見出す，あるいはつくり出すことが重要である。ある人は昔のある曲を聴くと興奮していたのが次第に落ちついてくる，外を一緒に散歩すると落ち着いてくる，ペットと一緒であれば落ち着いてくるなど，人によりさまざまである。どのようなときに情緒が安定するのかを見極めて支援することが大切である。多動で徘徊があるからといって，むやみに身体拘束することは避けたい。身体拘束は，高齢者の尊厳を著しく侵害するだけでなく，不必要な固定をしてしまうために事故予防の点からも危険である。例えば，自由になろうと格闘するために，その過程で身体を傷つけてしまう。身体拘束による影響には，血行障害，動けないことによって引き起こされる病気，興奮の増大がある。自傷他害が激しいときなど，やむをえない場合に，一時的に精神安定剤を使用することが有効な場合もあるが，薬による朦朧状態を継続することは自発力の低下や転倒事故にもつながるため避けるようにする。

●家族支援を積極的に行う●

　家族が心身ともによい状態であれば，認知症の人に対する介護もていねいに行われ，認知症の人の精神状態も比較的安定する。しかし，24時間理解しがたい行動をとる認知症の人の介護は，介護する人が達成感や充実感を得ることが難しく，心身ともに疲労し，介護負担感が増大しやすい。そのため，自宅だけの介護に固執せずに，地域資源を活用し，介護と介護者自身の生活のバランスがとれるように支援する。そのためには，訪問時に家族の心身の健康状態，疲労度，経済状況等をよく観察し，通所系のサービスやショートステイをうまく組み合わせて，介護者が「ぐっすり眠れる夜を確保する」ことは重要である。その際，家族はどこへ相談に行けばよいのかわからないことが多いため，日ごろから家族のさまざまな相談にのるようにしておくことが大切である。

治療の継続

認知症状に対する薬物療法

> **観察視点②**
>
> **安全で正確な内服**
> 認知症の治療は基本的に完治を目指すものではなく，現状の維持と行動心理症状の緩和を目指すものであるが，内服がうまくできない人がいるため，安全で正確な内服方法を個別に検討することが必要である。

在宅療養者の内服治療を安全に継続するために，正確に内服できる環境にあるかどうかを確認しておくことと，薬剤に対する反応をよく理解しておく必要がある。特に，一人暮らしの場合や昼間独居の場合に，正確に服薬できる工夫をする。

アルツハイマー型認知症の中核症状には塩酸ドネペジル（商品名：アリセプト®）が多く使用されている。これは，認知機能障害の進行を遅らせるものであり，副作用として，食欲低下，悪心・嘔吐，下痢・腹痛，不眠，興奮，攻撃性，せん妄，頭痛，眩暈，動悸，血圧変動，パーキンソニズムなどがあるため，訪問時にコミュニケーションをとりながら十分に観察する。行動心理症状（BPSD）に対する治療薬としては，抗精神病薬，抗うつ薬，抗てんかん薬，漢方薬などが使用される。

脳血管型認知症の治療は，脳血管障害の再発を防ぐ治療が中心となり，抗血小板薬や降圧剤による適切な血圧コントロールが行われる。

レビー小体型認知症では向精神薬（リスペリドン，オランザピン），漢方薬（抑肝散），アリセプト®，抗うつ薬（パキシル®，アナフラニール®），抗てんかん薬（トレリーフ®）などが使用される。

そのほかの治療

脳血管病変による認知症は治る可能性が高く，そのための治療が行われる。一方で，脳の損傷部位によって身体に麻痺等の障害が生じることが多いため，機能訓練療法が行われる。

脳血管型認知症の人に限らず，2006（平成18）年の介護報酬改定で，介護老人保健施設において在宅復帰を目的に軽度の認知症を対象とした認知症短期集中リハビリテーション実施加算（3か月間）が導入された。これは，記憶の訓練，日常生活動作の訓練を組み合わせた個別プログラムを1回20分以上週3回実施することを標準としたものである。さらに，2009（平成21）年の介護報酬改定では，通所リハビリテーション利用者にも拡大され（週2回，1回20分以上），また，中・重度の認知症の人も対象に含まれた。在宅療養者にとっては，在宅で療養しながら老人保健施設を利用して認知症状の改善を図り，家族は入所期間中にリフレッシュできることから，社会資源の活用を訪問看護師側から提案することも重要である。

環境整備

認知症の人は周囲の環境をうまく理解できないために，混乱し不安になり，さまざまな行動心理症状（BPSD）を起こしやすい。そのため，物理的環境，人的環境を含めてリラックスできる，安心感のある環境づくりを家族とともに検討することが重要である。

環境整備のなかでも光と音と色への配慮は特に重要である。室内の光源ができるだけ直接目に入らないように間接照明にし，さらに照明の位置は影をつくらない方向に設置することが望ましいため，家族と配置について検討する。これは加齢とともに，色や影のコントラストがわかりにくくなることと，記憶障害等で情報処理がうまくいかなくなることで光の差し加減により混乱させないためである。本人の見えないところで発生する音についても注意が必要である。家のなかにあるさまざまな電子音が不安を高めていないかどうか確認する。訪問時にヘルパーがセットしていった炊飯器の炊き上がりの音に「何？　何の音？」と顔色を変えた人がいた。いつも聴いているはずの音でさえ，見えないところで鳴ると不安になることがあることを周りの者は理解して接することが必要である。また，加齢とともに視覚機能が低下するため，色彩の区別がつきにくくなる。テーブルに置かれたお椀や皿，コップは，食器とわかるよう落ち着いた，はっきりした色にすると誤って倒したり，こぼしたりすることが少なくなる。これらは，予想される不安や行動心理症状を予防するための予測したケアである。これを実践するためには，訪問ごとの観察力が必要である。

転倒防止等の事故を防止するために，家のなかのバリアフリー化や室内の整理整頓について観察し，家族と相談することが必要である。下に置かれた小さなテーブル，固定されていない小さな床マット，マガジンラック，電気コードは除くように助言する。また，火事や火傷を防ぐためにガスコンロをIHに変更したり，ふだん目につかないようにガスコンロにカバーをかけたり，使用後には必ず元栓を閉めるなどの対策が必要なことを助言する。さらには壊れやすい物，危険な物は認知症の人の手の届かないところへ置くようにする。大切な書類や通帳は，破いたりしないように隠したり鍵のかかる場所に置くことを助言する。

その一方で，本人が認識しているなじみの物や思い出の物を飾るように助言する。この際に，本人が記憶の彼方に忘れてしまった写真や肖像画を飾ることは，不安を増強することもあるので注意する。鏡など幻覚を起こす物はかたづける。ごみ箱は遠くに置くか，ごみ箱とはわからないものにし，植物は食べても害のないものを置くように助言する。

▶▶▶ **観察視点③**

安心の生活環境
在宅生活のなかで，不安を生じさせるものがないか，事故が生じる危険性がないかを本人や家族と点検し，必要に応じて助言する。

生活上の困難への対応

観察視点④

生活上のアセスメント
認知症の人の行動や症状の出方はさまざまであり，生活環境も一人として同じ人はいないため，生活上の困難は百人百様である。訪問のつど，訪問看護師自身の目で観察し，本人と家族とのコミュニケーションを通して総合的にアセスメントする。

アルツハイマー型認知症の場合，最初に軽度の記憶障害が起こり，徐々に進行するとともに見当識障害や思考・判断障害が生じ，それに伴って徘徊・妄想などの行動心理症状（BPSD）を呈する。初期の記憶障害によって直前のことを忘れてしまうため，生活の連続性が失われ，時間のずれが生じて失敗を繰り返し，日常の物事に適切に対処できないことが多くなる。例えば，約束を忘れて仕事上の失敗をする，旅行先で道に迷いホテルに帰れなくなる，自家用車を駐車した場所を忘れて途方に暮れるなどである。本人はなんとなく自分の異変と周囲の変化を感じ，慣れないことや知らないことに消極的になる。次第に，漠然とした不安が生じて不安定になる。身近な嫁を泥棒扱いしたり，通常の日常生活と本人の生活パターンがずれ，夜中に電話をしたり，周囲との関係がだんだん悪化していく。

認知症の人は「過去―現在―未来」の認識ができにくくなっているので，こちらからの情報はできるだけシンプルに整理して伝えるようにする。例えば「さっき，おもらししたでしょう（過去），またすると困るから（未来），今トイレに行きましょう（現在）」ではなく「立ちましょうか」と言って立ちあがってもらい，次に「歩きましょう」と言ってトイレまで誘導するといったように，相手の反応を見ながら現在の状況やその場所での行動を簡潔にゆっくり話すようにする。

食事

「食べる」という行動そのものは，認知症が進み日常生活に支障をきたすようになっても，かなりの範囲まで自立しているが，楽しみながら食事をすることや，食べる量の加減，栄養のバランスを考えながら食事をすることが徐々にできなくなること，進行すると食べることはできるが，食べ物とそうでない物との区別がつかず，石鹸や花を食べたり，液体洗剤を飲んだりすることも起こる（異食）ことを家族に説明しておく。訪問のつど，変化の様子を家族に確かめ，家族の大変さをねぎらい，個々の状況に応じた支援をする。

例えば，食事を食べようとしないとき（拒食）があり困るとの家族の相談には，身体疾患の進行状況や，口腔内の問題（義歯の問題）の有無，落ち着かない周囲の環境の有無，本人の認知障害や妄想などとの関連について確かめたうえで，原因に応じた支援をする。

食べたことを忘れて，食事の催促を繰り返して困っているという相談には，家族の人の大変さを受けとめたうえで，「もう忘れたの？　さっき食べたばっかりでしょう」「今日のおかずは，鯖のみそ煮，ほうれん草のお浸し，

漬物，味噌汁だったでしょう？」「また一，同じこと言わないで」と否定的なことは言わないで，「おなかすいたー？」「今，ご飯を炊いてるから，お茶でも飲んで」「一緒につくるのを手伝って」と言ってみたり，食事からほかの事柄に関心をそらす工夫をする（場面の転換）ことなどの具体的な提案をする。拒食になっても過食になっても栄養障害になるので，全身状態の観察は重要である。

また，食事は毎日の生活での楽しみの一つである。生活リズムを保つためにも，食事の時間が一定になっているのか，食事の場所は家族と一緒であるのか（車椅子を使用しても，家族と一緒の食卓が望ましい）などを確認する。

排泄

排泄行為はできるが，トイレの場所や使い方がわからなくなる場合には，トイレの場所や使い方をわかりやすく表示するように助言する。トイレのドアの色を目立つようにしたり，「便所」「トイレ」と元気なころのなじみのある呼称を書いてドアに貼るか，絵や目印をトイレにつける，トイレの照明はいつも点けておくなどの具体的な提案もよい。1人では衣類が脱げない場合には，どの部分がどのように脱げないのかを観察し，着脱しやすいデザインの服を提案する。動作が遅く失禁してしまう場合には，尿取りパッドなどの使用を勧める。家族の理解状況を観察しながら，おむつの試供品を使ってもらいながら説明すると有効な場合もある。排泄後の拭く動作がうまくいかない場合には，立ち会って声をかけることが効果的な場合があることを家族に助言する。尿意があるのかないのかわからない場合，排泄の前には，そわそわしたり，服を下ろそうとしたり，覗くようなしぐさをしたりというその人なりのサインがあることを家族に伝え，そのような行為がなかったかを振り返って確認する機会を訪問時にもつことも必要なことがある。トイレ内であっても便を流さなかったり，トイレ以外のところに排便・排尿したりするようになったら，排泄物の後始末を迅速に行うよう助言する。尿意があっても，尿漏れや失敗することをおそれておむつを着用している高齢者は多い。皮膚疾患になりやすいので羞恥心に配慮しながらこまめに交換し，皮膚の観察もさりげなく行うように助言する。

入浴

認知症高齢者は，お湯の入っている浴槽への恐怖感や入浴の手順がわからないことなどから，浴室や浴槽に入れなくなることがある。個々のペースに合わせて，ゆっくり声かけや説明をして，浴室や浴槽に誘導するように家族に助言する。また，自宅の風呂を使用することが困難な場合には，近くの通

所系サービスを利用するように助言する。

更衣・身支度

　人は生活習慣や文化といった生活背景をもった社会的存在である。生活にメリハリをつけ，身支度としての更衣を整えることは，文化的，社会的生活を営むうえでなくてはならない行為である。認知症の人は，次第に季節に合った着る物を自分で選べなくなったり，着る順番がわからなくなることを家族に説明しておく。その場合には，一枚ずつ手渡しし，できるところをやってもらいながら手伝うように助言する。洗面・手洗いなど，一連の動作がわからない場合は，一つずつ声をかけて行ってもらい，頭髪は，洗面後に鏡の前で櫛やブラシをもってもらい，自分で整えてもらうように家族に助言する。場合によっては訪問時に訪問看護師がやって見せることが重要である。例えば，自発的に着替えるために「これから身体のために体操に行きましょう。みんな待っていますよ」とか「今日はいい天気ですよ。外に出て写真を撮りましょうよ」と人前に出ることを伝え，身だしなみへの刺激をし，着ていく服を一緒に選び，更衣を手伝うところを家族に見てもらう。この際，与える情報をシンプルにして気をそらさないように，言葉がけに注意しながら行う。

予後への対応

観察視点⑤

予後への対応
基礎疾患により経過や予後は異なる。訪問看護師は，心身の状態を常に観察し，家族と予後について十分に話し合い，終末期の対応について確認をしておく。

　認知症はそれぞれの基礎疾患により，経過，予後が異なる。ただ，認知症の進行に伴い，食事，更衣，排泄，清潔を保つなどの行為そのものは次第に困難になる。声は出るが意味のある言葉を発することができなくなり，ごく限られた言葉しか話さない失語（運動性失語）や，言われた言葉の意味が理解できなくなり，座る・立つなどの言葉もわからなくなる（感覚性失語），種々の感覚は正常であるがその意味がわからなくなる（失認），運動能力の異常がないのに日常的な動作（歯磨き，更衣）ができなくなる（失行）などが現れることもある。次第に，歩くことや食べ物を飲み込むなどの運動機能や嚥下機能も低下し，寝たきり状態となる。専門職は，これらのことが予想できるが，家族は素人であるためこれらの経過が理解しがたいのが普通である。そのため，訪問時には，変化に気づき，早め早めに次に起こるであろうことを予想して，家族ができるだけ受けとめやすいように説明を重ねていく。そして家族の反応を観察しながら，最期の状態になったときに，どこで終末を迎えたいのか，医療的処置はどこまでしたいのかなどについて，元気なときから話し合いをもっておくことが重要である。

家族介護力の保持

　在宅療養者が毎日を生き生きと生活していくためには，その家族の対応のしかたや協力がとても大切である。認知症の家族は，同じことを何度も訊かれる，目が離せない，家族自身のペースでできない，「ありがとう」と言ってもらえないといった状況に対して，大きな介護負担を感じていることが多い。認知症の特性として，より身近な者，最も熱心に介護している家族に対して，認知症の症状がより強く出現することが知られている。このため，訪問看護師は家族をねぎらう態度で家族に接することが大切である。

　家族も高血圧や糖尿病を抱えて受診している場合もある。家族が倒れないように，家族の健康チェックと降圧剤の投薬などの持病に対する治療継続も重要である。家族がぐっすり眠れる環境をつくることや，親身になって相談にのってくれる人がいることで，介護負担感を減らすことができるので，家族が親戚や友人と連絡がとれる環境も必要である。

　家族は，認知症に伴うさまざまな症状・状態を容易には受容できないことがある。むしろ，家族であるがゆえに冷静に受け止めることが難しく，人間関係に亀裂が生じることもある。そのため，在宅で介護することをあきらめて，介護施設やグループホーム等の利用を選択するケースも少なくない。

　まずは，認知症の病態をよく理解してもらうことが必要である。そのうえで，物忘れがあっても安全で安心して暮らせるように支えることや，できる限りの治療や支援を行うことを本人と家族に伝える。そして，家族だけで介護するのではなく，地域のさまざまな資源を活用しながら生活できることを具体的に説明する。薬物療法の説明や指導，相談窓口の紹介なども必要である。

　自分の家族の一員が「認知症」とわかったときの家族の戸惑いと悲しみは他者には計り知れないものがある。認知症は家族や介護者にとって「病気なんだ」「病気が言わせている」と思うことがなかなかむずかしい。今までのしっかりしていた姿を知っているだけにその悲しみは深い。そのため，少しでも治そうと叱咤激励したり，記憶を呼びもどすように何度も教えたり，反対にできるだけ避けるような行動をとったりとさまざまである。

　さらには，介護をしなければという不安からさらに混乱に陥ることもある。家族が中心となり介護する際には，何度も同じことを訊かれる大変さや，先を予測して予定を立てられない大変さ，徘徊するようになると目が離せない大変さ，どんなに心をこめて介護をしても忘れられてしまうことによる空虚さなどで達成感をもつことが困難である。そこで，家族の思い，知識を把握することが必要である。**また，家族のケアの評価を安易にしないことも必要である。**対応をする場合には，これまでの家族の生活史（特に認知症高齢者と主介護者との関係性）を踏まえた助言や指導をする。家族が，たとえ間違った対応をしていても否定せずに，家族を受け止めながら具体的に指導する。認知症高齢者への援助では，介護する家族も重要な環境要因である。

▶▶▶ 観察視点⑥

家族ケア
家族の介護力の程度をよく観察し，家族の心身の健康状態を常に観察すること，訪問時は必ず家族をねぎらうことを念頭に訪問する。

息子や嫁が間違いを訂正したり注意ばかりしがちになると「何を言ってもあんたは，悪くしか言わない」と思い込み，逆に認知症高齢者に対して訪問セールスマンが「やさしい」言葉がけをすることで，簡単に大金を支払ってしまうこともある。認知症の人は心に大きな「不安」を抱えていることを家族に理解してもらうことが必要である。家族が不安になると本人はさらに不安になる。

社会との交流

観察視点⑦ ◀◀◀

社会との交流
社会との交流状況について，家族や本人から聴きとり，継続的な交流の機会が少ないようであれば家族と相談して交流の機会をつくる。

認知症だからといって家のなかに閉じこもることがないように，できれば週1回は外に出る機会をつくる。社会との交流として，買い物に行く，デイサービスに通う，絵画等の展覧会へ行く，「認知症の人と家族の会」へ通う，お祭りに出かけるなど，こちらから出かけることで交流をつくることや，親戚友人に訪ねてもらう，ボランティアの人に来てもらうなど外から自宅に来てもらうことなどで，家族と相談して交流の機会をつくる。交流の前後で認知症の症状にどのような変化があるのかを評価して，次に生かしていく。

若年性認知症

65歳未満の人が発症する認知症。40代から増加。全国に約4万人弱いるといわれている。基礎疾患は高齢者の場合とは少し違い，脳血管疾患が最も多く次いでアルツハイマー型認知症が多い。働き盛りで未成年の子どもがいる父母に発症すると，高齢者の場合のような介護の問題より経済的な問題，子どもの教育の問題などが深刻である。

若年性認知症の人への支援制度		
名　称	概　要	申請先，利用方法など
成年後見制度	認知症の高齢者や知的障害者，精神障害者など，判断能力が不十分な成人の財産管理や契約，福祉サービスの利用契約，遺産分割協議などについて，選任された成年後見人が代理して行う制度。裁判所の審判による「法定後見」と，本人の判断能力が十分なうちに候補者と契約をしておく「任意後見」とがある。	家庭裁判者の後見人センター
若年期認知症のつどい	認知症の人と家族の会は全国の支部で「本人（若年）のつどい」ができるよう推進している。	公益社団法人認知症の人と家族の会の各支部

（水戸美津子）

さくいん

A-Z

ACT 233, 234
ADAS-J 276
ADL 9, 31, 37, 41, 201, 208, 211, 245
Assertive Community Treatment 233, 234
Behavioral and Psychological Symptoms of Dementia 279
BPSD 272, 279
CDR-J 276
CDT 275
CEA 213
Clock Drawing Test 275
CT 213, 276
DESIGN-R 187
diffusion MRI 207
EE 231
EPUAPグレード分類 188
Expressed Emotion 231
Faces Pain Scale 51
FPS 51
HDS-R 274
HMV 143
home mechanical ventilation 143
home oxgen therapy 155
home parenteral nutrition 51, 161
HOT 155
HPN 51, 161
IADL 201
K-point 121
lacuna 205
Manual Muscle Test 126
Mini-Mental State Examination 274
MMSE 274
MMT 126
MRI 213, 276
MSW 54
nonsteroidal anti-inflammatory drugs 47
NPUAPステージ分類 188
NRS 50
NSAIDs 47
NST 170
Numerical Rating Scale 50
OT 207
PET 276
PT 207
QOL 9, 11, 22, 245
Reality Orientation 282
RO 282
Selective Serotonin Reuptake Inhibitors 238
SPECT 276
SSRI 238
ST 207
Standard Precautions 76
Stoma 216
S状結腸ストーマ 215
TAIS 113
TIA 205
TP 98
transient ischemic attack 205
VAP 121
VAS 50
Verbal Rating Scale 51
Visual Analogue Scale 50
VRS 51
WHO方式がん疼痛治療法 47
——の鎮痛薬リスト 48

あ

アイコンタクト 132
悪性新生物 242
アセスメント 5, 11, 13, 14, 36, 37, 39
アセトアミノフェン 47
アテトーゼ型脳性麻痺 260
アテローム血栓性梗塞 205
アテローム硬化 205
アナフラニール 283
アリセプト 283
アルツハイマー病 269, 271
アルブミン 98
アロマテラピー 51
アロママッサージオイル 52

い

胃潰瘍の予防 47
胃管カテーテル 207
異緊張型脳性麻痺 260
医行為 109
医師 49
意識レベル 46
維持的リハビリテーション 246
医師の意見書 17
異食 279, 285
痛み 242
——のアセスメント 242
——のコントロール 47
——の種類 44
——の強さの評価法 50
一次救命処置 89
一次判定 17
一過性脳虚血発作 205
溢流性尿失禁 110
移動 **124**
意欲減退 229
イリゲーター 174

●太字の数字は見出し語であることを示す。

医療機器 85
――の管理状況 37
医療システム 9
医療処置管理 *141*
医療制度改革 8
医療ソーシャルワーカー 54
医療的処置 40
医療保険制度改正 10
イレオストミー 215
胃ろう 171, 207, 262
胃ろうカテーテル 172
陰性症状 229
インテーク面接 13
咽頭 118
咽頭期 98
インフォーマルサポート 225, 231, 233
インフォーマルなサービス 13
インフォーマルな社会資源 11
インフルエンザウイルス 75

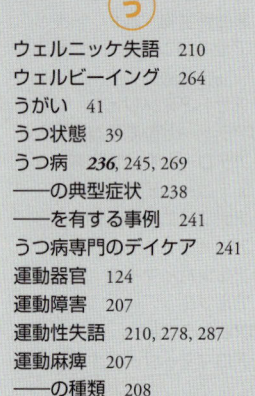

う

ウェルニッケ失語 210
ウェルビーイング 264
うがい 41
うつ状態 39
うつ病 *236*, 245, 269
――の典型症状 238
――を有する事例 241
うつ病専門のデイケア 241
運動器官 124
運動障害 207
運動性失語 210, 278, 287
運動麻痺 207
――の種類 208

え

栄養管理チーム 170
栄養剤 172
栄養評価 173
栄養補助食品 45
栄養療法のアルゴリズム 163
S状結腸ストーマ 215
エリクソン, E.H. 24
嚥下 118
嚥下運動 98
嚥下機能の低下 45
嚥下訓練 207
嚥下困難 45
嚥下障害 98, 210, 262
嚥下反射 97
塩酸ドネペジル 283
エンゼルケア 57
エンパワーメント 9, 13, 14, 204

お

嘔気 44, 101, 245
横行結腸ストーマ 215
嘔吐 44, 245
オキシコドン 47, 48
オピオイド 44, 194
おむつ 104, 113, 194, 196, 286
おむつかぶれ 193
オランザピン 283
温罨法 51

か

介護給付 16
介護支援専門員 6, 11, 18, 20, 31, 38, 204, 225, 240
介護者 224
介護状況 *65*
介護・世話の放棄・放任 70
介護認定審査会 17
介護の充足度 32
介護負担 29, 203, 258, 281
介護負担感 30, 97, 288
介護報酬 283
介護保険 8, 248
介護保険外のサービス 41
介護保険サービス 41
――の利用状況 18
――の利用の流れ 17
介護保険施設 17
介護保険制度 55, 130, 204, 225, 240
――の改正 56
――の仕組み 15
――の対象者 16
介護老人保健施設 283
疥癬 193, 196
回腸ストーマ 215
介入 13, 14
回復的リハビリテーション 246
外用薬 195
過緊張 262
角化型疥癬 193
核家族 203
核家族世帯 28, 67
喀痰ケア 148, 153
学童期 24
下行結腸ストーマ 215
下肢装具 263
過食 279
画像診断 276
家族 26, 224, 231, 240, 246, 250, 288
――のアセスメント 247
――の意向 53
――の受け入れ体制 53
――の介護負担 30, 106, 123
――の介護負担軽減 41
――の介護力 41
――の形態 28
――の自己効力感 37
家族会 11, 231
家族学習会 232
家族ケア 288
家族支援 282
肩呼吸 46
合併症 46
カテーテル 51, *161*, 171, 195
カフ圧 121
――の異常 149
かぶれ 182
痒み 191
――の原因 193
――の促進因子 191
――のメカニズム 191
加齢 97
――に伴う消化吸収機能と食欲の低下 97
――に伴う食物摂取過程の変化 97
がん 42, 242
――の終末期 42, 53, 55
――のリハビリテーション 245
――のリハビリテーションの分類 246
感音性難聴 134
感覚障害 207
感覚性失語 210, 278, 287
感覚鈍麻 229
緩下剤 106, 109
間欠注入法 174
間欠投与 166
眼瞼下垂 134
肝硬変 195
看護管理 38
感情表出 231
がん性疼痛 42
――の治療薬 44
関節可動域 124
関節可動域訓練 119, 257
関節可動域制限 124
関節拘縮 257
汗腺 116
感染 196
――のリスク評価 73
感染拡大防止 80
感染経路 80
――の種類 81
感染症状の観察 46
感染症の予防及び感染症の患者に対する医療に関する法律 80
感染症発生時の対応 80
感染防止 110
感染予防 41, *73*, 148, 153, 158, 257
感染予防策 76
浣腸 106
カンファレンス 36, 54
漢方薬 283
γグロブリン 100
管理的合併症（ストーマ）216
緩和ケア 44, 51
緩和的リハビリテーション 245, 246

き

キーパーソン 41
記憶障害 271, 277, 281
気管カニューレ 149
気管切開 262
義歯 122
義歯床 122
希死念慮 238, 240
傷 116
基礎疾患 195
気道 118
気道確保 262
気道内分泌物除去不足 149
機能回復 113
機能訓練 207, 211, 257, 260, 263
機能訓練療法 283
機能性尿失禁 110
基本調査 17
虐待 70, 88
逆流性食道炎 98, 101
逆流防止機能 165
吸引カテーテル 153
吸引器 40, 150
――の作動状態 151
――の使用に伴うトラブルと対応 154
救急搬送 89
丘疹 193
強オピオイド 48
拒食 285
居宅介護支援 15
居宅介護支援事業所 18
居宅サービス計画 17, 18, 20, 38
居宅サービス計画書標準様式 20
筋萎縮 126, 256
緊急時訪問看護加算 16
筋弛緩剤 262
筋ジストロフィー *254*
――の終末期 259
――を有する小児の事例 259
筋ジストロフィー機能障害度 254
筋障害 124
筋接合部障害 124
筋線維壊死 256
筋力 124

筋力維持訓練　257
筋力低下　46, 256

く

苦痛の緩和　42
グリーフケア　258
グリセリン浣腸　109
グリセロール　207
グループホーム　3
車椅子　131, 263
グローションカテーテル　165
クローズドシステム　165
グロブリン　98

け

毛　116
ケア会議　13, 14
ケアカンファレンス　13
ケアハウス　3
ケアプラン　6, 17, 31
ケアマネジメント　*11*, 15, 240
——と介護保険制度　15
——のプロセス　13
ケアマネジャー　11, 18, 20
計画査定　13, 14
経管栄養　95
経管栄養チューブ　40
経管栄養法　170, 211
経管栄養法中に予測されるトラブル　176
経口投与　48
経済的虐待　70
痙性麻痺　208
携帯型輸液ポンプ　166
経腸栄養セット　174
痙直型脳性麻痺　260
経鼻カテーテル　173
経皮経管栄養　171
経鼻経管栄養法　170
経鼻チューブ　172
外科的合併症（ストーマ）　216
血圧　46
血圧コントロール　283
血液凝固　165
血液の逆流　165
血塊　205
結婚　29
血漿たんぱく　98
血栓　205
血栓溶解薬　207
血中アルブミン　98
血中がん胎児性抗原　213
結腸がん　213
結腸ストーマ　215
ケモタイプ　52
下痢　106, 220
幻覚　227

こ

健康状態　39
言語障害　136
言語聴覚士　207, 260
言語的コミュニケーション　132
幻視　272
現実見当識訓練　281
見当識障害　277, 281
健忘　269

降圧剤　194, 207
行為　22
更衣　287
高EE家族　231
後遺症　207
抗うつ薬　44, 48, 238, 283
——の副作用　238
構音障害　136
高カロリー輸液剤　51, 161
後期高齢者医療制度　204
抗凝固剤　207
口腔　118
——の構造　118
口腔期　98
口腔ケア　121, 262
口腔粘膜の機能　118
抗痙攣剤　48, 262
攻撃的行動　279
高次脳機能障害　269
拘縮　124, 207
抗精神病薬　283
向精神薬　283
拘束　282
後側弯　257
交代性片麻痺　208
高炭酸ガス血症　156
抗てんかん薬　283
行動心理症状　272, 279
紅斑　193, 194
肛門括約筋保存手術　213
高齢期　*201*
高齢者　201
高齢者虐待　70
——の定義　71
高齢者虐待の防止，高齢者の養護者に対する支援等に関する法律　70
高齢者虐待防止法　70
高齢者世帯　29
高齢者の医療の確保に関する法律　204
誤嚥　84, 101, 207
——の予防　210
誤嚥性肺炎　46, 86, 207, 211
呼吸　46
呼吸感染症　85
呼吸器系の感染　149
呼吸機能の低下　149
呼吸訓練　257

呼吸困難　45, 46, 51, 244, 262
呼吸困難感　149, 158
呼吸障害　262
呼吸不全　256
国立感染症研究所　81
個人情報　86, 89
骨格筋　124
コミュニケーション　*132*, 146, 209
コミュニケーション能力　132
コミュニケーションボード　137
コミュニケーション力　38
コミュニティ　13
コロストミー　215
混合性失語症　210
コンピュータ断層撮影　207

さ

サービス担当者会議　20, 89
サービス付き高齢者住宅　3
再アセスメント　13
災害時要援護者支援制度　88
再梗塞　211
罪業妄想　238
在宅医療　3, 7, 10
——の体制　8
在宅看護　7
在宅緩和ケア　245
在宅ケア　3
——を支える主な職種　6
在宅ケアチーム　247
在宅酸素機器　40, 155
——の作動状態　156
在宅酸素療法　45, 51, 85, 155
在宅人工呼吸療法　143
在宅中心静脈栄養法　51, 161
在宅中心静脈栄養法指導管理料　166
在宅療養児　*199*, *250*
在宅療養支援診療所　8, 10, 54, 56, 249
在宅療養支援病院　8, 10
在宅療養者　*1*, *199*
——の暮らし　59
サイトテック　47
再評価　15
座位保持装置　263
作業療法士　207, 260
させられ体験　227
錯覚　227
擦式消毒用アルコール製剤　78
査定　13, 14
散強調画像　207
三世代世帯　28, 67, 203
酸素濃縮器　51
酸素飽和度　46, 149, 156
3段階がん疼痛除痛ラダー

47
3人世帯　28

し

ジェスチャー　133, 209
支援計画　13, 14
自覚症状の有無　39
視覚の障害　134
自我同一性　25
弛緩性麻痺　208
死期　46
磁気共鳴画像　207
しぐさ　132
思考障害　278
持効性抗精神病薬　230
思考抑制　227
自己管理　37
事故のリスク　82
事故発生時　89
事故防止　41, *82*
——のための計画　87
事故防止策　86
自殺　240
自殺対策基本法　236
自殺予防総合対策センター　236
四肢麻痺　208
自助具　101
持続注入法　174
失禁　286
失語　278
失行　278, 287
失語症　136, 209
——の類型　210
湿度　196
嫉妬妄想　279
失認　278, 287
湿布　195
指定居宅介護支援事業者　17
児童のいない世帯　28
児童のいる世帯　28
児童の権利に関する条約　252
しびれ　207
脂肪変性　256
社会資源　11, 41, 131, 233, 248, 258, 262
社会的ネットワーク　11
社会福祉士　21
社会復帰　130
弱オピオイド　47
若年期認知症のつどい　289
若年性認知症　289
住環境　55, 203
住宅改修　123, 128, 203
住宅構造　123
住宅事情　203
終末期　*42*, 55
終末期医療の決定プロセスに関するガイドライン　249

就労移行支援　263
就労継続支援　263
就労支援　232
粥状硬化　205
主治医　38
手段的日常生活動作　201
主任介護支援専門員　21
受理　13
手話　137
準備期　98
除圧　40, 189
上下位運動ニューロン障害　124
障害児福祉手当　252
障害者自立支援法　233
障害者総合支援法　204, 233, 252, 263
障害者の日常生活及び社会生活を総合的に支援するための法律　204
障害の受容　32
障害福祉サービス　204
消化管ストーマ　215
——の分類　215
小規模作業所　263
上行結腸ストーマ　215
情緒　282
常同行動　273
小児　250
小児慢性特定疾患治療研究事業　252
静脈栄養　161
ショートステイ　41
初回訪問　35
食事　45, **95**, 285
——の形態　7
——の自助具　102
——の姿勢　103
食生活　95
褥瘡　40, 46, 116, 182
——の原因　182
——の評価スケール　187
褥瘡ケア　**182**
食道　118
食道期　98
食物形態　101
食物摂取　45
食欲の低下　245
食欲不振　45
除痛ラダー　49
自立機能　11
自立訓練　263
自立支援医療　204, 233, 252
シリンジ　174
腎盂腎炎　207
侵害受容性疼痛　42, 47
人格障害　273
心気妄想　238
神経因性膀胱　207
神経障害性疼痛　42, 44

神経心理学的検査　273
心原性脳塞栓症　205
人工呼吸器　40, 85, 143
人工呼吸器関連肺炎　121
人工呼吸器使用に伴うトラブルと対応　149
審査　17
申請　17
心臓弁膜症　205
身体拘束　282
身体障害者手帳　204, 221, 252
身体的虐待　70
身体面のアセスメント　39
真皮　116
心不全　256
腎不全　195
心房細動　205
心理・社会的発達段階　24
心理状態　39
心理的虐待　70
診療報酬改定　8

す
水疱性類天疱瘡　193
睡眠不足　230
スキンケア　120
スキントラブル　**191**
スタンダード・プリコーション　76
ストーマ　213, 216
——に使用する装具　216
——の合併症　216
——の形状の変化　217
——の造設部位　215
——の分類　215
ストーマ陥没　217
ストーマ狭窄　217
ストーマ脱出　217
ストーマ脱落　217
ストーマ袋　216
ストーマヘルニア　217
ストレス　196
ストレングス　232
住まい　**61**

せ
生活　22
——の調整　53
生活意欲　39
生活介護　263
生活訓練　263
生活圏　32
生活習慣　65
生活習慣病　222
生活障害　3
生活評価　31
生活保護　233
生活リズム　31, 65, 95
清潔　**114**

清潔習慣　114
清潔保持の困難　119
清拭　119, 120
精神科デイケア　235
精神科リハビリテーション　235
成人期　26, **222**
精神障害　137
精神障害者家族会　232
精神障害者保健福祉手帳　204, 234
精神症状　39
成人前期　25
精神的な苦痛　52
精神面のアセスメント　39
精神療法　239
性的虐待　70
青年期　25
成年後見制度　289
脊柱変形　257
世帯数　27
摂食嚥下　262
摂食期　98
摂食訓練　207
摂食障害　98, 210
接触皮膚炎　193
舌苔　121
切迫性尿失禁　110
背抜き　190
セルフケア能力　9, 11, 14
——のアセスメント　14
セルフヘルプグループ　11
先行期　98
全失語症　210
洗浄　120
全身倦怠感　44
全身状態の観察　39
選択的セロトニン再取り込み阻害薬　238
蠕動運動の減少　109
せん妄　245, 269, 279
前立腺肥大　106, 111

そ
早期合併症（ストーマ）　216
早期大腸がん　213
総たんぱく　98
創の洗浄　189
側彎症　256
咀嚼　98
咀嚼機能　97

た
ターミナルケア加算　16
体圧分散マットレス　189
第1号被保険者（介護保険）　16
——の要介護度別認定者数の推移　17

退院　53
退院調整部門　8
退院前カンファレンス　54
体温　46
体外式　51
体外式カテーテル　164
体幹ストレッチ運動　257
体重測定　168, 173, 175
タイス　113
体性痛　42, 44, 47
大腸がん　**213**
——の検査　213
——を有した手術後の事例　221
大腸内視鏡検査　213
第2号被保険者（介護保険）　16, 56, 248
怠薬　231
タケプロン　47
多職種協働　37
多職種連携　9
脱水　46, 98, 106, 220
脱水予防　101
脱抑制行為　273
脱力感　44
打撲　116
単独世帯　28, 67, 203
単麻痺　208
断薬　231

ち
チアノーゼ　46, 149
地域活動支援センター　263
地域ケアシステム　11
地域支援事業　18
地域生活支援センター　233
地域包括支援センター　17, 21
チームケア　248
チームワーク　89
蓄尿機能障害　110
蓄尿バッグ　181
——の種類　178
窒息　41, 82, 84
中心静脈栄養　51
中心静脈栄養法　161
中心静脈栄養法中に予測されるトラブル　169
中心静脈カテーテル　161
——の種類　164
中枢性の痒み　191, 193
注腸X線検査　213
チューブ類　40
昼夜逆転　279
超音波検査　213
聴覚障害　134, 136
腸管運動機能　106
長期臥床　40
腸蠕動音　108
貼付薬　49

直腸がん 213
直腸穿孔 109
鎮痛補助薬 44, 47, 48
鎮痛薬 47
鎮痛薬使用法 47
鎮痛薬の使用法に関する5原則 47, 48

つ
対麻痺 208
通常疥癬 193
通所リハビリテーション 283
杖 207
爪 116

て
手洗い 41
手洗い方法 79
低EE家族 231
低栄養状態 161
デイケア 241
デイサービス 30, 123, 263
低酸素血症 155
低たんぱく血症 98
溺死 41, 82
溺水 82
摘便 106, 110
テクノエイド協会 113
デポ剤 230
デュシェンヌ型筋ジストロフィー 254
伝音性難聴 134
てんかん 262
天井効果 47
点滴 46
転倒 82, 84, 127
電動車椅子 256
転倒転落 41
転落 82

と
トイレ 104, 262, 286
同一性 25
頭蓋内圧降下薬 207
統合失調症 227
――を有する事例 234
疼痛 42
――の緩和状況の評価 50
疼痛コントロール 47, 50
糖尿病 195
闘病意欲 39
頭部CT 207
頭部MRI 207
頭部外傷後遺症 269
動脈硬化 272
トーキングエイド 137
特定疾病 56, 248
特別支援学校 263, 264
徒手筋力テスト 126

特記事項 17
突出痛 49
トレイ型完全閉鎖式導尿システム 179
ドレッシング材 166
トレリーフ 283
とろみ 101, 210, 262
とろみ剤 101
頓服方式 49
頓用薬 37, 49

な
内臓痛 42
軟膏 196
難聴 134

に
ニーズアセスメント 14
二次感染 196
二次障害 46
二次判定 17
24時間持続投与 166
24時間対応体制 53, 55
24時間訪問看護 30
24時間連絡体制 55, 87
日常生活活動 93
日常生活状況 39
日常生活動作 31, 37, 201, 208, 211
日本語版Alzheimer's Disease Assessment Scale 276
日本語版Clinical Dementia Rate 276
日本コンチネンス協会 113
日本褥瘡学会 187
乳児期 24
入浴 82, 114, 120, 195, 286
入浴サービス 123
尿器 104, 113
尿失禁 106, 110
尿道留置カテーテル 177
――の使用中に予測されるトラブル 180
尿取りパッド 113, 194, 286
尿排出機能障害 110
尿閉 177, 207
尿量 105
尿路感染症 46, 85
認知機能 119
認知行動療法 239
認知症 39, 269
――の画像診断 276
――の中核症状 276
認知症高齢者 267, 269
認知症状に対する薬物療法 283
認知症短期集中リハビリテーション実施加算 283
認定調査員 17

認定調査票 17

ね
寝たきり 211
ネットワーク 11, 15
熱布浴 120
粘膜 116
粘膜下層 116
粘膜固有層 116
粘膜上皮 116

の
脳炎 269
脳機能障害 269
脳血管疾患 269, 272
脳梗塞 205
――の主な後遺症 208
――の後遺症 207
――を有する事例 212
脳性麻痺 260
――の小児の事例 264
脳浮腫 207
ノルウェー疥癬 193
ノロウイルス 75

は
パーキンソン様症状 272
徘徊 279
肺がん 242
――を有する事例 248
排泄 104, 286
排泄介助 106
排泄障害 106, 108
排泄用具 110, 113
バイタルサイン 36, 39, 46, 119, 151, 156, 168
排痰訓練 257
排痰ケア 148, 153, 158
排便回数 105
排便困難 106, 177
排便障害 207
排便反射 106
廃用症候群 211
廃用性筋萎縮 124
パウチ 216
パキシル 283
白癬 193
白内障 134
長谷川式認知症スケール 274
発達課題 24
パッチテスト 195
バリアフリー 262
バルーン型 173
晩期合併症（ストーマ） 216
半固化栄養剤注入法 174
反射性尿失禁 110
判断障害 278
判定 17

バンパー型 173

ひ
ピアグループ 231
非オピオイド鎮痛薬 47
被害妄想 272, 279
皮下埋め込み式 51
皮下埋め込み式ポート 164
皮下脂肪厚の測定 168, 173, 175
皮下組織 116
皮下トンネル式カテーテル 165
ひきこもり 229
鼻腔 118
非言語的コミュニケーション 132, 209
皮脂腺 116
非ステロイド性抗炎症薬 47
ヒゼンダニ 193, 197
ピック病 269, 273
筆談 137
1人世帯 28
非トンネル型中心静脈カテーテル 165
皮膚 116
――の機能 117
――の構造 116
皮膚炎 218
皮膚腺 116
皮膚保護剤 219
病院医療 7
病院看護師 54
評価 13, 15, 39
標準予防策 76
表情 132
表皮 116
貧血 46
貧困妄想 238
頻尿 106

ふ
フィブリノーゲン 100
フェンタニル 48
腹圧性尿失禁 106, 110
福祉機器 203, 257, 263
腹式呼吸 45
福祉的就労 263
福祉用具 40, 55, 123, 128
福祉用具貸与 248
副腎皮質ステロイド 48
腹水 108
腹部膨満感 98
腹部マッサージ 109
腹膜炎 86
服薬カレンダー 229
服薬管理 49
服薬コンプライアンス 40
服薬指導 230, 239
福山型先天性筋ジストロ

フィー 254
不潔行為 279
2人世帯 28
部分浴 119
フランジ 216
不慮の事故 82
ブレーデンスケール 182
プレート 216
ブローカー失語 210
プロトンポンプ阻害薬 47

へ
平均世帯人員 27, 28
便器 113
便潜血反応 213
便秘 46, 106, 109, 220
片麻痺 207, 208
便量 106

ほ
膀胱 106
膀胱炎 207
膀胱直腸障害 109
膀胱内圧 110
膀胱留置カテーテル 40, 107, 110, 207
膀胱留置カテーテル管理 110
訪問介護 248
訪問看護 8, *33*
──の対象 33
──の定義 33
──の特性 33
訪問看護計画書 38
訪問看護契約 35
訪問看護契約書 35
訪問看護事業所 53
訪問看護ステーション 8
訪問看護費 15
訪問看護報告書 38
訪問調査 17
訪問入浴介護 248
訪問入浴サービス 195
ポータブルトイレ 104, 113
ポート 51
保健師 21
歩行困難 46
ポジショニング 189
保湿 120
保湿剤 196
補装具 263
補聴器 136
発赤 116, 182
ボツリヌス療法 262
ボランティアグループ 11

ま
末期がん 56
マッサージ 44, 51
末梢性の痒み 191

麻痺 207
──の型 209
マンニトール 207

み
ミオパチー 208
身支度 287
ミソプロストール 47
耳鳴り 135
脈拍 46

む
無関心 229
無呼吸 46
むせ 97, 101

め
メタボリックシンドローム 229
滅裂思考 227
面板 216
面会 29
メンタルヘルス対策 239

も
妄想 272, 279
モニタリング 13, 15
物盗られ妄想 279
モルヒネ 48

や
夜間不眠 279
薬剤師 49
薬物療法 39
役割 22

ゆ
遊戯期 24
夕暮れ症候群 279
輸液バッグ 166
輸液ポンプ 166
輸液ルート 161, 165

よ
要介護者の負担軽減 41
要介護状態 16
要介護状態区分 56
要介護認定 130
要介護認定申請からサービス利用までの流れ 19
要介護認定申請書 17
要支援状態 16
幼児期初期 24
用手式加圧バッグ 148
陽性症状 227
腰背部温罨法 109
要約筆記 137
抑うつ 245
抑うつ気分 238
抑肝散 283

浴室 262
予測 37
──に応じた看護 37
予防給付 16
予防的リハビリテーション 246

ら
ライフステージ 24, *199*
ラクナ 205
ラクナ梗塞 205

り
理学療法士 207, 260
リカバリー 232
リスク 41, 82
リスペリドン 283
利尿剤 194
リハビリテーション 30, 207, 211, 260
流涎 209
療育手帳 252
良性健忘 269
療養通所介護 249
緑内障 134
リラクセーション 51, 262
リラックス 44
倫理綱領 89

る
ルート *161*

れ
レスキュードーズ 49
レスパイト 258
レスパイトケア 30, 41
レビー小体病 269, 272
連絡調整会議 9

ろ
老化 201
老視 134
老人性皮膚搔痒症 193
老人保健施設 283
老衰 53
労働災害認定 239
労働者災害補償保険法 239
老年期 26
老老介護 67
呂律緩慢 209

わ
ワンバッグ型の輸液製剤 166

編集：

水戸美津子（みと みつこ）
　特別養護老人ホームキラリの舎施設長
　聖徳大学学長特別補佐

執筆（五十音順）：

鮎澤みどり（あゆさわ みどり）
　訪問看護ステーションたんぽぽ所長

川上勝（かわかみ まさる）
　自治医科大学看護学部老年看護学講師

熊谷祐子（くまがい ゆうこ）
　聖徳大学看護学部設置準備室

小林敦子（こばやし あつこ）
　セコム訪問看護ステーション所長

小林れい子（こばやし れいこ）
　聖徳大学看護学部設置準備室

佐々木純（ささき じゅん）
　セコム医療システム株式会社訪問看護ステーション看護部チーフ

佐鹿孝子（さしか たかこ）
　埼玉医科大学保健医療学部看護学科教授

白石恵子（しらいし けいこ）
　公益社団法人埼玉県看護協会鳩ヶ谷訪問看護ステーション所長

高山詩穂（たかやま しほ）
　聖徳大学看護学部設置準備室

滝恵津（たき えつ）
　前自治医科大学看護学部助教

林裕栄（はやし ひろえ）
　埼玉県立大学保健医療福祉学部看護学科准教授

水戸美津子（みと みつこ）
　編集

村本早都子（むらもと さとこ）
　セコム訪問看護ステーション所長

編集協力：

小西優子（こにし ゆうこ）
　セコム医療システム株式会社訪問看護ステーション看護部課長

新看護観察のキーポイントシリーズ
在宅看護

初 版 発 行	2014年2月20日
初版第3刷発行	2020年4月10日
編集者	水戸美津子
発行者	荘村明彦
発行所	中央法規出版株式会社

〒110-0016 東京都台東区東上3-29-1 中央法規ビル
営業　　　　　　TEL 03-3834-5817　FAX 03-3837-8037
取次・書店担当　TEL 03-3834-5815　FAX 03-3837-8035
https://www.chuohoki.co.jp/

印刷・製本：株式会社アルキャスト
装幀・本文フォーマット：齋藤視倭子
カバー絵：市毛富美子
イラスト：イオジン

ISBN978-4-8058-3963-8
定価はカバーに表示してあります。

本書のコピー，スキャン，デジタル化等の無断複製は，著作権法上での例外を除き禁じられています。また，本書を代行業者等の第三者に依頼してコピー，スキャン，デジタル化することは，たとえ個人や家庭内での利用であっても著作権法違反です。

落丁本・乱丁本はお取り替えいたします。

本書の内容に関するご質問については，下記URLから「お問い合わせフォーム」にご入力いただきますようお願いいたします。
https://www.chuohoki.co.jp/contact/

新看護観察の
キーポイント
シリーズ

長年，多くの臨床ナース・看護学生に愛されてきた看護書の定番シリーズです。「看護は観察で始まり観察で終わる」というシリーズのコンセプトを生かしながら，最新の看護・医学知識を集約し，臨床現場に役立つ内容となるように編集しました。

「看護は観察で始まり観察で終わる」
しかし臨床の現場で，いったい
何を，どのように観察したらよいのでしょう
そして，観察したことを，いかに
看護ケアに結びつけたらよいのでしょう
科学的知識と経験によって裏打ちされた
看護観察の知識と技術の集大成

書名	編集者	定価	仕様
がん看護・緩和ケア	宮崎和子●監修　小野寺綾子●編集	定価　本体 3,800 円（税別）	B5 並製／492 頁
急性期・周手術期 I	富田幾枝●編集	定価　本体 3,000 円（税別）	B5 並製／368 頁
急性期・周手術期 II	富田幾枝●編集	定価　本体 3,200 円（税別）	B5 並製／402 頁
小児 I	桑野タイ子・本間昭子●編集	定価　本体 3,000 円（税別）	B5 並製／410 頁
小児 II	桑野タイ子・本間昭子●編集	定価　本体 3,200 円（税別）	B5 並製／504 頁
高齢者	水戸美津子●編集	定価　本体 3,000 円（税別）	B5 並製／406 頁
成人内科 I	小野寺綾子・陣田泰子●編集	定価　本体 3,000 円（税別）	B5 並製／362 頁
成人内科 II	小野寺綾子・陣田泰子●編集	定価　本体 3,200 円（税別）	B5 並製／386 頁
成人内科 III	小野寺綾子・陣田泰子●編集	定価　本体 3,200 円（税別）	B5 並製／404 頁
成人内科 IV	小野寺綾子・陣田泰子●編集	定価　本体 3,000 円（税別）	B5 並製／306 頁
精神科 I	川野雅資●編集	定価　本体 3,000 円（税別）	B5 並製／364 頁
精神科 II	川野雅資●編集	定価　本体 3,000 円（税別）	B5 並製／294 頁
整形外科	加藤光宝●編集	定価　本体 3,200 円（税別）	B5 並製／398 頁
母性 I	前原澄子●編集	定価　本体 3,000 円（税別）	B5 並製／258 頁
母性 II	前原澄子●編集	定価　本体 3,200 円（税別）	B5 並製／402 頁
脳神経外科	小林繁樹●編集	定価　本体 3,000 円（税別）	B5 並製／354 頁
在宅看護	水戸美津子●編集	定価　本体 3,000 円（税別）	B5 並製／314 頁